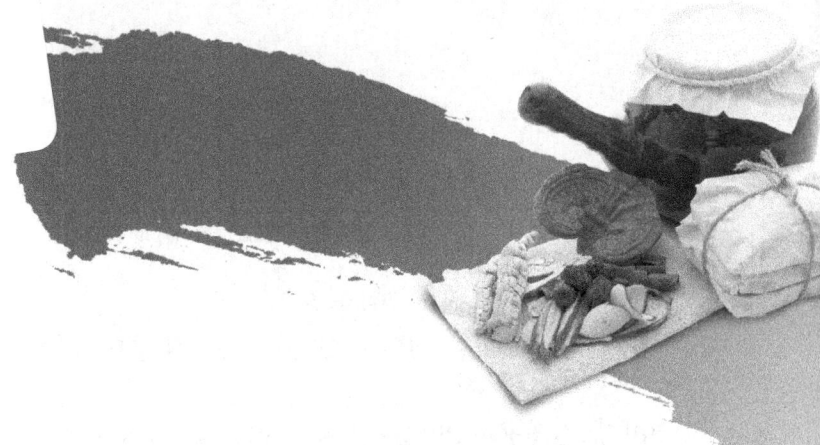

历代止痒方剂

唐宗湘　伍冠一　主编

东南大学出版社
SOUTHEAST UNIVERSITY PRESS
·南京·

图书在版编目（CIP）数据

历代止痒方剂／唐宗湘,伍冠一主编. —南京：
东南大学出版社,2017.6
　ISBN 978-7-5641-7045-5

　Ⅰ. ①历… Ⅱ. ①唐… ②伍… Ⅲ. ①瘙痒-方剂-
汇编　Ⅳ. ① R289.57

中国版本图书馆 CIP 数据核字（2017）第 035876 号

历代止痒方剂

出 版 发 行	东南大学出版社
出 版 人	江建中
社 　 址	南京市四牌楼 2 号
邮 　 编	210096
经 　 销	全国各地新华书店
印 　 刷	虎彩印艺股份有限公司
开 　 本	787 mm × 1092 mm　1/16
印 　 张	31
字 　 数	403 千字
版 　 次	2017 年 6 月第 1 版
印 　 次	2017 年 6 月第 1 次印刷
书 　 号	ISBN 978-7-5641-7045-5
定 　 价	96.00 元

（本社图书若有印装质量问题,请直接与营销部联系,电话：025-83791830）

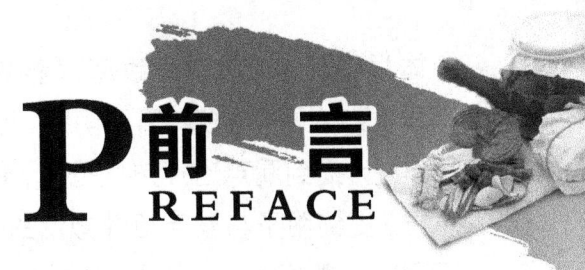

P 前 言
REFACE

　　痒觉是一种能引起搔抓反射或者欲望的不愉快感觉,是生物个体在长期进化过程中机体获得的一种机能,也是机体对环境伤害刺激发出的一种警戒信号。然而,一旦痒觉出现异常,就会转变成瘙痒症或瘙痒疾病。瘙痒疾病会严重影响病人的生活质量,使病人身心遭受巨大的困扰,同时也给病人带来沉重的经济负担。随着人们生活水平的不断提高,以及中国逐渐进入老龄化社会,往昔不受重视的瘙痒性疾病开始受到人们的关注与重视,瘙痒独立成一种疾病的观念逐渐被大多数研究者所认同。瘙痒目前机制尚不明确,西医治疗手段有时疗效欠佳;然而,中国传统医学对瘙痒有自己独特认识,中医在千年的传承与发展过程中,留下了许多有效治疗瘙痒的方剂。根据当前的瘙痒研究的形势,为研究者、医务工作者、瘙痒症病人以及瘙痒方剂爱好者收集整理编撰一本《历代止痒方剂》,是为当务之需要。

　　祖国传统医学认为瘙痒与风邪、燥邪、湿邪、寒邪、热邪、虫淫等有关。《素问·至真要大论》提到瘙痒病机与心相关:"诸痛痒疮,皆属于心"。《灵枢·刺节真邪论》曰:"虚邪搏于皮肤之间,其气外发,腠理开,毫毛摇,气往来行,则为痒"。《难经》也提到:"诊之虚实者,痒者为虚,痛者为实"。因此,"虚"被认为是造成痒症的主要原因之一。张仲景不仅上承前人"痒者,属心为虚"的观点,而且他首先提出瘙痒因风邪而起的观点,在他的《伤寒杂病论》中写道"脉浮而大,浮为风虚,大为气强。风气相搏,必成隐疹,身体为痒。痒者,名泄风,久久为痂癞"。这是痒症病机到目前为止最主流的看法。其他医家发现痒的病因还有其他多种,首先,身体正气不足,邪气强能致痒,如《金匮要略》提及"风强则为隐疹,身体为痒"；其次，湿可致痒，《神农本草经》提到"蛇床子：味苦，平。主妇人阴中肿痛，男子阴痿，湿痒"；再次，热也可致痒，《本草经集注》提到漏芦治疗热气疮痒；最后，虫也致痒，葛洪在《肘后备急方》提到附子与藜芦可外敷治虫痒。根据以上，治疗瘙痒可以从不同辨证角度入手，本书收集的方剂也可见内容多种多样，数量巨大。从瘙痒方剂归纳之，中医治痒通过温补、清热、助阳、消风、驱虫等法则实现。

本书共分十七章，共收录 1346 方。由于瘙痒发于身体多个部位，我们以身体不同部位或者特别的皮肤疾病分类整理。收录的原则是不仅仅收录主治瘙痒症的方剂，而且治疗其他伴有瘙痒疾病的方剂，只要能缓解瘙痒症状，也一并收录。书中务求尽量多容纳，呈现瘙痒方剂的丰富原貌，在收录中也可能存在纰漏，因此，在研究或借鉴时，还应具体辨证论治与采纳。

书中关于度量、行文以及有毒药物几点说明：①书中方剂的度量尽量按照现在国家标准与当时度量换算，不能换算的按照原方剂保留。②本书行文存在有不统一之处，可简单换成白话文的，我们尽量换成白话文，不能或者不方便则保留古文原貌。③本书收录的方剂中不少药物可能当代已经极少运用，因为涉及毒品、保护动物比如鸦片、虎骨等违反国家规定的药物，只是为了保存原方供研究者参考，不建议读者使用上述方剂。

在编撰本书过程中，得到南京中医药大学双创项目，国家自然科学基金（NSFC：31471007，31400950）的资助，南京中医药大学徐建云教授对文稿提出了宝贵意见，在此表示深深感谢。

最后，向参与编写、提供帮助的各位同行表示最由衷的感谢。也感谢东南大学出版社编辑在本书出版过程中的合作精神与严谨态度。

由于编者水平有限，错漏难免，希望读者给予批评指正。

唐宗湘　伍冠一
2016.10.23

C目 录
CONTENTS

第一章　全身皮肤（风）瘙痒

编号：001　　　　　　　　　　　　　　　　　　　　方名：三黄洗剂

方剂组成与剂量

药名	用量	药名	用量
大黄	等份	黄芩	等份
黄柏	等份	苦参	等份

【出处】《外伤科学》。

【制法与用法】上为细末。10～15 g加入蒸馏水100 ml、医用苯酚1 ml,摇匀,以棉签蘸搽,每日多次。

【功用与主治】清热止痒,保护收敛,解毒除湿。主治风热湿毒蕴结所致的皮炎、疖毒、耳疮。

【加减】治疗妊娠性痒疹,加甘草(中国现代医药杂志,2008,02：106-107）;治疗手足汗疱疹,加蛇床子、苍术、苍耳子(江西中医药,1996,S2：113）;治疗手足癣,加黄精、蛇床子、川椒、茵陈、艾叶(江西中医药,1996,S2：113)。治疗湿疹,加黄精、白鲜皮、马齿苋、野菊花、地肤子、蛇床子、千里光(时珍国医国药研究,1998,01：24)。

【临床应用】曹玉忠应用加味三黄洗剂治疗妊娠性痒疹53例,疗效满意(中国现代医药杂志,2008,02：106-107）;张珍钿应用加味的三黄洗剂治疗湿疹100例,效果满意(时珍国医国药研究,1998,01：24)。

编号：002

方名：三白散（一）

方剂组成与剂量

药名	用量	药名	用量	药名	用量
煅石膏	31 g	轻粉	3 g	冰片	1.5 g

【出处】《中医皮肤病学简编》。

【制法与用法】上为细末。撒布，外敷藤黄软膏。

【功用与主治】主治慢性湿疹，局部溃疡及瘙痒者。

【临床应用】史法璋利用三白散及其他方剂治疗湿疹 250 例，效果好（上海中医药杂志，1964，05：27-28）。

编号：003

方名：紫葛丸

方剂组成与剂量

药名	用量	药名	用量	药名	用量
紫葛	0.5 g	石膏	0.5 g	人参	0.5 g
丹参	0.5 g	细辛	0.5 g	紫参	0.5 g
苦参	0.5 g	玄参	0.5 g	齐盐	0.5 g
代赭石	0.5 g	苁蓉	0.5 g	巴豆	0.5 g
乌头	0.5 g	干姜	0.8 g	桂心	0.8 g
独活	0.8 g				

【出处】《备急千金要方》卷十二。

【制法与用法】上为末，炼蜜为丸，如小豆大。每服六丸，食前三丸，食后三丸。若觉体中大热，各减一丸服之。服药后十日，得利黄白汁大佳。妇人食前、食后只服二丸；两岁以下儿服米粒大。

【功用与主治】热病湿䘌下部痒；体疮痒，身体斑驳。

编号：004

方名：马先蒿散

方剂组成与剂量

药名	用量
马先蒿	不拘多少

【出处】《太平圣惠方》卷二十四。

【制法与用法】上锉细，炒干，为细散。每服 6 g，空腹及晚食前以温酒调下。

【功用与主治】大风癞疾，骨肉疽败，百节酸痛，眉鬓堕落，身体痒痛者。

编号：005　　　　　　　　　　　　　　方名：**大豆紫汤**

方剂组成与剂量

药名	用量		药名	用量
大豆	150 g		好酒	400 ml

【**出处**】《医心方》卷三。

【**制法与用法**】合煮令沸,随人多少服,取令醉。

【**功用与主治**】去风,消血结。主治妇人产后中风身痒。

编号：006　　　　　　　　　　　　　　方名：**紫茸膏**

方剂组成与剂量

药名	用量		药名	用量		药名	用量
紫草	6 g		白芷	6 g		归身	15 g
甘草	3 g		麻油	60 g			

【**出处**】《疡医大全》卷十。

【**制法与用法**】同熬,白定黄色为度,滤清,加白蜡、轻粉各6 g。取膏涂之。

【**功用与主治**】眉风癣,小儿胎毒疥癣,遍身瘙痒。

编号：007　　　　　　　　　　　　　　方名：**紫云风丸**

方剂组成与剂量

药名	用量		药名	用量		药名	用量
何首乌	120 g		五加皮	60 g		僵蚕	60 g
苦参	60 g		当归	60 g		全蝎	45 g
牛蒡子	30 g		羌活	30 g		独活	30 g
白芷	30 g		细辛	30 g		生地	30 g
汉防己	30 g		黄连	30 g		芍药	30 g
蝉蜕	30 g		防风	30 g		荆芥	30 g
苍术	30 g						

【**出处**】《医学入门》卷八。

【**制法与用法**】上为末,炼蜜或酒糊为丸,如梧桐子大。每服七十丸,温酒,米饮任下。

【**功用与主治**】血分受湿,遍身发紫血疱,痛痒。

编号：008

方名：地黄薄荷汤

方剂组成与剂量

药名	用量	药名	用量
生地黄根	不拘多少	生薄荷叶	不拘多少

【出处】《岭南卫生方》卷中。

【制法与用法】上净洗，砂钵内捣烂，取自然汁，入麝香少许，井花水调下。如觉心间顿凉，不需再服。

【功用与主治】伤寒热痒，头痛足热，发渴烦躁，不呕不泻，其脉洪实。

编号：009

方名：犀角饮

方剂组成与剂量

药名	用量	药名	用量	药名	用量
犀角	适量	大力	适量	赤芍	适量
生地	适量	荆芥	适量	防风	适量

【出处】《医学集成》卷二。

【制法与用法】水煎服。

【功用与主治】锦霞瘟。浑身斑疹，痛痒非常。

【加减】渴，加石膏、粉葛。

编号：010

方名：蒺藜子汤

方剂组成与剂量

药名	用量	药名	用量	药名	用量
蒺藜子	60 g	仙灵脾	45 g	防风	45 g
川芎	45 g	草薢	45 g	白石脂	45 g
枳壳	45 g	桂皮	15 g	黄芩	15 g
白术	30 g	麻黄	30 g	羌活	30 g
天雄	30 g	羚羊角屑	30 g	黄连	30 g
旋复花	1 g				

【出处】《圣济总录》卷十一。

【制法与用法】上药材锉如麻豆大，每服 6 g，用水一盏半，入生姜二片，乌梅肉半枣大，同煎至八分，去滓温服。

【功用与主治】风疹发歇不愈，或赤或白，瘙痒至甚。

编号：011

方名：犀角竹沥膏

方剂组成与剂量

药名	用量	药名	用量	药名	用量
犀角	1.8 g	升麻	1.2 g	萹蓄根	0.6 g
秦艽	0.6 g	独活	0.6 g	白及	0.6 g
菊花	0.6 g	白术	0.6 g	防己	0.6 g
白芷	0.6 g	当归	0.6 g	防风	0.6 g
川芎	0.6 g	青木香	0.6 g	寒水石	0.6 g
苦参	0.6 g	漏芦根	0.6 g	蒺藜子	20 g
莽草	0.3 g	枳实	二枚	栀子仁	七枚
竹沥	三升	吴蓝	30 g		

【出处】《外台秘要》卷十五引《延年秘录》。

【制法与用法】上切,以竹沥渍一宿,明旦于炭火上和猪脂五升煎,令九上九下,以候白芷色黄,膏成,去滓,纳于不津器中。用擦风处,一日三次。

【功用与主治】风热发,热毒疹痒。

编号：012

方名：不二散

方剂组成与剂量

药名	用量	药名	用量
莲肉	30 g	真鸦片	6 g

【出处】《证治准绳·幼科》卷五。

【制法与用法】上各为净末,和匀。每服 1.2 g,米饮调下。

【功用与主治】顽痒。

编号：013

方名：羊肉汤

方剂组成与剂量

药名	用量	药名	用量
羊肉	250 g	葱	250 g

【出处】《圣济总录》卷一三四。

【制法与用法】以水五升,煎至 3 升,去滓温洗,每日 2 ～ 3 次。

【功用与主治】寒冻肿痒。

编号：014

方名：犀角防风散

方剂组成与剂量

药名	用量	药名	用量	药名	用量
犀角	30 g	防风	30 g	藁本	30 g
蒺藜子	30 g	枳壳	30 g	羌活	15 g
丹参	15 g	甘草	15 g		

【出处】《圣济总录》卷十一。

【制法与用法】上为散。每服 4 g,温酒或荆芥茶调下,不拘时候。

【功用与主治】风瘙痒,或生瘖瘟,赤肿疼痛。

编号：015

方名：蒺藜丸

方剂组成与剂量

药名	用量	药名	用量	药名	用量
白蒺藜	30 g	秦艽	30 g	羌活	15 g
苦参	15 g	黄芩	15 g	赤茯苓	30 g
细辛	15 g	枳壳	1 g	乌蛇	90 g

【出处】《太平圣惠方》卷二十四。

【制法与用法】上为末,炼蜜为丸,如梧桐子大。每服三十丸,以温蜜汤送下,不拘时候。

【功用与主治】风瘙痒。

编号：016

方名：槐胶丸

方剂组成与剂量

药名	用量	药名	用量	药名	用量
槐胶	60 g	天麻	30 g	牛膝	30 g
蔓荆实	15 g	何首乌	30 g	甘草	15 g
人参	15 g	生地黄	30 g	防风	30 g
槐花	0.6 g	菊花	0.6 g		

【出处】《圣济总录》卷十二。

【制法与用法】上为末,用面糊和丸,如梧桐子大,以丹砂为衣。每服 15 ～ 20 丸,荆芥、薄荷汤送下,不拘时候。

【功用与主治】风气肢节疼痛,遍身瘙痒麻木,头目昏痛,咽膈烦满。

编号：017

方名：犀角消毒散

方剂组成与剂量

药名	用量	药名	用量	药名	用量
牛蒡子	1.5 g	甘草	1.5 g	荆芥	1.5 g
防风	1.5 g	犀角	0.6 g	金银花	1 g

【出处】《保婴撮要》卷十二。

【制法与用法】水煎熟，入犀角，倾出服。

【功用与主治】斑疹、丹毒，发热痛痒及疮疹。

编号：018

方名：蒺藜子丸（一）

方剂组成与剂量

药名	用量	药名	用量	药名	用量
蒺藜子	45 g	枳实	45 g	独活	1 g
天门冬	1 g	桂心	1 g	白术	30 g
人参	30 g				

【出处】《圣济总录》卷十一。

【制法与用法】上为极细末，拌匀，炼蜜为丸，如梧桐子大。每服 20 丸，用薄荷酒送下。每日三次，早中晚各一次。

【功用与主治】风热相并，头面赤热，皮肤瘙痒。

编号：019

方名：蒺藜子丸（二）

方剂组成与剂量

药名	用量	药名	用量	药名	用量
蒺藜子	1.8 g	黄芪	1 g	独活	1 g
白芷	1 g	防风	1 g	薯蓣	1 g
枳实	1.2 g	人参	1.2 g	黄连	1.2 g
葳蕤	0.6 g	地骨白皮	0.6 g	桂心	0.3 g

【出处】《外台秘要》卷十五。

【制法与用法】药材锉为末，用蜜和为丸，如梧桐子大。每次用酒送服 10～15 颗丸，一日两次。

【功用与主治】除风热，消疹。主治热风冲头面，痒如虫行身上。

【宜忌】忌猪肉、生葱。

编号：020

方名：蒺藜子散

方剂组成与剂量

药名	用量	药名	用量	药名	用量
蒺藜子	60 g	枳壳	30 g	荆芥穗	30 g
羌活	30 g	防风	30 g	苍术	120 g

【出处】《圣济总录》卷十一。

【制法与用法】药材做成散。每次服 2 g，用温酒或腊茶送服。

【功用与主治】风瘙皮肤瘾疹痒痛，或有细疮。

编号：021

方名：蔄藘膏（一）

方剂组成与剂量

药名	用量	药名	用量	药名	用量
蔄藘根	100 g	蒺藜子	100 g	附子	45 g
独活	45 g	犀角屑	45 g	蔷薇根	45 g
白芷	45 g	防风	45 g	苦参	45 g
白及	45 g	升麻	45 g	白蔹	45 g
防己	45 g	川椒	30 g	莽草	25 g
青木香	30 g	蛇床子	30 g	蛇衔草	30 g
芫蔚子	100 g	枳实	5 枚	茵芋	38 g

【出处】《外台秘要》卷十五。

【制法与用法】所有药材细锉，用酒浸泡过夜，第二天用铜石银锅器装盛，放入猪脂 1 250 g，用慢火同煎，当白芷变为黄色，滤去滓，膏药熬制成。涂在患处。

【功用与主治】身痒，风瘙瘾疹。

编号：022

方名：二消散

方剂组成与剂量

药名	用量	药名	用量
雄黄	6 g	明矾	60 g

【出处】《青囊秘传》。

【制法与用法】上为末。面糊调膏摊贴，数月必愈。或用茶调，鹅翎蘸扫患上。

【功用与主治】风湿诸肿痛痒，疮疥。

编号：023

方名：蒺藜浴汤

方剂组成与剂量

药名	用量	药名	用量	药名	用量
蒺藜子	250 g	茺蔚子	250 g	羊桃	250 g
蒴藋根苗	250 g	漏芦	250 g	苦参	250 g
盐	120 g				

【出处】《圣济总录》卷十一。

【制法与用法】所有药材锉成粗末,加水三石煮,煮取二石五斗,去滓。淋浴或者泡澡,浸泡时间长效果好,隔天用一次药。

【功用与主治】风毒瘙痒瘾疹。

编号：024

方名：芎粉摩方

方剂组成与剂量

药名	用量	药名	用量	药名	用量
川芎	60 g	白芷	60 g	麻黄根	60 g
藿香	30 g	米粉	400 g		

【出处】《圣济总录》卷十一。

【制法与用法】上为粉。涂患处。

【功用与主治】风赤白瘾疹,积年不愈。

编号：025

方名：十香膏

方剂组成与剂量

药名	用量	药名	用量	药名	用量
白矾	3 g	轻粉	3 g	水银	3 g
雄黄	3 g	川椒	3 g	樟脑	3 g
槟榔	1 个	杏仁	40 个	大枫子	40 个

【出处】《寿世保元》卷九。

【制法与用法】上药和匀,用柏油 24 g,俱入乳钵内,研至不见水银星为度,为丸如弹子大。待疮疥痒,将药丸于患处滚过。治遍身风痒生疮疥,土蒺藜苗汤洗之。治老人生皮,风疥疮瘙痒,藜芦根为末,脂油调搽。

【功用与主治】疥疮遍身风痒。

编号：026　　　　　　　　　　　方名：蓢藋膏（二）

方剂组成与剂量

药名	用量	药名	用量	药名	用量
蓢藋根	60 g	白蒺藜	30 g	附子	30 g
独活	30 g	犀角屑	30 g	蔷薇根	60 g
白芷	30 g	防风	30 g	苦参	30 g
川升麻	30 g	漏芦	30 g	汉防己	30 g
川椒	30 g	木香	30 g	蛇衔草	30 g
茺蔚	30 g	枳壳	30 g	莽草	30 g

【出处】《太平圣惠方》卷二十。

【制法与用法】所有药材细锉，用醋浸泡过夜，第二天用铜石银锅器装盛，放入猪脂1 250 g，用慢火同煎，当白芷变为赤色，滤去滓，膏药就熬制成了。涂在患处。

【功用与主治】风瘙瘾疹，皮肤中苦痒，搔之血出。

编号：027　　　　　　　　　　　方名：二神丸

方剂组成与剂量

药名	用量	药名	用量
何首乌	500 g	牛膝	500 g

【出处】《仙拈集》卷一。

【制法与用法】好酒1斤，浸七宿，晒干，石臼内杵末，枣肉为丸，如梧桐子大。每服30～50丸，空腹酒送下。

【功用与主治】腰膝疼痛，遍身瘙痒。

编号：028　　　　　　　　　　　方名：二味消毒散

方剂组成与剂量

药名	用量	药名	用量
白矾	30 g	明雄黄	6 g

【出处】《外科大成》卷一。

【制法与用法】上为末。茶清调化，鹅翎蘸扫患处。

【功用与主治】杀菌化腐，燥湿敛疮。除湿止痒。主治风湿热毒引起的疮疡、湿疹，红肿痒痛，及毒虫咬伤。

编号：029

方名：乌犀丸（一）

方剂组成与剂量

药名	用量	药名	用量	药名	用量
白术	1 g	白芷	1 g	干姜	1 g
枳壳	1 g	天竺	1 g	黄虎骨	1 g
厚朴	1 g	何首乌	1 g	败龟	1 g
桑螵蛸	1 g	缩砂仁	1 g	蔓荆子	1 g
丁香	1 g	晚蚕蛾	1 g	萆薢	30 g
细辛	30 g	藁本	30 g	槐胶	30 g
阿胶	30 g	陈皮	30 g	天南星	30 g
羌活	30 g	麝香	30 g	天麻	30 g
半夏	30 g	茯苓	30 g	独活	30 g
人参	30 g	羚羊角	30 g	藿香叶	30 g
槟榔	30 g	川乌	30 g	肉桂	30 g
沉香	30 g	麻黄	30 g	白僵蚕	30 g
白附子	30 g	干蝎	30 g	防风	30 g
白花蛇	30 g	乌蛇	30 g	木香	30 g
石斛	15 g	水银	15 g	蝉壳	15 g
川芎	15 g	肉豆蔻	15 g	硫黄	15 g
附子	15 g	龙脑	15 g	朱砂	15 g
雄黄	15 g	牛黄	15 g	狐肝	三具
乌鸦	一只	腻粉	0.3 g	当归、乌犀	各 60 g

【出处】《太平惠民和剂局方》卷一。

【制法与用法】上药并须如法修事，为细末，炼白蜜合和，入酥，再捣为丸，如梧桐子大。常服一丸，薄荷汤或茶送下，不拘时候。丈夫、妇人卒中诸风，牙关紧急，膈上多痰，或语言謇涩，口眼歪斜，用薄荷汁与酒各少许，化三丸服之，良久再服。

【功用与主治】妇人血风，皮肤肿痒。

编号：030

方名：二妙丸

方剂组成与剂量

药名	用量	药名	用量
黄柏末	等份	苍术末	等份

【出处】《医学纲目》卷二十。

【制法与用法】炼蜜为丸，如梧桐子大。

【功用与主治】清热燥湿。主治湿热下注之足膝肿痛，痿证，湿疮，湿疹，丹毒，白带，腰痛。

【加减】湿热偏重者加苦参 30 g，陈皮 30 g，桔梗 25 g，土茯苓 25 g，薏苡仁 20 g；肛周瘙痒甚剧者，加白鲜皮 15 g；血虚生风偏重者，加四物汤去川芎，防风 15 g，荆芥 15 g，蝉蜕 10 g，白鲜皮 15 g，苦参 20 g，土茯苓 20 g（长春中医学院学报，2001）。

【临床应用】（1）李平举利用二妙丸加减治疗肛周瘙痒 110 例，取得满意疗效（长春中医学院学报，2001，04：36）。

（2）郑琼用活血润燥生津汤合二妙丸加减治疗阴虚血瘀夹湿型非炎性带下瘙痒病（实用中医药杂志，2013，05：343）。

编号：031

方名：二八济阳丹

方剂组成与剂量

药名	用量	药名	用量	药名	用量
玄参	250 g	苦参	500 g	犀角	60 g
当归	60 g	蒺藜	60 g	熟地	60 g
白芷	60 g	独枝防风	60 g	全蝎	60 g
牛蒡子	60 g	乳香	60 g	没药	60 g
石楠藤	60 g	红花	60 g	甘草	60 g
僵蚕	45 g				

【出处】《解围元薮》卷三。

【制法与用法】上为末，炼蜜为丸，如梧桐子大。每服四十丸，陈酒送下，一日三次。

【功用与主治】软瘫，疠麻，血风，痒风，干风，冷麻半肢，血痹，鹅掌风，血枯气败。

编号：032

方名：马齿苋洗方

方剂组成与剂量

药名	用量
马齿苋（鲜马齿苋）	100 g（250 g）

【出处】《赵炳南临床经验集》。

【制法与用法】净水洗净后，用水四斤煎煮20分钟，过滤去滓。（鲜药煮10分钟）用净纱布六七层蘸药水湿敷患处，每日2～3次，每次20～40分钟。

【功用与主治】清热解毒，除湿止痒。治疗急性湿疹、过敏性皮炎、接触性皮炎（湿毒疡）、丹毒、脓疱病（黄水疮）。

编号：033

方名：八风散

方剂组成与剂量

药名	用量	药名	用量	药名	用量
藿香	250 g	白芷	500 g	前胡	500 g
黄芪	1 000 g	甘草	1 000 g	人参	1 000 g
羌活	1 500 g	防风	1 500 g		

【出处】《太平惠民和剂局方》卷一。

【制法与用法】水煎服。

【功用与主治】风气上攻，头目昏眩，皮肤风疮痒痛。

编号：034

方名：九龙丸

方剂组成与剂量

药名	用量	药名	用量	药名	用量
当归	60 g	苦参	60 g	防风	15 g
荆芥	15 g	羌活	15 g	蝉蜕	15 g
川芎	15 g	全蝎	3 g	大枫仁	240 g

【出处】《张氏医通》卷十四。

【制法与用法】上为细末，红米饭为丸，如梧桐子大。不得见火、日，阴干，布囊盛之。每服10 g，茶清送下，一日三次。病起一年者服一料，十余年者服十余料。

【功用与主治】疠风燉肿痒痛。

【加减】如下体甚者，加牛膝60 g、防己30 g。

编号：035

方名：十二味地黄饮

方剂组成与剂量

药名	用量	药名	用量	药名	用量
大生地	18 g	当归	10 g	生黄芪	10 g
何首乌	15 g	地骨皮	10 g	丹皮	4.5 g
荆芥穗	4.5 g	白芷	4.5 g	白芍	6 g
白僵蚕	6 g	白蒺藜	6 g	麦冬	6 g

【出处】《外科证治全书》卷四。

【制法与用法】水煎，早、晚服。

【功用与主治】滋血，润燥，祛风。血风疮，燥热内淫，风邪外袭，风湿相搏，发为疙瘩，或如粟米，瘙痒无度，破浸脂水，津淫成片，小便不调，心烦口渴，夜热内热，日轻夜重者。

【加减】根据十二味地黄饮加减而来中药养血润肤合剂：当归 10 g，熟地黄 10 g，生黄芪 15 g，苍术 15 g，首乌藤 15 g，鸡血藤 15 g，牡丹皮 15 g，炒黄芩 10 g，僵蚕 10 g，白蒺藜 10 g，麦冬 10 g（中国中西医结合皮肤性病学杂志，2007，03：161-162）。

【临床应用】孙小勤等利用改良的十二味地黄饮养血润肤合剂治疗瘙痒症 74 例，治愈率达到 70%，有良好的治疗效果（中国中西医结合皮肤性病学杂志，2007，03：161-162）。

编号：036

方名：当归饮子

方剂组成与剂量

药名	用量	药名	用量	药名	用量
当归	30 g	白芍药	30 g	川芎	30 g
生地黄	30 g	白蒺藜	30 g	防风	30 g
荆芥穗	30 g	何首乌	15 g	黄芪	15 g
甘草	15 g				

【出处】《济生方》卷六。

【制法与用法】每服 12 g，用水 220 ml，加生姜 5 片，煎至八分，去滓温服，不拘时候。

【功用与主治】心血凝滞，内蕴风热，皮肤遍身疮疥，或肿或痒，或脓水浸淫。

【临床应用】（1）陈煜华利用当归饮子治疗慢性荨麻疹 42 例（中医药导报，2008，09：55，66）。

（2）钟金宝利用当归饮子治疗血虚风燥型老年性皮肤瘙痒病 68 例（甘肃中医，2007，07：36-37）。

（3）任永振利用当归饮子加减治疗慢性荨麻疹 66 例（云南中医中药杂志，2012，09：38-39）。

（4）张建利用当归饮子加味治疗糖尿病皮肤瘙痒症（内蒙古中医药，2013，36：45-46）。

（5）王长海利用当归饮子治疗急性荨麻疹 106 例，具有良好临床疗效，止痒效果显著（陕西中医学院学报，1997，03：25）。

编号：037

方名：八味散

方剂组成与剂量

药名	用量	药名	用量	药名	用量
蜀椒	30 g	吴茱萸	30 g	青盐	30 g
石硫黄	30 g	腻粉	30 g	白僵蚕	30 g
柏皮	30 g	麝香	少许		

【出处】《圣济总录》卷十一。

【制法与用法】上为散。猪胆汁调涂之，湿则干敷。

【功用与主治】主治遍身疮疥，皮破肉痛，或瘙痒脓水。

编号：038

方名：八宝散

方剂组成与剂量

药名	用量	药名	用量	药名	用量
藿香	30 g	破故纸	30 g	大腹皮	30 g
槟榔	30 g	雄黄	30 g	轻粉	30 g
硫黄	30 g	枯白矾	30 g		

【出处】《普济方》卷一〇九。

【制法与用法】上为细末。小油调搽，日上数次。痒则搽之。

【功用与主治】主治风癞、松皮顽癣，久不愈者。

编号：039

方名：人参羌活散

方剂组成与剂量

药名	用量	药名	用量	药名	用量
羌活	15 g	独活	15 g	柴胡	15 g
人参	15 g	川芎	15 g	枳壳	15 g
茯苓	15 g	前胡	7.5 g	北梗	7.5 g
天麻	7.5 g	地骨皮	7.5 g	甘草	7.5 g

【出处】《仁斋直指方论》卷二十。

【制法与用法】上为末。每服 4.5 g，荆芥煎汤调下。

【功用与主治】风眼热眼，涩痒昏朦；风热瘾疹瘙痒。

编号：040

方名：八仙散

方剂组成与剂量

药名	用量	药名	用量	药名	用量
细辛	等份	荆芥	等份	白芷	等份
川芎	等份	黄芩	等份	防风	等份
甘草	等份	地骨皮	等份		

【出处】《外科精义》卷下。

【制法与用法】上为粗末。每用药 60 g，水两碗，煎十沸，去滓，热淋渫患处。

【功用与主治】主治游风肿痒，疥癣疮；或因洗头，游风瘙痒生疮。

编号：041

方名：人参枫香丸

方剂组成与剂量

药名	用量	药名	用量	药名	用量
人参	30 g	天南星	30 g	枫香	30 g
羚羊角	30 g	赤箭	1 g	黄芪	15 g
白茯苓	15 g	防风	15 g	零陵香叶	15 g
天麻	15 g	白鲜皮	15 g	木香	15 g
马牙硝	15 g	龙脑	15 g	麝香	15 g
秦艽	15 g				

【出处】《圣济总录》卷五十。

【制法与用法】上药除研外，捣罗为末，入研药和令匀，炼蜜为丸，如鸡头子大。每服一丸，薄荷汤嚼下，不拘时候。

【功用与主治】肺脏风毒，皮肤生疮瘙痒。

编号：042

方名：土砂散

方剂组成与剂量

药名	用量	药名	用量
土砂	等份	当归	等份

【出处】《普济方》卷四〇五。

【制法与用法】上为末。每服 3 g，冷酒调下；兼用涂之。

【功用与主治】小儿风疹进退，肿痒。

编号：043　　　　　　　　　　　　**方名：九华粉洗剂**

方剂组成与剂量

药名	用量	药名	用量	药名	用量
朱砂	18 g	川贝母	18 g	龙骨	120 g
月石	90 g	滑石	620 g	冰片	18 g

【出处】《朱仁康临床经验集》。

【制法与用法】上药各为细末，研和，每用 30 g，加甘油 30 g，蒸馏水 1 L，配成洗剂。用毛笔刷涂布。

【功用与主治】收湿止痒。主治脂溢性皮炎、丘疹性湿疹。

编号：044　　　　　　　　　　　　**方名：三石水**

方剂组成与剂量

药名	用量	药名	用量	药名	用量
炉甘石	90 g	滑石	90 g	赤石脂	90 g
冰片	9 g	甘油	150 ml		

【出处】《朱仁康临床经验集》。

【制法与用法】上为细末，加入蒸馏水 10 L 中，最后加入甘油，配成药水。用时摇动，然后用毛笔涂布皮损上。

【功用与主治】收湿止痒。主治丘疹性湿疹，皮肤瘙痒症，脂溢性皮炎，过敏性皮炎。

【临床应用】秦泳用三石水治疗风湿蕴阻型皮肤瘙痒皮损，疗效显著（河南中医，2002，01：63-64）。

编号：045　　　　　　　　　　　　**方名：九味解毒汤**

方剂组成与剂量

药名	用量	药名	用量	药名	用量
黄连	1 g	金银花	1.5 g	连翘	1.5 g
漏芦	1.5 g	山栀	1.2 g	白芷	1.8 g
当归	2.4 g	防风	1 g	甘草	0.6 g

【出处】《明医杂著》卷六。

【制法与用法】每服 6 g，水煎服。

【功用与主治】主治一切热毒肿痛，或风热瘙痒，脾胃无伤者。

编号：046

方名：三蛇丹

方剂组成与剂量

药名	用量	药名	用量
土桃蛇	一条	乌梢蛇	一条
白花蛇	一条	苦参	120 g

【出处】《医学入门》卷八。

【制法与用法】上为末，用皂角煎膏为丸，如梧桐子大。每服六七十丸，煎防风通圣散送下，粥饭压之，日三服，三日一洗。

【功用与主治】主治大风手足麻木，发脱眉落，遍身疮疹瘙痒，一切疥癣风痰。

编号：047

方名：川芎丸（一）

方剂组成与剂量

药名	用量	药名	用量	药名	用量
川芎	2 350 g	龙脑薄荷叶	2 350 g	细辛	150 g
防风	780 g	桔梗	3 120 g	甘草	1 090 g

【出处】《太平惠民和剂局方》。

【制法与用法】上为细末，炼蜜为丸，每45 g，分作50丸。每服一丸，食后、临卧细嚼，腊茶清送下。

【功用与主治】疏风化痰，利咽喉，清头目。主治头痛眩晕，心忪烦热，肢体烦疼，皮肤瘙痒，面上游风。

编号：048

方名：小黑神丸

方剂组成与剂量

药名	用量	药名	用量	药名	用量
乌头	一个	芫花	15 g	干姜	15 g

【出处】《世医得效方》卷十五。

【制法与用法】上为末，醋煮令干，更杵为末，再入桂心、天麻、海桐皮、黑豆为末，入前药和匀，别用黑豆煮极烂研如泥，以豆汁调和前末，研合为丸。每服七至十丸，以黑豆淋酒送下。

【功用与主治】血风走注攻刺，半身不遂，麻痹瘙痒。

【宜忌】忌一切毒物。

编号：049　　　　　　　　　　　　　　　　　　　　方名：**大麻丸**

方剂组成与剂量

药名	用量	药名	用量	药名	用量
大黄	450 g	枳壳	90 g	槟榔	150 g
郁李仁	150 g	薯蓣	150 g	牛膝	150 g
独活	90 g	防风	90 g	山茱萸	90 g
麻仁	300 g	菟丝子	120 g	车前子	180 g

【出处】《医方类聚》卷九十六。

【制法与用法】上为散,炼蜜为丸,如梧桐子大。每服 40 丸,加至 50 丸,空腹温水送下;如腹脏热,即浆水下。自然微利。

【功用与主治】疏风顺气;补益通利;润三焦,和五脏,润肠,除风湿。主治中风后,风壅气滞,阴亏津伤,遍身虚痒。

【忌宜】孕妇勿服。

编号：050　　　　　　　　　　　　　　　　　　　　方名：**千金散**

方剂组成与剂量

药名	用量	药名	用量	药名	用量
赤土	成块	全蝎	0.9 g	白僵蚕	0.9 g
朱砂	1.2 g	天麻	1.2 g	冰片	0.6 g
朱石黄	0.18 g	黄连	1.2 g	胆星	0.9 g
甘草	0.9 g				

【出处】《幼幼新书》。

【制法与用法】每服 3 g,冷酒调下,一日三次。

【功用与主治】脾肺风血妄行腠理,发为瘾疹,积久不愈,一发遍身,搔之随手瘾起,烦躁燥痒。

编号：051　　　　　　　　　　　　　　　　　　方名：**川芎天麻丸**

方剂组成与剂量

药名	用量	药名	用量
川芎	60 g	天麻	15 g

【出处】《御药院方》卷一。

【制法与用法】上为细末,炼蜜为丸,每 45 g 作 20 丸,每服 1 丸,食后细嚼,茶、酒任下。

【功用与主治】心松烦闷,眩晕欲倒,颈项紧急,肩背拘倦,神昏多睡,肢体烦痛,皮肤瘙痒,偏正头痛,鼻塞声重,面目浮肿。

编号：052

方名：千金不换刀圭散

方剂组成与剂量

药名	用量	药名	用量	药名	用量
川乌	60 g	草乌	60 g	苍术	60 g
人参	4.5 g	白茯苓	4.5 g	两头尖	3 g
甘草	45 g	僵蚕	10.5 g	白花蛇	15 g
石斛	15 g	川芎	7.5 g	白芷	7.5 g
细辛	7.5 g	当归	7.5 g	防风	7.5 g
麻黄	7.5 g	荆介	7.5 g	全蝎	7.5 g
何首乌	7.5 g	天麻	7.5 g	藁本	7.5 g

【出处】《鲁府禁方》。

【制法与用法】上为细末。每服 0.6 g 或 1.5 g，渐加至 2 g，临卧酒调下；不饮酒者，茶亦可。

【功用与主治】可治诸般风症的皮肤瘙痒。

编号：053

方名：华山五子丹

方剂组成与剂量

药名	用量	药名	用量	药名	用量
当归	60 g	川芎	60 g	生地黄	60 g
熟地黄	60 g	川乌	60 g	白术	60 g
苍术	60 g	甘松	60 g	益智仁	60 g
五灵脂	60 g	桔梗	60 g	人参	60 g
白茯苓	60 g	白豆蔻	60 g	天麻	30 g
陈皮	30 g	麻黄	30 g	石川椒	30 g
甘草	30 g	白芷	30 g	木香	7.5 g
丁香	7.5 g	沉香	7.5 g	乳香	7.5 g
没药	7.5 g	牛黄	7.5 g		

【出处】《鲁府禁方》卷一。

【制法与用法】上为细末，炼蜜为丸，如樱桃大。每服 1 丸，细嚼，茶酒米汤任下。

【功用与主治】生精补髓，安五脏，定魂魄，补下元，治虚损，壮精神，补血气，和容颜。主治遍身疮痒疹癞。

编号：054

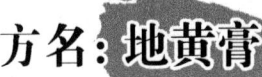

方名：地黄膏

方剂组成与剂量

药名	用量
生地黄	500 g

【出处】《济阳纲目》卷六十四。

【制法与用法】上用水 5～6 碗,入铜砂锅内慢火煮干三分之二,用布绞去汁,将滓捣烂,又用水两碗再熬减大半,又以布绞净。如此三次,将汁通和一处,入好蜜以甘苦得中为度,用文武火熬至滴水不散,似稀糊样,取起置冷地上一夜,出火毒,以瓷罐收贮。或加当归等份。

【功用与主治】血虚生疮,肌肤燥痒。

编号：055

方名：百部酒（一）

方剂组成与剂量

药名	用量	药名	用量
百部	180 g	75% 酒精	360 ml

【出处】《赵炳南临床经验集》。

【制法与用法】将百部碾碎置酒精内,浸泡七昼夜,过摅去滓备用。以棉棒或毛刷蘸涂。

【功用与主治】荨麻疹,疥癣,虱病,神经性皮炎（干癣）等瘙痒性皮肤病。

编号：056

方名：小活络丹加味方

方剂组成与剂量

药名	用量	药名	用量	药名	用量
川乌	15 g	草乌	15 g	胆星	12 g
地龙	15 g	乳香	12 g	没药	12 g
天麻	12 g	豨莶草	18 g	于术	24 g
当归	30 g	白芍	18 g	桑寄生	24 g
抚芎	12 g	生地	30 g	橘红	15 g

【出处】《慈禧光绪医方选议》。

【制法与用法】上为极细末,老酒、白蜜各半为丸,重 4.5 g,蜡皮封固。每服一丸,老酒送下。

【功用与主治】清心明目,宽胸畅膈,宣通脉络,滋益营卫,理脾除湿。主治风湿诸痹,肩背腰膝筋脉骨节疼痛,偏正头痛,或口眼歪斜,半身不遂,行步艰难,筋脉拘挛,肌肉顽麻沉重酸木,或皮肤作痒。无病之人,中年以后常服,亦可预防风症。

编号：057

方名：地黄饮

方剂组成与剂量

药名	用量	药名	用量	药名	用量
生地	10 g	熟地	10 g	何首乌	10 g
当归	6 g	丹皮	4.5 g	黑参	4.5 g
白蒺藜	4.5 g	僵蚕	4.5 g	红花	1.5 g
甘草	1.5 g				

【出处】《医宗金鉴》卷七十四。

【制法与用法】水煎，早、晚服。

【功用与主治】凉血润燥，祛风止痒。主血风疮、旋耳疮迁延日久，血虚化燥生风，身体或耳内生疮如粟米，瘙痒无度，疮面粗糙，上覆痂皮或鳞屑，心烦便秘，夜不得寐。

【忌宜】服药期间，忌食椒、酒、鸡、鹅。

编号：058

方名：当归丸（一）

方剂组成与剂量

药名	用量	药名	用量	药名	用量
当归	30 g	没药	15 g	五灵脂	30 g

【出处】《圣济总录》卷一五〇。

【制法与用法】上为末，醋煮面糊为丸，如梧桐子大，每服十至二十丸，温酒或生姜汤送下，空腹、食前服。

【功用与主治】妇人血风血气，腹胁刺痛，不思饮食，筋挛骨痹，手足麻木，皮肤瘙痒。

编号：059

方名：收湿粉

方剂组成与剂量

药名	用量	药名	用量
铅粉	310 g	松香末	310 g
枯矾	310 g	五倍子末	150 g

【出处】《朱仁康临床经验集》。

【制法与用法】上为细末，调和。用药末直接掺于皮损上，或用麻油调敷疮面。

【功用与主治】收湿止痒。湿疹渗水多时。

编号：060

方名：地肤子洗剂

方剂组成与剂量

药名	用量	药名	用量	药名	用量
地肤子	12 g	防风	10 g	独活	10 g
荆芥	10 g	白芷	10 g	赤芍	10 g
川椒	10 g	桑白皮	10 g	苦参	10 g

【出处】《中医皮肤病学简编》。

【制法与用法】用水 1.5 L 煎沸,洗浴。

【功用与主治】皮肤瘙痒症,荨麻疹。

【临床应用】（1）陈树森用地肤子洗剂治疗 20 例荨麻疹,有效不复发（陈树森,1960,07: 37）。（2）汪黔蜀利用复方地肤子洗剂联合阿莫罗芬乳膏治疗足癣 67 例,取得满意疗效（皮肤病与性病,2014,05: 308）。

编号：061

方名：当归地黄膏

方剂组成与剂量

药名	用量	药名	用量
当归	500 g	生地黄	500 g

【出处】《摄生众妙方》卷二。

【制法与用法】俱用竹刀切碎,入瓷锅中,水浮于药一手背,文武火煎。凡煎膏,只用慢性人,不疾不徐,不令其焦与泛溢。凡盛膏须用净瓷瓶,每三四日在饭锅上蒸一次,使不生白花。凡服膏须自以意消息之。血少生疮疡,肌肤燥痒,自汗遗精,便多服当归膏,平时二件间用。若嫌苦,入炼蜜一两匙。

【功用与主治】补养,主治血少生疮疡,肤燥痒,自汗遗精。

编号：062

方名：如圣散（一）

方剂组成与剂量

药名	用量
蚕沙	650 g

【出处】《外科精义》卷下。

【制法与用法】上用水二斗,煎至一斗,滤去滓,夜卧避风处淋洗,水冷即拭干,便睡。

【功用与主治】浑身瘙痒,抓之成疮,及瘾疹之类。

编号：063

方名：川芎汤

方剂组成与剂量

药名	用量	药名	用量	药名	用量
川芎	45 g	白术	45 g	山茱萸	45 g
防风	45 g	羌活	45 g	枳实	45 g
麻黄	38 g	薯蓣	60 g	蒺藜子	90 g
生姜	90 g	乌喙	30 g	甘草	30 g

【出处】《千金翼方》卷十七。

【制法与用法】上切片。以水9升，煮取2升7合，分3服。

【功用与主治】面上及身体风瘙痒。

编号：064

方名：百部洗方

方剂组成与剂量

药名	用量	药名	用量	药名	用量
百部	120 g	苦参	120 g	蛇床子	60 g
雄黄	15 g	狼毒	75 g		

【出处】《赵炳南临床经验集》。

【制法与用法】上为粗末。装纱布袋内，同水五六斤煮沸30分钟。用软毛巾溻洗，或溻洗后再加热水浸浴。

【功用与主治】疏风止痒，祛湿杀虫。主治皮肤瘙痒症（瘾疹）、神经性皮炎、阴囊湿疹（绣球风）、荨麻疹。

【忌宜】有抓破疮面慎用。

编号：065

方名：防风丸（一）

方剂组成与剂量

药名	用量	药名	用量	药名	用量
防风	60 g	苍耳	60 g	苦参	60 g
蒺藜子	60 g	枳壳	30 g		

【出处】《圣济总录》卷一五〇。

【制法与用法】为末，炼蜜为丸，如梧桐子大，每服二十丸，温酒送下，荆芥茶送下亦得，不拘时候。

【功用与主治】妇人血风，皮肤瘾疹痒痛，或有细疮。

编号：066　　　　　　　　　　　　　　　　　　方名：至宝丹

方剂组成与剂量

药名	用量	药名	用量	药名	用量
辰砂	150 g	生犀	150 g	玳瑁	150 g
雄黄	150 g	琥珀	150 g	人参	150 g
牛黄	75 g	麝香	37.5 g	龙脑	37.5 g
天南星	75 g	银箔	250 片	金箔	250 片
安息香	150 g	龙齿	60 g		

【出处】《卫生宝鉴》卷八。

【制法与用法】上为末，用安息香膏，重汤煮烊搜剂，旋丸如梧桐子大，每服三至五丸，小儿一两丸，人参汤送下。

【功用与主治】小儿急惊风，热卒中，皮肤瘙痒。

编号：067　　　　　　　　　　　　　　　　方名：朱砂丸（一）

方剂组成与剂量

药名	用量	药名	用量	药名	用量
朱砂	等份	牛膝	等份	常山	等份

【出处】《外台秘要》卷五引《救急方》。

【制法与用法】上为末，炼蜜为丸，如梧桐子大。候疟发日，平明服七丸，饮送下；欲觉发时，更服七丸，当日不断，更作一服。

【功用与主治】疟、痒疬，经百日或一年以上诸药不能愈者。

【忌宜】忌生葱、生菜、生血物、油腻、牛肉等。

编号：068　　　　　　　　　　　　　　　　　　方名：羽液膏

方剂组成与剂量

药名	用量	药名	用量	药名	用量
白矾	150 g	童便	650 g	黄酒	60 ml

【出处】《外科大成》卷四。

【制法与用法】上药合煎如稀糊。以棉帛蘸药擦之。

【功用与主治】癫疹，风痒不止。

编号：069

方名：当归丸（二）

方剂组成与剂量

药名	用量	药名	用量	药名	用量
当归	15 g	川芎	7.5 g	白芍	9 g
生地	3 g	熟地	9 g	防风	6 g
白芥子	6 g	荆芥	6 g	首乌	12 g
玉竹	12 g	黄芪	15 g	甘草	3 g

【出处】《中西医结合皮肤病学》。

【制法与用法】上为末，炼蜜为丸，每丸9 g。早、晚各服一丸。

【功用与主治】养血润燥，益气祛风。慢性荨麻疹，银屑病，瘙痒症皮肤干裂，皮肤萎缩等。

编号：070

方名：防风丸（二）

方剂组成与剂量

药名	用量	药名	用量	药名	用量
川芎	1.2 g	蜀椒	1 g	贝母	1 g
防风	0.6 g	当归	0.6 g	白芷	0.6 g
皂荚	0.3 g	白术	0.6 g		

【出处】《医心方》卷三引《范汪方》。

【制法与用法】上药治下筛，炼蜜为丸，如弹子大。食前顿服一丸，服药十三日，风当出去，当有热处，随以水洗。

【功用与主治】风病。二日入肌，皮肤瘾疹，瘙痒生疮。

【忌宜】禁食生鱼、猪肉、生菜。

编号：071

方名：防风丸（三）

方剂组成与剂量

药名	用量	药名	用量
防风	45 g	蝉壳	45 g
猪牙皂荚	45 g	天麻	60 g

【出处】《圣济总录》卷一三六。

【制法与用法】上为细末，用精羊肉煮熟捣烂，以酒熬为膏，丸如绿豆大，每服三十丸，荆芥酒或茶汤送下。

【功用与主治】一切风疮疥癣，皮肤瘙痒，搔成瘾疹。

编号：072

方名：当归没药丸

方剂组成与剂量

药名	用量	药名	用量	药名	用量
没药	1 g	丁香	1 g	木香	30 g
丁香皮	15 g	桂	15 g	麒麟竭	15 g
延胡索	15 g	干漆	15 g	牡丹皮	15 g
当归	15 g	肉豆蔻	15 g	槟榔	30 g
安息香	30 g	乳香	30 g		

【出处】《圣济总录》卷一五一。

【制法与用法】上十二味为末，以二香膏和丸，如膏少即少入炼蜜，丸如梧桐子大，以丹砂为衣。每服 20 ～ 30 丸，温酒或生姜汤送下，早、晚食前各一服。

【功用与主治】妇人血气不调，月水滞涩，身体麻痹瘙痒疼痛，饮食减少，面黄肌瘦，背脊拘急，骨间酸痛，多吐清水，脐腹胀闷。

编号：073

方名：全虫方

方剂组成与剂量

药名	用量	药名	用量	药名	用量
全虫	6 g	皂刺	12 g	猪牙皂角	6 g
刺蒺藜	15 ～ 30 g	炒槐花	15 ～ 30 g	威灵仙	12 ～ 30 g
苦参	6 g	白鲜皮	15 g	黄柏	15 g

【出处】《赵炳南临床经验集》。

【制法与用法】每日 1 剂，水煎 2 次，早晚分服。服此方时禁食荤、辣、腥及海味等食物，孕妇患者慎用，儿童与老年人患者应酌情减量。

【功用与主治】祛风止痒，除湿解毒。治疗慢性湿疹，慢性阴囊湿疹，神经性皮炎，结节性痒疹等慢性顽固瘙痒性皮肤病。

【忌宜】本方对于慢性顽固的瘙痒性皮肤病偏于实证者最为相宜，而对于血虚受风而引起的瘾疹（如皮肤瘙痒症）不宜用。服此方时，禁食荤腥海味、辛辣动风的食物。孕妇慎用。

【临床应用】徐惠祥用全虫方治疗皮肤瘙痒 62 例，疗效满意（甘肃中医，1993，03：27-28）

编号：074

方名：**防风汤（一）**

方剂组成与剂量

药名	用量	药名	用量	药名	用量
防风	90 g	益母草	90 g	苦参	90 g
蒺藜子	150 g	荆芥穗	60 g	蔓荆实	60 g
枳壳	60 g				

【**出处**】《圣济总录》卷十一。

【**制法与用法**】上为粗末，每用90 g，水一斗，煎至八升，趁热淋洗患处。

【**功用与主治**】风瘙痒如虫行。

编号：075

方名：**防风汤（二）**

方剂组成与剂量

药名	用量	药名	用量	药名	用量
防风	45 g	黄芪	45 g	犀角	45 g
升麻	45 g	漏芦	45 g	秦艽	45 g
乌蛇	60 g	芒硝	60 g	枳壳	60 g

【**出处**】《圣济总录》卷七一。

【**功用与主治**】风瘙瘾疹，皮肤痒痛，心神烦闷。

编号：076

方名：**防风浴汤（一）**

方剂组成与剂量

药名	用量	药名	用量	药名	用量
防风	90 g	蒴藋	650 g	羊桃根	90 g
石南	30 g	秦艽	30 g	川升麻	30 g
苦参	90 g	茵芋	30 g	白蒺藜	30 g
蛇床子	30 g	白矾	30 g	枳壳	30 g

【**出处**】《太平圣惠方》卷二十四。

【**制法与用法**】上锉细。以水14 L，煎至10 L，去滓，于暖室中洗浴，令汗出。避风冷。

【**功用与主治**】风瘙痒不可止。

编号：077

方名：防风汤（三）

方剂组成与剂量

药名	用量	药名	用量	药名	用量
防风	0.3 g	白茯苓	0.3 g	升麻	0.3 g
贝母	0.3 g	蒺藜子	0.3 g	大黄	0.3 g
甘草	0.3 g				

【出处】《圣济总录》卷一八二。

【制法与用法】上为粗末。每服 2 g，水七分，煎至四分，去滓，食后温服，一日两次。

【功用与主治】小儿瘾疹，风痒。

编号：078

方名：防风散（一）

方剂组成与剂量

药名	用量	药名	用量	药名	用量
防风	30 g	川芎	30 g	荆芥穗	30 g
黄芪	30 g	蒺藜子	30 g	人参	15 g
恶实	15 g	甘草	15 g		

【出处】《圣济总录》卷十七。

【制法与用法】上为散。每服 2 g，食后沸汤调下。

【功用与主治】头面风，皮肤瘙痒，或者生疮不已。

编号：079

方名：正阳丹

方剂组成与剂量

药名	用量	药名	用量	药名	用量
苦参	500 g	人参	240 g	白蒺藜	60 g
犀角	60 g	石楠枝	60 g	乳香	60 g
没药	60 g	红花	60 g	白僵蚕	45 g
甘草	15 g				

【出处】《疡医大全》卷二十八。

【制法与用法】上为末，蜜为丸，如梧桐子大，每服四十丸，茶、酒任下，一日三次。

【功用与主治】血风，鹅掌，血痹，痒风，冷风、虾蟆风。

编号：080

方名：玉肌散

方剂组成与剂量

药名	用量	药名	用量
绿豆	80 g	滑石	6 g
白芷	6 g	白附子	6 g

【出处】《外科正宗》卷四。

【制法与用法】上为细末。每用三匙，早、晚洗面时汤调洗患处。

【功用与主治】一切风湿雀斑、酒刺、白屑风，皮肤作痒者。

编号：081

方名：玉容散（一）

方剂组成与剂量

药名	用量	药名	用量	药名	用量
皂角	1 500 g	升麻	240 g	楮实子	150 g
甘松	15 g	山茶	10 g	砂仁	15 g
天花粉	30 g	白芷	30 g	白及	30 g
糯米	650 g	白丁香	15 g	绿豆	30 g

【出处】《古今医鉴》卷九。

【制法与用法】上为末，和匀。量用洗面。

【功用与主治】馨香，去垢腻。治小疮，或生痤痱，粉刺，并皮肤瘙痒。

编号：082

方名：玉容散（二）

方剂组成与剂量

药名	用量	药名	用量	药名	用量
绿豆粉	6 g	白附子	30 g	白芷	30 g
白蔹	30 g	白僵蚕	30 g	官粉	15 g
明粉	60 g	防风	60 g	零陵香	60 g
排草香	60 g	冰片	6 g	山奈	60 g
檀香	60 g				

【出处】《全国中药成药处方集》。

【制法与用法】上为末，用绢罗筛两三次，至极细。为清凉性之涂搽剂。

【功用与主治】祛风止痒，化斑点。主治脾湿受风，血热发斑，黑白斑痕，癫痒硬坚。

编号：083

方名：防风散（二）

方剂组成与剂量

药名	用量	药名	用量	药名	用量
防风	1 g	人参	1 g	赤茯苓	1 g
贝母	1 g	前胡	1 g	半夏	1 g
川芎	1 g	木香	0.6 g	天麻	1 g
羌活	1 g	桂心	1 g	甘菊花	1 g
细辛	1 g	附子	1 g	麻黄	0.6 g
藁本	1 g	桑根白皮	1 g	杏仁	1 g

【出处】《太平圣惠方》卷六。

【制法与用法】上为散，每服 10 g，以水一中盖，加生姜 0.15 g，薄荷二七叶，煎至六分，去滓温服，不拘时候。

【功用与主治】肺脏中风，气攻背痛项强，皮毛焦枯，头疼鼻塞，四肢不利，遍身瘙痒。

【忌宜】忌热面、鸡、猪、鱼等。

编号：084

方名：防风散（三）

方剂组成与剂量

药名	用量	药名	用量
防风	60 g	杏仁	60 g
白僵蚕	60 g	甘草	0.3 g

【出处】《圣济总录》卷十一。

【制法与用法】上为散，每服 6 g，空腹蜜酒调下。

【功用与主治】风毒，面生疱瘰，遍体瘙痒。

编号：085

方名：古月粉

方剂组成与剂量

药名	用量
胡椒	适量（研粉）

【出处】《赵炳南临床经验集》。

【制法与用法】外扑。

【功用与主治】杀虫止痒。慢性、亚急性皮肤瘙痒症。

编号：086

方名：防风浴汤（二）

方剂组成与剂量

药名	用量	药名	用量	药名	用量
防风	90 g	羊桃根	90 g	石南	30 g
秦艽	30 g	莽草	30 g	蒺藜子	30 g
蛇床子	30 g	白及	30 g	枳壳	30 g
苦参	90 g	升麻	30 g		

【出处】《医方类聚》卷二十四引《御医撮要》。

【制法与用法】上件合煎，浴之。

【功用与主治】诸风顽痹，皮肤不仁，瘙痒麻木。

编号：087

方名：如圣散（二）

方剂组成与剂量

药名	用量	药名	用量
水银	0.3 g	胡粉	30 g
蛇床子	15 g	黄连	1 g

【出处】《太平圣惠方》卷六十五，并见《太平惠民和剂局方》卷八（吴直阁增诸家名方）。

【制法与用法】每用药时，先以盐浆水洗疮令净，后以药涂之，干即便换，不过三五度。

【功用与主治】① 干疥久不愈，皮肤瘙痒。② 肺脏风毒，攻发皮肤，血气凝里，变生疥疮，瘙痒，搔之皮起作痂，增展浸引，连滞不愈。

编号：088

方名：天麻煎

方剂组成与剂量

药名	用量	药名	用量	药名	用量
川乌头	120 g	草乌头	120 g	荆芥穗	250 g
干薄荷	120 g	杜当归	500 g		

【出处】《三因极一病症方论》卷十五。

【制法与用法】上为末，醋糊为丸，如梧桐子大。每服三十丸，茶清送下。

【功用与主治】祛风止痒。主治妇人血风攻注皮肤，瘙痒瘾疹。

编号:089

方名:玉黄膏

方剂组成与剂量

药名	用量	药名	用量	药名	用量
当归	30 g	白芷	9 g	姜黄	90 g
甘草	30 g	轻粉	6 g	冰片	6 g
蜂白蜡	90～125 g				

【出处】《朱仁康临床经验集》。

【制法与用法】先将前四种药浸泡麻油内三天,然后炉火上熬至枯黄,离火去滓,加入轻粉、冰片(预先研末),最后加蜂白蜡熔化(夏加 125 g,冬加 90 g),细搅至冷成膏。

【功用与主治】润肌止痒。

编号:090

方名:石决明丸

方剂组成与剂量

药名	用量	药名	用量	药名	用量
石决明	30 g	黄连	1 g	玄参	1 g
地骨皮	1 g	防风	1 g	栀子仁	1 g
子芩	1 g	独活	1 g	茯神	1 g
甘菊花	1 g	车前子	1 g	青葙子	1 g
枳壳	1 g	秦艽	1 g	五加皮	1 g
决明子	1 g	葳蕤	1 g	沙参	1 g
蕤仁	1 g	川大黄	1 g	茺蔚子	1 g

【出处】《太平圣惠方》卷三十二。

【制法与用法】上为末,炼蜜为丸,如梧桐子大,每服二十丸,以薄荷汤送下,不拘时候。

【功用与主治】肝脏热极,目赤涩痛,泪不止,风湿痒,心膈壅滞,头目常疼。

编号:091

方名:白蜜酒

方剂组成与剂量

药名	用量	药名	用量
白蜜	150 g	酒	40 ml

【出处】《圣济总录》卷十一。

【制法与用法】相和煎暖。食前服。

【功用与主治】风瘾疹,瘙痒不止。

编号：092

方名：龙虎丹

方剂组成与剂量

药名	用量	药名	用量	药名	用量
草乌	240 g	苍术	240 g	穿山甲	60 g
补骨脂	30 g	白芷	30 g	葱白	240 g
老姜	240 g				

【出处】《串雅补》卷一。

【制法与用法】上为末，米糊为丸，如梧桐子大。每服十五丸，加至三十丸止，临卧服，间一日再服，不可多用。手足顽麻、风痹，葱白汤送下；遍身痒疥，荆芥汤送下；无名肿毒疮，酒送下。

【功用与主治】左瘫右痪，半身不遂，惊风，手足顽麻、风痹，头风，跌打损伤，遍身痒疥，寒湿气，脚气及无名肿毒疮。

编号：093

方名：龙胆丸

方剂组成与剂量

药名	用量	药名	用量	药名	用量
栝楼根	45 g	麦门冬	45 g	龙胆	45 g
大黄	30 g	土瓜根	120 g	杏仁	200 g

【出处】方出《备急千金方》卷三，名见《普济方》卷三一七。

【制法与用法】上为末，蜜为丸，如梧桐子大，每服十丸，饮送下，一日三次，渐加之。

【功用与主治】妇人经服硫黄丸，忽患头痛项冷，冷歇，又心胸烦热，眉骨眼眦痒痛，有时生疮，喉中干燥，四体痛痒。

编号：094

方名：生料四物汤

方剂组成与剂量

药名	用量	药名	用量	药名	用量
生干地黄	等份	赤芍药	等份	川芎	等份
当归	等份	防风	等份	黄芩	减半

【出处】《医方大成》卷十引汤氏方。

【制法与用法】上切片。每服 6 g，水一盏，煎服。

【功用与主治】小儿血热生疮，遍身肿痒。

【忌宜】忌酒、面、猪肉、羊肉、豆腐。

编号：095

方名：龙胆散（一）

方剂组成与剂量

药名	用量	药名	用量	药名	用量
白花蛇	30 g	乌梢蛇	30 g	萆薢	30 g
天麻	30 g	金毛狗脊	30 g	自然铜	30 g
黄芪	30 g	骨碎补	30 g	枫香	30 g
地龙	30 g	草乌头	10 g	乳香	30 g
没药	10 g	麝香	6 g		

【出处】《医垒元戎》卷十。

【制法与用法】上述药物研为细末，用酒送下。亦可用酒糊成如梧桐子大的药丸。每服15 丸，食后酒送下，名龙蛇丸。

【功用与主治】紫白癜风痒。

编号：096

方名：龙胆泻肝汤（一）

方剂组成与剂量

药名	用量	药名	用量	药名	用量
龙胆草	3 g	连翘	3 g	生地黄	3 g
泽泻	3 g	车前子	1.5 g	木通	1.5 g
归尾	1.5 g	山栀	1.5 g	甘草	1.5 g
黄连	1.5 g	黄芩	1.5 g		

【出处】《外科正宗》卷三。

【制法与用法】水二盅，煎八分，食前服。

【功用与主治】清热除湿，止痒。

【忌宜】便秘，加大黄 6 g。

编号：097

方名：**龙胆泻肝汤（二）**

方剂组成与剂量

药名	用量	药名	用量	药名	用量
柴胡	等份	青皮	等份	龙胆草	等份
山栀	等份	大黄	等份	白芍药	等份
木通	等份	连翘	等份	黄连	等份
滑石	等份				

【出处】《疡科选粹》卷四。

【制法与用法】水煎服。

【功用与主治】清热除湿，止痒。

编号：098

方名：**龙麝紫芝煎**

方剂组成与剂量

药名	用量	药名	用量	药名	用量
何首乌	30 g	天麻	30 g	白芷	30 g
防风	30 g	羌活	30 g	甘草	30 g
黑附子	30 g	甘松	30 g	胡椒	30 g
高良姜	30 g	零陵香	30 g	藿香叶	30 g
肉桂	30 g	川姜	30 g	白檀	15 g
麻黄	30 g	龙脑	7.5 g	麝香	7.5 g

【出处】《御药院方》卷一。

【制法与用法】上述药物研为细末，加炒米粉 120 g，黄色糯米粥汁，再加入白蜜 60 g，作铤子，一寸半长。每服一铤，细嚼，茶酒送下。如病重，每服三铤子，一日三次。

【功用与主治】祛风除痹，止痒。

编号：099

方名：**天麻草汤**

方剂组成与剂量

药名	用量
天麻草	600 g

【出处】《外台秘要》卷三十四引《集验方》。

【制法与用法】以水一斗半，煎取一斗，随寒温分洗乳，以杀痒。

【功用与主治】除湿止痒。

编号：100

方名：四生散

方剂组成与剂量

药名	用量	药名	用量
白附子	等份	肾形沙苑蒺藜	等份
羌活	等份	黄芪	等份

【出处】《苏沈良方》卷二。

【制法与用法】上药生为末。每服6g,空腹盐酒调下;猪肾中煨服尤善。

【功用与主治】祛风止痒。主治四肢瘙痒,遍体生疮,妇女血风疮。

编号：101

方名：四白散

方剂组成与剂量

药名	用量	药名	用量
白花蛇	45 g	白附子	30 g
白僵蚕	30 g	白蒺藜	30 g

【出处】《博济方》卷五。

【制法与用法】上为末。每服6g,早、晚空腹温酒调下。

【功用与主治】祛风止痒。主治肾脏风毒攻注四肢,头面生疮,遍身瘙痒。

编号：102

方名：白蒺藜汤

方剂组成与剂量

药名	用量	药名	用量	药名	用量
白蒺藜	45 g	防风	45 g	道人头	45 g
蛇床子	45 g	卷柏	45 g	黄芪	45 g
漏芦	45 g	羊蹄根	60 g	荫蕠根	90 g

【出处】《太平圣惠方》卷六十九。

【制法与用法】上述药物锉成细末。以水一斗,煎至五升,去滓,看冷暖,于避风处洗之。

【功用与主治】妇人血风,皮肤瘙痒,不可禁止。

编号：103

方名：四物消风饮

方剂组成与剂量

药名	用量	药名	用量	药名	用量
生地黄	12 g	归身	6 g	赤芍药	6 g
荆芥	4.5 g	薄荷	4.5 g	蝉蜕	4.5 g
柴胡	3.6 g	川芎	3.6 g	黄芩	3.6 g
生甘草	3 g				

【出处】《外科证治全书》卷五。

【制法与用法】水煎服。

【功用与主治】血虚风热，皮肤游风，瘾疹瘙痒等证。

【临床应用】（1）王研采用四物消风饮加减之来哦慢性湿疹血虚风燥症总有效率为88.64%，与对照组存在显著差异。（黑龙江中医药大学，硕士论文，2013）

（2）江海滨，宋文英在外用糠酸莫米松乳膏、紫龙膏的基础上，采用内服四物消风饮治疗风热血燥型玫瑰糠疹40例，疗效显著优于并用口服氯雷他定片。（河北中医，2015，04：559-560+576）

（3）黄剑采用四物消风饮治疗50例慢性湿疹，疗效明显。（四川中医，2009，08：110）

编号：104

方名：木香保命丹

方剂组成与剂量

药名	用量	药名	用量	药名	用量
木香	30 g	白附子	30 g	官桂	30 g
杜仲	30 g	厚朴	30 g	藁本	30 g
独活	30 g	羌活	30 g	海桐皮	30 g
白芷	30 g	甘菊花	30 g	牛膝	30 g
白花蛇	30 g	全蝎	30 g	威灵仙	30 g
天麻	30 g	当归	30 g	蔓荆子	30 g
虎骨	30 g	天南星	30 g	大防风	30 g
山药	30 g	甘草	30 g	赤箭	30 g
麝香	10 g	朱砂	45 g		

【出处】《御药院方》卷一。

【制法与用法】上为细末，其药分作十份，将麝香一分拌匀，炼蜜为丸，如弹子大。每服一丸，细嚼酒下，不拘时候。如中风，加薄荷汤化下；如不能咽者，灌之；小儿急慢惊风，薄荷汤下一皂子大。

【功用与主治】调养荣卫，升降阴阳，补益五脏。主治遍身瘙痒。

编号：105

方名：白蔹散

方剂组成与剂量

药名	用量	药名	用量	药名	用量
白蔹	90 g	天雄	90 g	商陆	30 g
黄芩	60 g	干姜	60 g	踯躅花	30 g

【出处】《太平圣惠方》卷二十四。

【制法与用法】上为细散。每服6 g，食前以温酒调下。

【功用与主治】白癜风，遍身斑点瘙痒。

编号：106

方名：白花蛇酒

方剂组成与剂量

药名	用量	药名	用量	药名	用量
白花蛇	30 g	全蝎	3 g	当归	3 g
防风	3 g	羌活	3 g	独活	15 g
白芷	15 g	天麻	15 g	赤芍药	15 g
甘草	15 g	升麻	15 g		

【出处】《本草纲目》卷四十三。

【制法与用法】除白花蛇外的药物锉碎，共以绢袋盛贮，用糯米二斗蒸熟，如常造酒，以药袋置缸中，待酒成。取酒同袋密封，煮熟，置阴地7日出毒，即得。每次温服数杯，连续服用。

【功用与主治】祛风通络止痒。主治年久疥癣恶疮，风癣诸症。

编号：107

方名：白鲜皮散（一）

方剂组成与剂量

药名	用量	药名	用量	药名	用量
白鲜皮	15 g	子芩	15 g	川升麻	15 g
玄参	15 g	白蒺藜	15 g	桔梗	15 g
防风	15 g	前胡	15 g	百合	15 g
甘草	15 g	栀子仁	15 g	马牙硝	30 g
麦门冬	45 g	茯神	15 g		

【出处】《太平圣惠方》卷六十四。

【制法与用法】上述药物锉成细末。每服6 g，食后以薄荷汤调下。

【功用与主治】清热止痒。主治遍身热毒疮，皮肤瘙痒。

编号: 108

方名: 白鲜皮散(二)

方剂组成与剂量

药名	用量	药名	用量	药名	用量
白鲜皮	30 g	防风	30 g	人参	30 g
知母	30 g	沙参	30 g	子芩	1 g

【出处】《医方类聚》卷十引《简要济众方》。

【制法与用法】上述药物锉成细末。每服6 g,水一中盏,煎至六分,事后、临卧温服。

【功用与主治】祛风利肺止痒。主治肺脏热毒气,皮肤瘙痒。

编号: 109

方名: 玄参升麻汤

方剂组成与剂量

药名	用量	药名	用量	药名	用量
玄参	3 g	升麻	3 g	白芷	3 g
蝉蜕	2.1 g	防风	2.1 g	甘草	2.1 g
黄芪	2.1 g				

【出处】《古今医统大全》卷五十五。

【制法与用法】葱一寸为引,水煎服。

【功用与主治】皮肤风瘙痒不能忍。

编号: 110

方名: 加味六一散

方剂组成与剂量

药名	用量	药名	用量	药名	用量
生地	31 g	连翘	9 g	银花	9 g
六一散	9 g	薏苡仁	9 g	丹皮	6 g
赤芍	4 g				

【出处】《中医皮肤病学简编》。

【制法与用法】水煎服。

【功用与主治】皮肤瘙痒症。

编号：111

方名：加味乌荆丸

方剂组成与剂量

药名	用量	药名	用量
川乌	250 g	荆芥穗	250 g
杜当归	250 g	薄荷	150 g

【出处】《三因极一病症方论》卷十六。

【制法与用法】上述药物研为细末，加好醋用煮米粉糊成丸，如梧桐子大。每服五十丸，温酒送下。

【功用与主治】瘾疹，上攻头面，赤肿瘙痒，搔之皮落成疮，或痒或痛，有如虫行。

编号：112

方名：加味胡麻散

方剂组成与剂量

药名	用量	药名	用量	药名	用量
胡麻	36 g	苦参	24 g	荆芥穗	24 g
何首乌	24 g	威灵仙	18 g	防风	18 g
石菖蒲	18 g	牛蒡子	18 g	甘菊花	18 g
蔓荆子	18 g	白蒺藜	18 g	甘草	18 g

【出处】《济阳纲目》卷八十四。

【制法与用法】上为末。每服 10 g，酒调服。

【功用与主治】祛风清热止痒。主治瘾疹，瘙痒。

【临床应用】龚景林用胡麻散加味治疗寒冷性荨麻疹 120 例疗效显著（陕西中医，1986，11：493-494）。

编号：113

方名：加味逍遥散（一）

方剂组成与剂量

药名	用量	药名	用量	药名	用量
当归	3 g	芍药	3 g	白术	3 g
茯苓	3 g	甘草	3 g	柴胡	3 g
牡丹皮	1.5 g	山栀子	1.5 g	钩藤钩	1.5 g

【出处】《济阳纲目》卷四十五。

【制法与用法】上述药物切片，作一服。加生姜三片，薄荷少许，水煎，食远或临卧服。

【功用与主治】血虚遍身瘙痒。

编号：114

方名：加味祛风散

方剂组成与剂量

药名	用量	药名	用量	药名	用量
黄柏	等份	细辛	等份	黄连	等份
大黄	等份	山栀	等份	薄荷	等份
甘草	等份	麻黄	等份	连翘	等份
荆芥	等份	白术	等份	滑石	等份
川芎	等份	羌活	等份	独活	等份
天麻	等份	熟地	等份	桔梗	等份
黄芩	等份	石膏	等份	芍药	等份
防风	等份				

【出处】《秘传大麻风方》。

【制法与用法】加生姜,水煎,临服加好酒二小杯。十贴后服天仙换骨丹。

【功用与主治】珍珠风。初起时形如小鳖棋子,遍身疙瘩,久而不治,遍身作痒。

编号：115

方名：天麻虎骨散

方剂组成与剂量

药名	用量	药名	用量	药名	用量
虎胫骨	60 g	天麻	30 g	木香	30 g
羌活	30 g	川芎	30 g	黄芪	30 g
白蒺藜	30 g	青橘皮	30 g	大腹皮	30 g
官桂	30 g	槟榔	30 g	沉香	30 g
桃仁	30 g	茯苓	30 g	干葛	30 g
干薯蓣	30 g	海桐皮	30 g	五味子	30 g
败龟	30 g	白鲜皮	30 g	肉苁蓉	45 g
大附子	45 g	甘草	15 g		

【出处】《普济方》卷十五引《博济方》。

【制法与用法】上药各要好者,锉细,慢火炮,为末;纳沉香、官桂、槟榔,不见火,并同为末。和令匀,每服3 g,空腹、临卧盐、酒调下;或入盐,如茶点亦得。

【功用与主治】肝元风气,多肿痒。

编号：116

方名：加味黄玉膏

方剂组成与剂量

药名	用量	药名	用量	药名	用量
川黄连	3 g	黄柏	10 g	白僵蚕	10 g
乳香	6 g	白芷	10 g	槐枝	6 g
白鲜皮	10 g	生甘草	4.5 g		

【出处】《慈禧光绪医方选议》。

【制法与用法】共以香油 90 g、脂油 120 g，将药炸枯，滤去药渣，兑猪胆汁 10 g 熬化，再入梅花冰片八分，共合为膏。

【功用与主治】清热解毒，燥湿止痒。

编号：117

方名：加味解毒散

方剂组成与剂量

药名	用量	药名	用量	药名	用量
犀角	15 g	连翘	6 g	牛蒡子	6 g
薄荷	3 g	甘草	1.5 g		

【出处】《保婴撮要》卷十八。

【制法与用法】上述药物切片，每服 3～6 g，滚汤调下。

【功用与主治】瘢疹痒痛。

编号：118

方名：加料四物汤

方剂组成与剂量

药名	用量	药名	用量	药名	用量
生干地黄	等份	赤芍药	等份	川芎	等份
当归	等份	防风	等份	黄芩	减半

【出处】《普济方》卷四〇八。

【制法与用法】上述药物切片。水煎，去滓服。

【功用与主治】血热遍身生疮肿痒，及脾胃常弱，不禁大黄等冷药者。

编号：119

方名：**皮脂膏**

方剂组成与剂量

药名	用量	药名	用量
青黛	6 g	黄柏末	6 g
煅石膏	60 g	烟胶	60 g

【出处】《朱仁康临床经验集》。

【制法与用法】上为细末，加凡士林 500 g 调成油膏。

【功用与主治】收湿止痒。

【忌宜】忌酒、面、猪羊肉、豆腐。

编号：120

方名：**皮癣汤**

方剂组成与剂量

药名	用量	药名	用量	药名	用量
生地	30 g	当归	9 g	赤芍	9 g
黄芩	9 g	苦参	9 g	苍耳子	9 g
白鲜皮	9 g	地肤子	9 g	生甘草	6 g

【出处】《朱仁康临床经验集》。

【制法与用法】上切片，水煎服。

【功用与主治】凉血润燥，祛风止痒。主治泛发性神经性皮炎，皮肤瘙痒症，丘疹性湿疹。

编号：121

方名：**天香散**

方剂组成与剂量

药名	用量	药名	用量	药名	用量
天南星	等份	半夏	等份	川乌	等份
川香	等份	白芷	等份		

【出处】《普济方》卷四十六引《太平圣惠方》。

【制法与用法】上为末。每服 21 g 或 30 g，水一碗半，煎至一碗，入生姜自然汁半碗，再煎至八分，热服。药汁稍黑难吃，须要勉强吃两三服。

【功用与主治】祛风止痒。

【忌宜】忌房事，半夏乌头反，慎用。

编号：122

方名：皮癣膏

方剂组成与剂量

药名	用量	药名	用量	药名	用量
黄柏	25 g	白芷	25 g	轻粉	25 g
煅石膏	30 g	蛤粉	30 g	五倍子	30 g
硫黄	15 g	雄黄	15 g	铜绿	15 g
章丹	15 g	枯矾	6 g	胆矾	6 g

【出处】《朱仁康临床经验集》。

【制法与用法】上药各取净末，研和极匀，加凡士林 500 g 调和成膏。外擦患处，每日一至二次。

【功用与主治】润肌止痒。

【功用与主治】神经性皮炎、脂溢性皮炎。

编号：123

方名：天门冬丸

方剂组成与剂量

药名	用量	药名	用量	药名	用量
天门冬	60 g	枳壳	45 g	白术	45 g
人参	45 g	苦参	30.3 g	独活	30.3 g

【出处】《圣济总录》卷十一。

【制法与用法】上为细末，炼蜜为丸，如梧桐子大。每服二十丸，温酒或米饮送下，日三夜一。

【功用与主治】肺脏风热，皮肤结成瘾疹痹疽，搔之痒痛成疮。

编号：124

方名：天麻丸（一）

方剂组成与剂量

药名	用量	药名	用量	药名	用量
天麻	30 g	附子	30 g	川芎	30 g
乌药	30 g	白附子	30 g	荆芥穗	240 g
龙脑（别研）	3 g	麝香（别研）	3 g		

【出处】《圣济总录》卷十一。

【制法与用法】上药除别研外，为细末，拌匀，炼蜜为丸，如鸡头子大。每服一丸，空腹、临卧温酒嚼下。

【功用与主治】祛风止痒。主治风客皮肤，瘙痒麻痹。

编号：125

方名：天麻丸（二）

方剂组成与剂量

药名	用量	药名	用量	药名	用量
天麻	1 g	防风	15 g	乌蛇肉	30 g
人参	15 g	羚羊角屑	15 g	枳壳	1 g
犀角屑	15 g	赤茯苓	1 g	牛蒡子	1 g
麦门冬	1 g	黄芩	15 g	羌活	1 g
麻黄	30 g	苦参	0.3 g	秦艽	1 g

【出处】《太平圣惠方》卷六。

【制法与用法】上为末，炼蜜为丸，如梧桐子大。每服二十丸，以温浆水送下，不拘时候。

【功用与主治】祛风止痒。主治肺脏风毒，攻皮肤瘙痒，或者搔之成疮，成风疹。

编号：126

方名：天麻散（一）

方剂组成与剂量

药名	用量	药名	用量	药名	用量
天麻	15 g	白附子	15 g	羌活	15 g
防风	15 g	牛膝	1 g	麻黄	30 g
川芎	15 g	萆薢	1 g	独活	15 g
当归	15 g	桂心	15 g	干蝎	0.3 g
白僵蚕	15 g				

【出处】《太平圣惠方》卷十九。

【制法与用法】上为细散。每服 6 g，暖竹沥酒调服。

【功用与主治】祛风止痒。主治身体顽麻，皮肤瘙痒。

编号：127

方名：不换金摩娑囊

方剂组成与剂量

药名	用量	药名	用量	药名	用量
乌头	适量	附子	适量	南星	适量

【出处】《古今医统大全》卷八十七。

【制法与用法】上为末，用米饮溃丝瓜瓢，里外俱透，就于药末中滚展，令人更揉搦匀遍，晒干收用。凡有燥痒，但以此瓢随意轻重揩擦一过，他日再痒，仍前用之。

【功用与主治】祛风止痒。主治遍身风毒燥痒。

编号：128

方名：天麻散（二）

方剂组成与剂量

药名	用量	药名	用量	药名	用量
天麻	15 g	防风	15 g	枳壳	1 g
茺蔚子	1 g	白僵蚕	1 g	白蒺藜	30 g
凌霄花	15 g	踯躅花	15 g		

【出处】《太平圣惠方》卷二十四。

【制法与用法】上为细散，每服 10 g，食前用荆芥汤调下。

【功用与主治】祛风止痒。主治风瘙，身体无处不痒，或生疮。

编号：129

方名：天麻散（三）

方剂组成与剂量

药名	用量	药名	用量	药名	用量
天麻	15 g	白附子	15 g	羌活	15 g
防风	15 g	牛膝	15 g	麻黄	15 g
川芎	15 g	独活	15 g	当归	15 g
桂心	15 g	蒺藜子	45 g	白鲜皮	30 g
黄芩	30 g	秦艽	30 g	升麻	30 g

【出处】《圣济总录》卷十三。

【制法与用法】上为散。每服 4 g，食后良久温酒调下。渐加至 6 g。

【功用与主治】清热祛风止痒。主治热毒风攻，皮肤瘙痒。

编号：130

方名：天麻散（四）

方剂组成与剂量

药名	用量	药名	用量	药名	用量
天麻	60 g	防风	60 g	羌活	60 g
甘菊花	60 g	杏仁	60 g	麻黄	60 g
甘草	30 g				

【出处】《圣济总录》卷十一。

【制法与用法】上为散。每服 6 g，空腹蜜酒调下，一日两次。

【功用与主治】热毒风攻，遍体瘙痒瘾疹。

编号：131

方名：天麻饼子

方剂组成与剂量

药名	用量	药名	用量	药名	用量
天麻	15 g	草乌	15 g	川芎	15 g
细辛	15 g	苍术	15 g	甘草	15 g
川乌	15 g	薄荷	15 g	甘松	15 g
防风	15 g	白芷	15 g	白附子	15 g
雄黄	10 g	全蝎	10 g		

【出处】《外科正宗》卷四。

【制法与用法】上为细末，寒食面打糊捣稠，捻作饼子，如寒豆大，每服二三十饼，食后细嚼，葱头汤送下；属火热痰痛者，茶汤送下。严重者日进二服。

【功用与主治】祛风止痒。

【忌宜】忌诸般发物。

编号：132

方名：补肝散

方剂组成与剂量

药名	用量	药名	用量
当归	适量	白芍药	适量
羌活	适量	秦艽	适量

【出处】《症因脉治》卷三。

【功用与主治】内伤筋挛，肝经血少生风，皮肤干竭，通身燥痒，手足难于举动，渐至肌肉黑瘦，筋脉挛缩。

编号：133

方名：五白散

方剂组成与剂量

药名	用量	药名	用量	药名	用量
白附子	30 g	白僵蚕	30 g	白蒺藜	30 g
白鲜皮	30 g	白花蛇	90 g		

【出处】《圣济总录》卷十一。

【制法与用法】上为细散。每服 2 g，空腹、临卧温酒调下。

【功用与主治】皮肤瘙痒不止。

编号：134

方名：天仙换骨丹

方剂组成与剂量

药名	用量	药名	用量	药名	用量
狗脊	300 g	细辛	330 g	当归	30 g
蝉蜕	60 g	白芷	90 g	川芎	30 g
牛黄	15 g	水蛭	45 g	大枫子	250 g
乌药	300 g	防风	300 g	牙皂	90 g
白及	21 g	全蝎	45 g		

【出处】《秘传大麻风方》。

【制法与用法】先将牛黄、水蛭、枫子蒸熟，臼内打烂，入药末，陈米饭为丸，如绿豆大。每服七十丸，早、晚酒送下，一日三次。

【功用与主治】麻风病，遍身痒。

编号：135

方名：五石膏

方剂组成与剂量

药名	用量	药名	用量	药名	用量
青黛	9 g	黄柏末	9 g	枯矾	9 g
蛤粉	60 g	炉甘石	60 g	煅石膏	90 g
滑石	12 g	凡士林	370 g	麻油	250 ml

【出处】《朱仁康临床经验集》。

【制法与用法】上为细末，加入凡士林及香油内，调和成膏。薄涂皮损上。

【功用与主治】收湿止痒。主治用于湿疹渗水不多时。

编号：136

方名：五神散

方剂组成与剂量

药名	用量	药名	用量	药名	用量
雄黄	适量	硫黄	适量	黄丹	适量
密陀僧	适量	南星	适量		

【出处】《外科证治全书》卷四。

【制法与用法】上为细末。先用葱搽患处，次用姜蘸药末搽之，搽后渐黑，搽至黑散则愈。

【功用与主治】紫白癜风初期瘙痒。

编号：137

方名：木香散

方剂组成与剂量

药名	用量	药名	用量	药名	用量
木香	0.3 g	熏陆香	0.3 g	沉香	0.3 g
鸡骨香	0.3 g	黄茶	0.3 g	麻黄	0.3 g
连翘	15 g	海藻	15 g	射干	15 g
川升麻	15 g	枳实	15 g	牛蒡子	15 g
川大黄	60 g				

【出处】《太平圣惠方》卷九十。

【制法与用法】上为粗散。每服 3 g，以水一小盏，煎至五分，去滓，入竹沥半合，更煎三两沸，不拘时候温服。

【功用与主治】小儿热毒疮肿，及赤白诸丹毒肿，或生瘰疬疮疖，身中风疹瘙痒。

编号：138

方名：木香异功散

方剂组成与剂量

药名	用量	药名	用量	药名	用量
当归	适量	茯苓	适量	木香	适量
肉桂	适量	人参	适量	陈皮	适量
丁香	适量	白术	适量	川芎	适量
豆蔻	适量	黄芪	适量		

【出处】《万氏家抄方》卷六。

【制法与用法】每服 10 g，加生姜三片，大枣二枚，水煎服。

【功用与主治】治表虚塌痒，内虚泄泻，腹胀喘嗽，闷乱烦躁。

【加减】附子不用亦可。若里虚泻甚，又不可无附子。

编号：139

方名：乌梅饮

方剂组成与剂量

药名	用量
乌梅	二十枚

【出处】《外台秘要》卷五引《备急方》。

【制法与用法】以水一大升，煮取一大盏，去梅，和一匙蜜，服用。

【功用与主治】痒热兼痢，苦渴。

编号：140

方名：止痒汤（一）

方剂组成与剂量

药名	用量	药名	用量
皮胶	125 g	白矾	31 g
硫黄	31 g	蛤蟆草	31 g

【出处】《中医皮肤病学简编》。

【制法与用法】上药放入砂锅内，加水 1 L，煮沸熏洗。

【功用与主治】皮肤瘙痒症。

编号：141

方名：补骨脂酊

方剂组成与剂量

药名	用量	药名	用量
补骨脂	180 g	75% 酒精	360 g

【出处】《赵炳南临床经验集》。

【制法与用法】将补骨脂碾碎，置酒精内，浸泡七昼夜，过滤去滓，用棉球蘸药涂于患处，并摩擦 5 ～ 10 分钟。

【功用与主治】调和气血，活血通络；润肤止痒，生发祛白斑；白癜风，扁平疣；斑秃，神经性皮炎，瘙痒症。

编号：142

方名：五参丸（一）

方剂组成与剂量

药名	用量	药名	用量	药名	用量
人参	等份	杜参	等份	玄参	等份
苦参	等份	沙参	等份		

【出处】《普济方》卷二七四引《澹寮》。

【制法与用法】上为细末，面糊为丸。熟水吞下。

【功用与主治】心经有热，疮赤而痛；心肾虚，疮痒而黑。

【临床应用】张枫采用五参丸加味治疗老年性皮肤瘙痒 60 例，总有效率为 95%，与对照组具有显著性差异。（皮肤病与性病，2009，03：32）

编号：143

方名：五参丸（二）

方剂组成与剂量

药名	用量	药名	用量	药名	用量
人参	15 g	丹参	30 g	玄参	30 g
沙参	30 g	苦参	30 g	茯神	0.6 g
秦艽	1 g	白附子	1 g	枳壳	1 g
羌活	1 g	川大黄	60 g	乌蛇	60 g
细辛	1 g	白鲜皮	1 g	防风	0.6 g

【出处】《太平圣惠方》卷六。

【制法与用法】上为末，炼蜜为丸，如梧桐子大。每服三十丸，不拘时候，以温浆水送下。

【功用与主治】肺脏风毒，皮肤赤痒，生疮肿痛。

编号：144

方名：五加皮汤（一）

方剂组成与剂量

药名	用量	药名	用量	药名	用量
五加皮	300 g	丹参	240 g	石斛	180 g
杜仲	150 g	附子	150 g	牛膝	120 g
秦艽	120 g	川芎	120 g	防风	120 g
桂心	120 g	独活	120 g	茯苓	120 g
麦门冬	90 g	地骨皮	90 g	薏苡仁	30 g

【出处】《三因极一病症方论》卷八。

【制法与用法】上为锉散。每服 12 g，水一盏半，加生姜五片，大麻子一撮（研破），同煎七分，去滓，食前服。

【功用与主治】温肾助阳，除湿止痒。

编号：145

方名：五美散

方剂组成与剂量

药名	用量	药名	用量
黄丹	10 g	枯矾	10 g
黄柏	10 g	熟石膏	30 g

【出处】《青囊秘传》。

【制法与用法】上为细末，和匀。

【功用与主治】一切疮痍、脓疥，作痛痒。

编号：146

方名：灵仙丸

方剂组成与剂量

药名	用量
威灵仙	适量

【出处】《简明医彀》卷二。

【制法与用法】上为末，好酒拌润，入竹筒内塞口，九蒸九晒，炼蜜为丸，如梧桐子大。每服二十丸，酒送下。微利不泻。朝服暮效，外用灵仙煎洗。

【功用与主治】通十二经脉，去宿垢。主治口眼歪斜，疠风、头风、癜风，皮肤瘙痒，手足顽麻、疥癣，腰重阴肿，妇人月闭。

编号：147

方名：止痒洗剂

方剂组成与剂量

药名	用量	药名	用量	药名	用量
黄柏	适量	地榆	适量	苦参	适量
甘草	适量	银花	适量	荆芥	适量

【出处】《中医外伤科学》。

【制法与用法】煎水外洗。

【功用与主治】清热收敛，消炎止痒。用于急性皮炎及湿疹、瘙痒等。

编号：148

方名：五灵脂丸

方剂组成与剂量

药名	用量	药名	用量	药名	用量
五灵脂	30 g	乌头	15 g	芍药	15 g
海桐皮	15 g	生干地黄	15 g	红花子	15 g
牡丹皮	15 g	防风	15 g	川芎	15 g
当归	15 g	紫葳	15 g		

【出处】《圣济总录》卷一五一。

【制法与用法】上为末，酒煮面糊为丸，如梧桐子大。每服二十丸，温酒送。

【功用与主治】月经不调引起的瘙痒。

编号：149

方名：五香连翘汤

方剂组成与剂量

药名	用量	药名	用量	药名	用量
青木香	4 g	熏陆香	4 g	鸡舌香	4 g
沉香	4 g	麻黄	4 g	黄芩	4 g
大黄	30 g	麝香	2 g	连翘	8 g
海藻	8 g	射干	8 g	升麻	8 g
枳实	8 g	竹沥	300 g		

【出处】《备急千金要方》卷五。

【制法与用法】上切片。以水四升，煮药减半，纳竹沥，煮取一升二合。儿生百日至二百日，一服三合；二百日至期岁，一服五合。

【功用与主治】小儿风热毒肿，白疹瘙痒不已。

编号：150

方名：杏叶煎

方剂组成与剂量

药名	用量	药名	用量
杏叶	1 000 g	蒴藋根	500 g

【出处】《太平圣惠方》卷二十四。

【制法与用法】以水一斗半，煮取二升，去滓。用绵浸药汁揩拭所换处，一日两三次。

【功用与主治】主治风瘾疹，顽痒。

编号：151

方名：五府保童丸

方剂组成与剂量

药名	用量	药名	用量	药名	用量
柴胡	15 g	青皮	15 g	芦荟	15 g
丹皮	15 g	白芍	15 g	鳖甲	15 g
槟榔	15 g	炙草	15 g	香附	15 g
枳壳	15 g	使君子	15 g	青蒿子	15 g
白术	30 g	丹参	30 g	当归	30 g
茯苓	30 g	山楂	30 g	神曲	30 g
胡连	10 g	芜荑	10 g	雷丸	10 g
鹤虱	10 g	五谷虫	10 g		

【出处】《麻疹阐注》。

【制法与用法】上为细末，神曲糊为丸，空腹米汤送下。

【功用与主治】麻疹痒。

编号：152

方名：止痒永安汤（一）

方剂组成与剂量

药名	用量	药名	用量	药名	用量
苍术	12 g	麻黄	6 g	白芷	9 g
蝉蜕	9 g	薄荷	6 g	独活	6 g
赤芍	6 g	天麻	9 g	桃仁	6 g
甘草	6 g	荆芥穗	9 g	当归尾	6 g
僵蚕	9 g	藏红花（另冲服）	4 g		

【出处】《中医皮肤病学简编》。

【制法与用法】水煎服。

【功用与主治】皮肤瘙痒症。

【加减】瘙痒重，在后背及上半身，加羌活；腰背痒，加炙杜仲；腰及下肢痒，加川牛膝；全身头面痒，加防风。

【临床应用】石广济用止痒永安汤治疗湿热型瘙痒症及荨麻疹，药疹取得良好的治疗效果（山西医学杂志，1964，01：1-3）。

编号：153

方名：太乙神丹

方剂组成与剂量

药名	用量	药名	用量	药名	用量
雄黄	30 g	文蛤	90 g	山慈姑	60 g
红芽大戟	45 g	千金子	30 g	朱砂	15 g
麝香	10 g				

【出处】《丹溪心法附余》卷二十四。

【制法与用法】上除雄黄、朱砂、千金子、麝香另研外，其余三味为细末，却入前四味再研匀，以糯米糊和剂，杵千余下，作饼子四十个如钱大，阴干。生姜薄荷汁入井花水磨服；痈疽发背，疔肿，一切恶疮，用井花水磨服及涂患处。

【功用与主治】诸风瘾疹。

编号：154

方名：止痒丸

方剂组成与剂量

药名	用量	药名	用量	药名	用量
生地	310 g	玄参	90 g	当归	90 g
红花	90 g	茜草	90 g	白芍	90 g
苦参	90 g	苍耳子	90 g	白蒺藜	90 g

【出处】《朱仁康临床经验集》。

【制法与用法】上述药物研成粉末。用蜜调成丸状，每丸重9 g。每服一至二丸，一日二次，开水送下。

【功用与主治】润肤止痒。主治皮肤瘙痒症、神经性皮炎、脂溢性皮炎。

编号：155

方名：乌头粉

方剂组成与剂量

药名	用量	药名	用量	药名	用量
乌头	30 g	桔梗	30 g	细辛	30 g
白术	30 g	铅丹	45 g		

【出处】《圣济总录》卷十一。

【制法与用法】上为极细末，和匀。时用少许，粉身体瘙痒处。

【功用与主治】风瘙瘾疹。

编号：156　　　　　　　　　　　　方名：**止痒药粉**

方剂组成与剂量

药名	用量	药名	用量	药名	用量
老松香	30 g	官粉	30 g	枯矾	30 g
乳香	60 g	轻粉	15 g	冰片	6 g
密陀僧	15 g	炉甘石	30 g		

【出处】《赵炳南临床经验集》。

【制法与用法】装入布袋。外扑皮损，或用油调外敷。也可配成 5% ～ 20% 软膏外用。

【功用与主治】去湿收敛，杀虫止痒。可用于湿疹、神经性皮炎、皮肤瘙痒症。

【忌宜】本药有一定刺激性，对于急性炎症性皮肤病、黏膜病损慎用。对汞过敏者禁用。

编号：157　　　　　　　　　　　　方名：**止痒药膏**

方剂组成与剂量

药名	用量	药名	用量
止痒药粉	30 g	祛湿药膏（或凡士林）	30 g

【出处】《赵炳南临床经验集》。

【制法与用法】上药混匀成膏，敷患处。

【功用与主治】除湿收敛，杀虫止痒。用于慢性湿疹、神经性皮炎、皮肤瘙痒症、痒疹等瘙痒性皮肤病。

【忌宜】此药有一定刺激作用，对于急性炎症性皮肤病禁用。

编号：158　　　　　　　　　　方名：**止痒永安汤（二）**

方剂组成与剂量

药名	用量	药名	用量	药名	用量
荆芥	9 g	防风	9 g	麻黄	6 g
桂枝	9 g	白芷	6 g	羌活	9 g
蝉蜕	6 g	当归	9 g	赤芍	9 g
桃仁	9 g	红花	9 g		

【出处】《朱仁康临床经验集》。

【制法与用法】水煎服。

【功用与主治】祛风散寒，活血和营。用于治疗冷激性荨麻疹。

编号：159

方名：**化丹汤**

方剂组成与剂量

药名	用量	药名	用量	药名	用量
川独活	15 g	射干	15 g	麻黄	15 g
青木香	15 g	甘草	15 g	黄芩	15 g
薄桂	15 g	石膏末	15 g		

【出处】《活幼心书》卷下。

【制法与用法】上切片。每服6 g，水一盏，煎七分，温服，不拘时候。

【功用与主治】解利丹毒，主治小儿丹毒，遍身燥痒，发热烦啼。

编号：160

方名：**化斑解毒汤**

方剂组成与剂量

药名	用量	药名	用量	药名	用量
玄参	等份	知母	等份	石青	等份
人中黄	等份	黄连	等份	升麻	等份
连翘	等份	牛蒡子	等份	甘草	1.5 g

【出处】《外科正宗》卷四。

【制法与用法】水二盅，淡竹叶二十片，煎八分，不拘时服。

【功用与主治】三焦风热上攻，致生火丹，延及遍身痒痛者。

编号：161

方名：**化瘀解毒汤**

方剂组成与剂量

药名	用量	药名	用量	药名	用量
牛蒡子	9 g	连翘	9 g	玄参	9 g
知母	9 g	黄连	6 g	生石膏	31 g
鲜生地	31 g	制首乌	31 g	银花	9 g
紫草	9 g	白薇	9 g	竹叶	6 g

【出处】《中医皮肤病学简编》。

【制法与用法】水煎服。

【功用与主治】清热，凉血，解毒。

【功用与主治】藜日光皮炎，颜面、手、足背发痒。

编号：162

方名：牛黄散

方剂组成与剂量

药名	用量	药名	用量	药名	用量
牛黄	0.3 g	朱砂	0.3 g	蜗牛肉	0.3 g
干蝎	0.3 g	白僵蚕	0.3 g	天麻	0.3 g
白附子	0.3 g	乳香	0.3 g	麝香	0.3 g
生龙脑	3 g	螳螂翅	1.5 g		

【出处】《幼幼新书》卷三十五。

【制法与用法】上为末。每服一字，薄荷水调下；初生儿浴后，以乳少许调涂口中。

【功用与主治】小儿风热瘙痒。

编号：163

方名：牛黄宣毒丸

方剂组成与剂量

药名	用量	药名	用量	药名	用量
大黄	等份	芒硝	等份	黄连	等份
黄柏	等份	黑牵牛	等份		

【出处】《普济方》卷一一九。

【制法与用法】上为细末，水为丸，如梧桐子大。每服百丸，用当归顺气饮子送下；浑身瘙痒，足胫生疮，脓烂腥臭久而不已，每服二百丸，用蜜水送下。

【功用与主治】壅热内攻，胸脯不利。或遍身瘙痒，口唇生疮。

编号：164

方名：牛膝天麻丸

方剂组成与剂量

药名	用量	药名	用量	药名	用量
牛膝	30 g	天麻	45 g	麝香	0.3 g
肉桂	0.3 g	干蝎	15 g	白花蛇肉	15 g
槟榔	1 g	独活	1 g	防风	30 g

【出处】《圣济总录》卷九。

【制法与用法】上为末，炼蜜为丸，如梧桐子大，每服十五丸，薄荷酒送下，荆芥汤亦可，不拘时候。

【功用与主治】调和营卫，主治皮肤瘙痒，头目昏倦。

编号：165

方名：牛黄小乌犀丸

方剂组成与剂量

药名	用量	药名	用量	药名	用量
天麻	600 g	川乌	300 g	地榆	300 g
玄参	300 g	浮萍草	300 g	龙脑	300 g
薄荷叶	300 g	甜瓜子	300 g	生犀	150 g
朱砂	150 g	龙脑	30 g	牛黄	30 g
麝香	30 g				

【出处】《太平惠民和剂局方》卷一。

【制法与用法】上为细末，与前资子一处搜和为丸，如鸡头子大。每服一丸，细嚼，荆芥茶下，温酒亦可，不拘时候。

【功用与主治】妇人血风，头晕吐逆，皮肤肿痒，遍身疼痛。

编号：166

方名：乌鸡酒

方剂组成与剂量

药名	用量
乌雌鸡	一只

【出处】《圣济总录》卷一八八。

【制法与用法】上一味，破开，去肠肚。以酒五升，煮取二升，去滓，分温三服，相继服尽。汗出即愈不汗者，用热生姜、葱白、稀粥投之，盖覆取汗。又鸡肠肚勿去中屎，紧结两头勿伤动，煮汁服之。

【功用与主治】中急风，背强口噤，舌直不得语，目睛不转，烦热苦渴，或身重，或身痒。

编号：167

方名：赤葛散

方剂组成与剂量

药名	用量	药名	用量
赤葛	60 g	甘草	10 g

【出处】《活幼新书》卷下。

【制法与用法】上切片。每服 6 g，五灰酒一盏，煎七分，温服。不饮酒者只用水一盏，入酒一大匙，同煎服，不拘时候。

【功用与主治】血热与风热相搏，遍身丹毒，燥痒日久不消。

编号：168

方名：赤箭散

方剂组成与剂量

药名	用量	药名	用量	药名	用量
赤箭	1 g	前胡	30 g	白蒺藜	15 g
黄芪	15 g	枳壳	1 g	防风	30 g
羚羊角屑	15 g	甘菊花	15 g	甘草	0.3 g

【出处】《太平圣惠方》卷二十二。

【制法与用法】上为粗末。每服 12 g，以水一中盏，煎至六分，去滓温服，不拘时候。

【功用与主治】头面风，皮肤瘙痒，头目昏疼，上焦烦壅。

编号：169

方名：升麻泽角膏

方剂组成与剂量

药名	用量	药名	用量	药名	用量
升麻	30 g	犀角	30 g	白蔹	30 g
漏芦	30 g	枳实	30 g	连翘	30 g
生蛇衔草	30 g	干姜	30 g	芒硝	30 g
黄芩	45 g	栀子	20 枚	蒴藋根	60 g
玄参	45 g				

【出处】《外台秘要》卷十五引文仲方。

【制法与用法】上切，以竹沥二升渍一宿，以成炼猪脂五升，煎令竹沥水气尽，绞去滓，纳芒硝搅令凝膏成。用涂抹患处，一日五六次益佳。

【功用与主治】诸热风毒气痒，冲出皮肤，搔即瘾疹赤起，兼有黄水出，后结为脓窠疮者。

编号：170

方名：丹参散（一）

方剂组成与剂量

药名	用量	药名	用量
丹参	60 g	桑皮	60 g
甘菊花	30 g	莽草	30 g

【出处】《幼幼新书》卷三十五引张涣方。

【制法与用法】上为粗末。每服三匙，水三碗，煎两碗，避风浴。

【功用与主治】小儿天火丹发遍身，赤如绛，痛痒甚。

编号：171　　　　　　　　　　　　**方名：乌头丸**

方剂组成与剂量

药名	用量	药名	用量	药名	用量
乌头	30 g	芫花	15 g	干姜	15 g
桂心	10 g	天麻	10 g	海桐皮	10 g
黑豆	10 g				

【出处】《医学入门》卷八。

【制法与用法】上为末，另用黑豆煮烂，捣药为丸，如梧桐子大。每服 7～10 丸，黑豆淋酒送下。

【功用与主治】血风，走注攻刺，半身不遂，麻痹瘙痒，急风，口眼歪斜，语言謇涩，手足拘挛。

【忌宜】忌一切毒物。

编号：172　　　　　　　　　　　　**方名：乌金丸**

方剂组成与剂量

药名	用量	药名	用量	药名	用量
槐鹅	250 g	羌活	60 g	白附子	60 g
天麻	90 g	枳壳	30 g	皂荚	30 梃
花	30 g	麻黄	60 g	胡桃瓢	30 g
乌蛇（重 90g）	一条	腊月鸦	一只	腊月狐肝	一具

【出处】《太平圣惠方》卷二十四。

【制法与用法】上锉细。以一固济了大瓷瓶，先纳乌蛇及鸦、狐肝等，封口烧欲熟，过后下诸药，以大火煅令通赤，待冷取出，加麝香 15 g，同研令细。以植胶烂煮，捣为丸，如梧桐子大。每服 20 丸，食后以荆芥汤下。

【功用与主治】风毒攻注皮肤，遍身瘙痒，烦热多汗。

编号：173　　　　　　　　　　　　**方名：苍耳散**

方剂组成与剂量

药名	用量	药名	用量
苍耳花	等分	苍耳叶	等分

【出处】《太平圣惠方》卷六十九。

【制法与用法】上为细末。每服 6 g，以豆淋酒调下。

【功用与主治】发汗通窍，散风去湿。主治妇人风瘙，瘾疹，身痒不止。

编号：174

方名：乌荆丸

方剂组成与剂量

药名	用量	药名	用量
川乌	30 g	荆芥穗	60 g

【出处】《苏沈良方》卷二。

【制法与用法】上以醋糊为丸,如梧桐子大。每服 30 丸,酒或熟水送下,有疾,食空时,一日三四服;无疾,早晨一服。

【功用与主治】诸风缓纵,手足不随,口眼歪斜,言语謇涩,头昏胸闷,筋脉拘挛,不得屈伸,遍身麻痹,百节疼痛,皮肤瘙痒,搔成疮疡。又治妇人血风,浑身痛痒,头痛眼晕;及肠风脏毒,下血不止。

编号：175

方名：乌蛇丸（一）

方剂组成与剂量

药名	用量	药名	用量	药名	用量
乌蛇	30 g	玄参	30 g	沙参	30 g
人参	30 g	五加皮	30 g	防风	30 g
苦参	30 g	虎胫骨	30 g	天麻	30 g
败龟	30 g	羚羊角屑	30 g		

【出处】《太平圣惠方》卷二十四。

【制法与用法】上为末,用皂荚十挺,以水二升,揉取浓汁,去滓,煎似稀饧,和药末为丸,如梧桐子大。每服 30 丸,食后以温水送下。

【功用与主治】大风,皮肤生疮肿瘙痒,肢节疼痛,心膈痰壅。

编号：176

方名：陀柏散

方剂组成与剂量

药名	用量	药名	用量	药名	用量
密陀僧	9 g	黄柏	6 g	冰片	3 g

【出处】《中西医结合皮肤病学》。

【制法与用法】上为细末,用花生油调敷。

【功用与主治】清热除湿,止痒祛风,各种湿疹。

编号：177

方名：乌蛇丸（二）

方剂组成与剂量

药名	用量	药名	用量	药名	用量
蛇	60 g	干蝎	60 g	白附子	60 g
天麻	60 g	防风	60 g	麻黄	60 g
五灵脂	30 g	白茯苓	30 g	人参	30 g
槟榔	30 g	肉豆蔻	五枚	牛黄	0.3 g
白僵蚕	45 g	阿胶	45 g	天南星	45 g
桂	45 g				

【出处】《圣济总录》卷十一。

【制法与用法】上十六味，将十五味捣罗为末，入牛黄研匀，炼蜜为丸，如赤小豆大。每服15丸，食前温酒送下，临卧再服。

【功用与主治】风瘙隐疹，遍身肿起，或赤或白，痒痛难忍。

编号：178

方名：乌蛇散（一）

方剂组成与剂量

药名	用量	药名	用量	药名	用量
乌蛇	60 g	干蝎	15 g	玄参	30 g
秦艽	30 g	赤箭	60 g	麻黄	15 g
猪牙皂荚	15 g	枳壳	15 g		

【出处】《太平圣惠方》卷二十四。

【制法与用法】上为细散。每服6 g，以温酒调下，不拘时候。

【功用与主治】风热客于皮肤，遍身瘙痒。

编号：179

方名：枳壳汤

方剂组成与剂量

药名	用量
枳壳	90 g

【出处】《圣济总录》卷十一。

【制法与用法】上为粗末。每服6 g，水一盏，煎水七分，去滓温服。

【功用与主治】风瘙痒。

编号：180

方名：乌梢蛇片

方剂组成与剂量

药名	用量
乌梢蛇（研粉）	若干

【出处】《中医外科学》。

【制法与用法】加适量塑型剂，轧片，每片含生药 0.3 g。成人每服 5 片，温开水送下，一日二至三次。

【功用与主治】祛风止痒。

【临床应用】宫继荣、宫佩兰用乌梢蛇一味治疗荨麻疹 41 例，湿疹、皮炎 12 例，皮肤瘙痒症 22 例，疗效显著（中国老年保健医学，2007，02：45）。

编号：181

方名：乌蛇散（二）

方剂组成与剂量

药名	用量	药名	用量	药名	用量
乌蛇肉	60 g	羚羊角屑	1 g	人参	1 g
赤茯苓	1 g	沙参	1 g	麻黄	30 g
防风	1 g	白蒺藜	1 g	白鲜皮	1 g
独活	30 g	黄芩	1 g	秦艽	30 g
川升麻	1 g	川大黄	1 g	牛蒡子	15 g

【出处】《太平圣惠方》卷二十二。

【制法与用法】上为细散。每服 6 g，以温浆水调下，不拘时候。

【功用与主治】毒风上冲，头面赤热，或生细疮，皮肤瘙痒，心神烦躁。

编号：182

方名：何首乌丸（一）

方剂组成与剂量

药名	用量	药名	用量
何首乌	500 g	牛膝	500 g

【出处】《圣济总录》卷八。

【制法与用法】上以无灰酒五升，浸七宿晒干，木杵臼内为末，炼蜜 1 000 g 为团，以牛酥涂白杵再捣，取出为丸，如梧桐子大。每服 30 丸，加至 50 丸，空腹温酒送下，日午食前再服。

【功用与主治】风脚软，腰膝痛，行履不得，遍身瘙痒。

编号：183

方名：乌蛇散（三）

方剂组成与剂量

药名	用量	药名	用量	药名	用量
乌蛇	60 g	天麻	0.6 g	羌活	15 g
白鲜皮	15 g	桂心	15 g	麻黄	1 g
秦艽	1 g	牛蒡子	1 g	甘草	15 g
枳壳	15 g	蒲黄	15 g	蔓荆子	15 g
川芎	15 g	当归	15 g	藁本	1 g
白僵蚕（微炒）	0.6 g				

【出处】《太平圣惠方》卷二十一。

【制法与用法】上为细散。每服6 g，以温酒调下，不拘时候。

【功用与主治】风热，遍身生痦瘟，瘙痒。

编号：184

方名：乌癞白癞丸

方剂组成与剂量

药名	用量	药名	用量	药名	用量
猬皮	4 枚	魁蛤	4 枚	蝮蛇头	4 枚
木虻	4 枚	虻虫	1 枚	蛴螬	1 枚
陵鲤甲	7 枚	葛上亭长	7 枚	炙斑蝥	7 枚
炙蜈蚣	3 枚	附子	3 枚	蜘蛛	5 枚
水蛭	1 枚	雷丸	30 枚	巴豆	15 枚
水银	15 g	大黄	15 g	真丹	15 g
桂心	15 g	射罔	15 g	黄连	0.15 g
石膏	30 g	蜀椒	0.5 g	芒硝	0.15 g
龙骨	0.5 g	甘遂	0.15 g	礜石	0.15 g
滑石	0.15 g				

【出处】《外台秘要》卷三十引《集验方》。

【制法与用法】上药治下筛，炼蜜为丸，如胡豆大，每服二丸，一日三次。加之以知为度。

【功用与主治】癞恶风，初觉皮肤变异，或淫淫若痒如虫行，身体手足隐疹。

【忌宜】忌猪肉、冷水、生葱。

编号：185

方名：乌蛇散（四）

方剂组成与剂量

药名	用量	药名	用量	药名	用量
乌蛇	60 g	漏芦	30 g	川大黄	60 g
羌活	60 g	丹参	30 g	沙参	30 g
玄参	30 g	五加皮	30 g	白附子	30 g
白僵蚕	30 g	麻黄	60 g	甘草	30 g

【出处】《太平圣惠方》卷六十五。

【制法与用法】上为细散。每服 6 g，食后以薄荷汤调下。

【功用与主治】一切疥，遍身头面皆生，皮肤瘙痒。

编号：186

方名：丹砂天麻丸

方剂组成与剂量

药名	用量	药名	用量	药名	用量
丹砂	30 g	天麻	65 g	白芷	0.3 g
白附子	30 g	川芎	15 g	麝香	0.3 g
天南星	120 g				

【出处】《圣济总录》卷十七。

【制法与用法】上药除丹砂外，捣研为细末，与丹砂末一半研匀，水煮面糊为丸，如梧桐子大，以丹砂为衣。每服 15～20 丸，食后温荆芥汤送下。

【功用与主治】风痰头目不利，肢体痒痛。

编号：187

方名：风油膏

方剂组成与剂量

药名	用量	药名	用量	药名	用量
轻粉	4.5 g	东丹	3 g	朱砂	3 g

【出处】《外伤科学》。

【制法与用法】上为细末，先以麻油 120 g 煎微滚，入黄蜡 30 g 再煎，以无黄沫为度，取起离火，再将药末渐渐投入，调匀成膏。涂擦患处。或再加热烘疗法，效果更好。

【功用与主治】润燥，杀虫，止痒。主治鹅掌风、神经性皮炎、皲裂疮等皮肤皲裂，干燥作痒。

编号：188

方名：**赤龙丸**

方剂组成与剂量

药名	用量	药名	用量	药名	用量
荆芥	75 g	草屋	75 g	破故纸	75 g
羌活	30 g	白芷	30 g	乌豆	30 g
川牛膝	30 g	黑牛膝	15 g	茴香	15 g
紫金皮	15 g	川萆薢	15 g	川芎	22.5 g
木瓜	10 g	独活	45 g		

【出处】《经验秘方》引江大丞方。

【制法与用法】上为细末,酒糊为丸,如梧桐子大,土朱为衣。每服二十丸,皮肤燥痒,火麻子研酒送下;风疮下疰,赤豆酒送下;破伤风,乳香酒送下;瘰疬,荆芥茶送下;胎前、胎后诸风,当归酒送下;痈疽肿痛,生姜酒送下;肾经湿痒,飞过盐沸酒送下。

【功用与主治】主治诸般风瘫,偏正头风,风眼牙痛,气滞腰痛,腿脚肿痛,风湿脚气,走注风,鸡爪风,皮肤燥痒,风疮下疰,破伤风,瘰疬,胎前产后诸风,痈疽肿痛,气血凝滞,肾经湿痒。

编号：189

方名：**乌蛇膏（一）**

方剂组成与剂量

药名	用量	药名	用量	药名	用量
乌蛇	30 g	天麻	15 g	附子	15 g
白附子	15 g	乌喙	15 g	天南星	15 g
桂心	15 g	细辛	15 g	吴茱萸	15 g
羌活	15 g	当归	15 g	苍术	15 g
防风	15 g	牛膝	15 g	汉椒	15 g
干蝎	15 g	木鳖子	30 g	枳壳	30 g
大黄	30 g	白芷	15 g		

【出处】《太平圣惠方》卷二十四。

【制法与用法】上药并生用,锉细,以头醋半升,拌浸一宿,用腊月炼成猪脂二升于铛中入药,以慢火煎,看白芷变黄紫色,下火,滤去滓,令净,入于瓷盒中盛之。用时摩涂于所患处。

【功用与主治】风瘾疹结肿,攻冲遍身,发热痒痛及筋脉挛急。

编号：190

方名：芦矾洗剂

方剂组成与剂量

药名	用量	药名	用量	药名	用量
芦荟	9 g	明矾	9 g	黄柏	31 g
苦参	31 g	蛇床子	31 g	荆芥	15 g
防风	15 g				

【出处】《中国皮肤病学简编》。

【制法与用法】水煎，熏洗。

【功用与主治】杀虫止痒。主治赤肿性皮肤病。

编号：191

方名：苍耳丸

方剂组成与剂量

药名	用量	药名	用量	药名	用量
苍耳子	60 g	苦参	60 g	白蒺藜	60 g
蝉蜕	30 g	黄芩	4.5 g	山栀仁	4.5 g

【出处】《太平圣惠方》。

【制法与用法】上为细末，炼蜜为丸。如梧桐子大，每服 29 丸，温酒送服，不拘时候。

【功用与主治】妇女风瘙痒，皮肤生瘾疹，痒痛。

编号：192

方名：风癣汤

方剂组成与剂量

药名	用量	药名	用量	药名	用量
生地	30 g	玄参	12 g	丹参	15 g
当归	9 g	白芍	9 g	茜草	9 g
红花	9 g	黄芩	9 g	苦参	9 g
苍耳子	9 g	白鲜皮	9 g	地肤子	9 g
生甘草	9 g				

【出处】《朱仁康临床经验集》。

【制法与用法】水煎服。

【功用与主治】养血和营，消风止痒。主治血虚风燥，泛发性神经性皮炎，皮肤瘙痒症，症见皮损肥厚浸润，瘙痒剧甚，舌质淡，苔薄白等。

编号：193

方名：苍柏饮

方剂组成与剂量

药名	用量	药名	用量	药名	用量
苍术皮	6 g	黄柏	6 g	蒲公英	15 g
茵陈	15 g	山栀	9 g	苦参片	12 g
茯苓皮	12 g	地肤子	12 g	生甘草	3 g

【出处】《中医皮肤病学简编》。

【制法与用法】水煎服。

【功用与主治】主治皮肤瘙痒症。

编号：194

方名：芳香化湿汤

方剂组成与剂量

药名	用量	药名	用量	药名	用量
藿香	9 g	佩兰	9 g	苍术	9 g
陈皮	9 g	茯苓	9 g	泽泻	9 g
白鲜皮	9 g	地肤子	9 g		

【出处】《朱仁康临床经验集》。

【制法与用法】水煎服。

【功用与主治】芳香化浊，健脾理湿。主治亚急性湿疹，钱币性湿疹，慢性湿疹之胃纳不馨、消化不良、大便溏薄者。

编号：195

方名：苏叶解斑汤

方剂组成与剂量

药名	用量	药名	用量	药名	用量
苏叶	10 g	生地	10 g	麦冬	15 g
甘草	3 g	桔梗	6 g	升麻	3 g
贝母	6 g	当归	15 g		

【出处】《辨证录》卷十。

【制法与用法】水煎服。两剂愈。

【功用与主治】肺火之郁，满身发斑，非大块之红赤，不过细小之斑，密密排列，斑上皮肤时而作痒，时而作痛。

编号：196

方名：赤膏

方剂组成与剂量

药名	用量	药名	用量	药名	用量
冶葛皮	30 g	白芷	30 g	蜀椒	400 g
大黄	60 g	川芎	60 g	巴豆	600 g

【出处】《刘涓子鬼遗方》卷五。

【制法与用法】上切片。以苦酒渍一宿,合微火煎三上下,白芷黄即成膏,绞去滓用。身体瘾疹,瘙痒成疮,汁出,马鞍牛领,以药敷之即愈。

【功用与主治】诸恶疮;身体瘾疹,瘙痒成疮,汁出。

编号：197

方名：抗过敏膏

方剂组成与剂量

药名	用量	药名	用量	药名	用量
乌梅	60 g	防风	90 g	柴胡	90 g
生甘草	90 g	五味子	90 g	白鲜皮	150 g
苦杏仁	90 g				

【出处】《北京市中成药规范》。

【制法与用法】上药加蜜 500 g,制成稠膏,每瓶装 60 g。每服 15 g,热开水冲服,一日两次。

【功用与主治】清热祛湿,散风止痒。主治风热蕴结脾湿风毒引起的风湿疙瘩时起时伏,伴周身刺痒,怕冷发热,骨节痠痛;过敏性皮肤病,荨麻疹。

编号：198

方名：连床散

方剂组成与剂量

药名	用量	药名	用量
净黄连	30 g	蛇床子	15 g
五倍子	7.5 g	轻粉	10 g

【出处】《活幼新书》卷下。

【制法与用法】上前三味晒干为末,再入乳钵内同轻粉杵许。先以荆芥和葱煮水候凉,净洗拭干后敷药,每服 6 g 或 10 g,用清油稀调,涂掭患处。

【功用与主治】小儿满头如癞疮毒,及手足、身上、阴器痒,抓烂则黄汁淋漓,燥痛。

编号：199

方名：麦煎散

方剂组成与剂量

药名	用量	药名	用量	药名	用量
知母	15 g	地骨皮	15 g	赤芍药	15 g
甘草	15 g	葶苈子	15 g	石膏	15 g
白茯苓	15 g	杏仁	15 g	人参	15 g
滑石	15 g	麻黄（不去根节）	45 g		

【出处】《太平惠民和剂局方》卷十（续填诸局经验秘方）。

【制法与用法】上为细末。每服3 g，麦子煎汤调下。如出生孩子感冒风冷，鼻塞身热，喷嚏多啼，每服2 g许，并用麦子煎汤下。

【功用与主治】小儿外感风寒，内有蕴热，壮热呕吐，咳嗽气喘，面赤自汗。营卫不调，也有盗汗，形体消瘦，四肢顽疼者。瘾疹遍身赤痒，往来潮热，时行麻豆疹子余毒未尽，浑身浮肿，痰涎咳嗽。

编号：200

方名：松脂酿酒

方剂组成与剂量

药名	用量	药名	用量
松脂	二斗五升	黍米	二斗五升
细曲	十五斤半	糯米	五斗

【出处】《圣济总录》卷十八。

【制法与用法】以水一石煎，松脂浮上，掠取入冷水中，却又入汤，如此四五十次，每煮五次即须换汤，晒干，捣研作粉，得一斗一升二合半。初酿法用水四斗，浸曲，曲发黍米一斗五升，以松脂粉拌饭，一如常酿法，相次成料，每曲随常酿法，入更炊一斗黍米，拌松粉下第一料，又相次更炊糯米三斗，入松粉和酸，又相次更炊糯米二斗，同松粉拌和匀，取其松脂粉，并须和饭用尽，每一斗米入松脂粉一升五合相伴，入酸后，去其滓，取清酒。每服五合，细饮，日夜可服四五次。渐渐加至一升，温任性饮之，常令醺醺，酒势相接。

【功用与主治】安脏脏，去胃中伏热，解咽干舌涩，除风痹虚羸；久服轻身、延年不老。主治大风癞，皮肤瘙痒，搔之落如麸片，眉须堕落。

编号：201

方名：岐伯神圣散

方剂组成与剂量

药名	用量	药名	用量	药名	用量
天雄	15 g	附子	15 g	茵芋	15 g
蹋躅	15 g	细辛	15 g	乌头	15 g
石南	15 g	干姜	15 g	蜀椒	30 g
防风	30 g	菖蒲	30 g	白术	45 g
独活	45 g				

【出处】《备急千金要方》卷二十三。

【制法与用法】上为末。每服 6 g，一日三次，酒调下。勿增之。

【功用与主治】痈疽，癫、疥、癣、风痿，骨肉疽败，百节痛，眉毛发落，身体淫淫，跃跃痛痒。

编号：202

方名：吴茱萸散

方剂组成与剂量

药名	用量	药名	用量	药名	用量
吴茱萸	15 g	赤小豆	15 g	熏黄	15 g
鸽粪	15 g	白矾灰	15 g	葶苈子	0.3 g
皂荚	0.3 g	漏芦	0.3 g		

【出处】《太平圣惠方》卷九十。

【制法与用法】上为细散。以生油旋调，涂疮上。以愈为度。

【功用与主治】小儿头面风疮，及身上，或如麻豆，多痒。

编号：203

方名：何首乌散（一）

方剂组成与剂量

药名	用量	药名	用量	药名	用量
何首乌	15 g	防风	15 g	白蒺藜	15 g
枳壳	15 g	天麻	15 g	胡麻	15 g
白僵蚕	15 g	芜蔚子	15 g	蔓荆子	15 g

【出处】《太平圣惠方》卷六十九。

【制法与用法】上为细散。每服 3 g，煎茵陈汤调下，不拘时候。

【功用与主治】妇人血风，皮肤瘙痒，心神烦闷，及血游风不定。

编号：204

方名：岗稔根汤

方剂组成与剂量

药名	用量	药名	用量	药名	用量
岗稔根	31 g	川萆薢	31 g	土茯苓	31 g
荆芥	6 g	防风	6 g	白芷	4 g
川芎	6 g	当归	12 g	生地	12 g
白鲜皮	9 g				

【出处】《中国皮肤病学简编》。

【制法与用法】水煎服。

【功用与主治】皮肤瘙痒症。

编号：205

方名：何首乌丸（二）

方剂组成与剂量

药名	用量	药名	用量
何首乌	360 g	白牵牛	90 g
干薄荷	90 g	肥皂荚	1 500 g

【出处】《圣济总录》卷十八。

【制法与用法】上为末，用皂荚青和剂，使青尽为度，熟捣为丸如梧桐子大，每服 15 丸，加至 20 丸，每日三次，温酒送下，不拘时候。

【功用与主治】风气留滞，皮肤不仁，须眉堕落，多生疮癣，身体瘙痒。

编号：206

方名：何首乌丸（三）

方剂组成与剂量

药名	用量	药名	用量
何首乌	500 g	赤芍药	120 g

【出处】《魏氏家藏方》卷一。

【制法与用法】上为细末，炼蜜为丸，如梧桐子大。每服 30 ～ 50 丸，食后温酒或饭饮任下，每日两次。

【功用与主治】治风，活血，大补益。主治妇人血风久虚，风邪停滞，手足痿缓，肢体麻痹及皮肤瘙痒。

【忌宜】须精修细合，切忌铁器。何首乌不宜久服，颇作欲念，更宜谨之。

编号：207

方名：何首乌汤

方剂组成与剂量

药名	用量	药名	用量	药名	用量
何首乌	等份	防风	等份	金银花	等份
荆芥	等份	苍术	等份	白鲜皮	等份
甘草	等份	苦参	等份	连翘	等份
木通	等份	白蒺藜	等份		

【出处】《疡医大全》卷三十五。

【制法与用法】上以灯芯为引，水煎服或为细末，水泛为丸。每服 10 g，淡酒送下。

【功用与主治】湿热风毒，遍身脓窠痒，黄水淋淹，肌肉破烂。

【加减】溏泄，加泽泻；夏热，加栀子、黄芩；脾胃弱，去苦参，加赤茯苓。

编号：208

方名：何首乌散（二）

方剂组成与剂量

药名	用量	药名	用量
防风	等份	苦参	等份
何首乌	等份	薄荷	等份

【出处】《普济方》卷二七二，引《医方集成》。

【制法与用法】上为粗末。每用药 15 g，水酒各一半，共用一斗六升，煎十沸，热洗，便于避风处睡一觉，其痛甚者，三日愈。

【功用与主治】遍身疮肿痒痛。

编号：209

方名：灵草丹

方剂组成与剂量

药名	用量
浮萍	适量

【出处】《丹溪心法附余》卷四。

【制法与用法】摊子竹筛内，下着水，晒干，为细末，炼蜜为丸，如弹子大。每服一丸，用黑豆淋酒化下。

【功用与主治】一切风疾及瘾疹、紫白癜风，痛痒顽麻；及脚气，扑打损伤，浑身麻痹。

编号：210

方名：何首乌散（三）

方剂组成与剂量

药名	用量	药名	用量	药名	用量
荆芥穗	2 500 g	蔓荆子	2 500 g	蛎（虫及）草	2 500 g
威灵仙	2 500 g	何首乌	2 500 g	防风	2 500 g
甘草	2 500 g				

【出处】《太平惠民和剂局方》卷八。

【制法与用法】上为末。每服 3 g，食后温酒调下，沸汤亦得。

【功用与主治】脾肺风毒攻冲，遍身癣疥瘙痒，或生瘾疹，搔之成疮，肩背拘倦，肌肉顽痹，手足皴裂，或风气上攻，头面生疮，及紫癜、白癜、顽麻等风。

编号：211

方名：何首乌散（四）

方剂组成与剂量

药名	用量	药名	用量	药名	用量
何首乌	30 g	天麻	30 g	枸杞	30 g
生地	30 g	熟地	30 g	防风	15 g
川芎	15 g	薄荷	15 g	诃子	15 g
甘草	15 g				

【出处】《医学纲目》卷十。

【制法与用法】上为末。每服 6 ～ 10 g，空腹温酒送服；温茶亦得。

【功用与主治】浑身风寒湿痒。

编号：212

方名：补气汤

方剂组成与剂量

药名	用量	药名	用量	药名	用量
黄芪	适量	白芍	适量	甘草	适量
泽泻	适量	陈皮	适量	人参	适量

【出处】《便览》卷一。

【制法与用法】用水一盏半煎服。

【功用与主治】皮肤麻痒。

【加减】有痰，加半夏、生姜。

编号：213

方名：佛手散（一）

方剂组成与剂量

药名	用量	药名	用量	药名	用量
汉防己	120 g	苦参	120 g	大黄	90 g
白蔹	90 g	藿香叶	60 g	黄芩	60 g
凌霄花	45 g	甘草	45 g		

【出处】《杨氏家藏方》卷十二。

【制法与用法】上为细末，每用 10 g，沸汤泡，通手淋洗。

【功用与主治】风湿毒气，结搏腠理，气血壅盛，欲成痈肿；及手足诸风，痒痛妨闷；及风气结核，游走上行；或久新痔疾，疼痛不止。

编号：214

方名：谷糠油

方剂组成与剂量

药名	用量
新米糠	适量

【出处】《梅氏验方新编》卷七。

【制法与用法】用火烧取滴下之油搽之。

【功用与主治】散风止痒，消炎祛湿，防腐抗菌，促进角质形成。主治蛇皮癣；多种亚急性、肥厚性皮肤损害。

编号：215

方名：补肾汤

方剂组成与剂量

药名	用量	药名	用量	药名	用量
磁石	30 g	五味子	60 g	附子	60 g
防风	60 g	黄芪	60 g	牡丹皮	60 g
桂	60 g	甘草	60 g	桃仁	60 g

【出处】《圣济总录》卷五十一。

【制法与用法】上切片，如麻豆大，每服 10 g，以水一盏半，加生姜 0.15 g（切），煎取八分，去滓，空腹顿服。

【功用与主治】肾虚松悸恍惚，眼花耳聋，肢节疼痛，皮肤瘙痒，小腹拘急，面色常黑，黄疸消渴。

编号：216

方名：**皂荚并目方**

方剂组成与剂量

药名	用量	药名	用量	药名	用量
皂荚	十梃	天门冬	45 g	枳壳	30 g
乌蛇	90 g	白蒺藜	30 g	防风	30 g
杏仁	30 g	川大黄	30 g	苦参	30 g
川升麻	30 g				

【出处】《太平圣惠方》卷五十三。

【制法与用法】上为末，入皂荚膏，捣和为丸，如梧桐子大。每服三十丸，食后以温浆水送下。

【功用与主治】消渴利后，热毒未解，心神烦热，皮肤瘙痒成疮。

编号：217

方名：**羌活散(一)**

方剂组成与剂量

药名	用量	药名	用量	药名	用量
羌活	30 g	独活	30 g	白芷	30 g
防风	45 g	蔓荆实	15 g	藿香叶	15 g
川芎	15 g	天麻	15 g	蝉蜕	15 g
雄黄	15 g	桂心	15 g	干蝎	15 g
麻黄	30 g	白附子	30 g		

【出处】《圣济总录》卷五。

【制法与用法】上为散，每服 4 g，温酒调下，不拘时候。

【功用与主治】肝脏中风，手足少力，筋脉拘急，骨痛项背强，皮肤瘙痒，口斜目眩。

编号：218

方名：**附子酒**

方剂组成与剂量

药名	用量	药名	用量
生附子	一枚	皂角刺	二十一根

【出处】《普济方》卷三一七。

【制法与用法】上锉细，分为二处用好酒两瓶，入上药，慢火煨，候干至半瓶，却合作一处，密缚泥头，经两宿。每服一盏，温服，不拘时候，未效又服。

【功用与主治】痛风，妇人血风，身上瘙痒。

编号：219

方名：**皂角丸**

方剂组成与剂量

药名	用量	药名	用量	药名	用量
皂角	150 g	干薄荷叶	150 g	槐角	150 g
青橘皮	30 g	知母	30 g	贝母	30 g
半夏	30 g	威灵仙	30 g	白矾	30 g
甘菊	30 g	牵牛子	60 g		

【出处】《太平惠民和剂局方》卷一。

【制法与用法】上为末，以皂角膏搜和为丸，如梧桐子大。每服二十丸，食后生姜汤送下。痰实咳嗽，用蛤粉齑汁送下；手足麻痹，用生姜薄荷汤送下；语涩涎盛，用荆芥汤送下；偏正头痛、夹脑风，用薄荷汤送下。

【功用与主治】主治风气攻注，头面肿痒，遍身拘急，痰涎壅滞，胸膈烦闷，头痛目眩，鼻塞口干，皮肤瘙痒；腰脚重痛，大便风秘，小便赤涩，及咳嗽喘满，痰吐稠浊，语涩涎多，手足麻痹，暗风痫病，偏正头痛，夹脑风，妇人血风攻注，遍身疼痛，心忪烦躁，瘾疹瘙痒。

编号：220

方名：**养血祛风汤**

方剂组成与剂量

药名	用量	药名	用量	药名	用量
生地	15 g	当归	9 g	川芎	9 g
白芍	9 g	荆芥	9 g	防风	9 g
苍术	9 g	黄柏	9 g	甘草	6 g

【出处】《中西结合治疗皮肤病学》。

【制法与用法】水煎服。

【功用与主治】养血润燥，祛风止痒，主治血虚生风型慢性瘙痒症。

【临床应用】

（1）谌莉媚、熊学平运用养血祛风汤治疗血虚风燥型慢性湿疹（实用中西医结合临床，2009，06：36-38）。

（2）孙辉运用养血祛风汤治疗老年性皮肤瘙痒症（湖北中医学院，硕士论文，2009）。

（3）王环运用养血祛风汤治疗寻常型银屑病血虚风燥证疗效明显（黑龙江中医药大学，硕士论文，2013）。

（4）张力运用养血祛风汤治疗血虚风燥型湿疹疗效明显（中国医药指南，2013，14：683-684）。

（5）鲁慧运用养血祛风汤治疗老年性皮肤瘙痒症 38 例（四川中医，2013，01：112）。

（6）张喜军等运用养血祛风汤治疗老年性皮肤瘙痒症 100 例（中国药物经济学，2013，S3：135-136）。

（7）王杰欣等运用养血祛风汤治疗慢性荨麻疹 200 例（北方药学，2015，04：74-75），疗效明显。

编号：221

方名：皂荚刺散

方剂组成与剂量

药名	用量	药名	用量	药名	用量
皂荚刺	30 g	乌喙	30 g	茵芋	1 g
白花蛇	60 g	秦艽	1 g	天麻	1 g
独活	1 g	白蒺藜	1 g	蛇床子	0.3 g
麻黄	1 g	莽草	1 g	槐子仁	1 g
景天花	1 g	踯躅花	1 g	枫香	1 g
枳壳	1 g	麝香	0.3 g		

【出处】《太平圣惠方》卷六十九。

【制法与用法】上为细每服 3 g，以荆芥酒调下，不拘时候。

【功用与主治】妇人血风，皮肤瘙痒不止。

编号：222

方名：羌活散（二）

方剂组成与剂量

药名	用量	药名	用量	药名	用量
羌活	30 g	独活	30 g	前胡	30 g
人参	30 g	桔梗	30 g	川芎	30 g
细辛	30 g	防风	30 g	荆芥穗	30 g
甘菊花	30 g	土蒺藜	30 g	茯苓	30 g
枳壳	30 g	石膏	30 g	甘草	30 g

【出处】《圣济总录》卷一〇三。

【制法与用法】上十五味，除石膏外，同杵为散，再入石膏，和令匀。每服 4g，不拘时候，茶、酒任调下。

【功用与主治】风毒气攻注，头目昏眩，目䀻涩疼痛，及皮肤瘙痒，瘾疹赤肿。

编号：223

方名：参角丸

方剂组成与剂量

药名	用量	药名	用量
苦参	1 000 g	肥皂角	1 000 g

【出处】《鸡峰普济方》卷十。

【制法与用法】上将苦参杵为细末，以皂角膏为丸，如梧桐子大。每服二十丸，荆芥汤送下。

【功用与主治】肺风皮肤瘙痒，生瘾疹或疥癣等。

编号：224

方名：羌活当归散

方剂组成与剂量

药名	用量	药名	用量	药名	用量
羌活	3 g	当归	3 g	川芎	3 g
黄连	3 g	鼠粘子	3 g	防风	3 g
荆芥	3 g	甘草	3 g	黄芩	3 g
连翘	3 g	白芷	3 g	升麻	3 g

【出处】《疠疡机要》卷下。

【制法与用法】上药用酒拌,晒干,水煎服。

【功用与主治】风毒血热,头面生疮,或赤肿,或成块,或瘾疹瘙痒,脓水淋漓。

编号：225

方名：陈氏苦参丸

方剂组成与剂量

药名	用量	药名	用量	药名	用量
苦参	120 g	玄参	60 g	黄连	60 g
大黄	60 g	独活	60 g	枳壳	60 g
防风	60 g	黄芩	30 g	栀仁	30 g
白菊花	30 g				

【出处】《麻科活人》卷四。

【制法与用法】上为末,炼蜜为丸,如梧桐子大。每服三四十丸,食后或茶或酒送下,一日三次。

【功用与主治】遍身瘙痒,癣疥痈疮。

编号：226

方名：青白散

方剂组成与剂量

药名	用量	药名	用量
青黛	30 g	海螺蛸末	90 g
煅石膏末	370 g	冰片	3 g

【出处】《朱仁康临床经验集》。

【制法与用法】先将青黛研细,次加海螺蛸末研和,后加煅石膏末研和;冰片入研钵内轻轻研细,加入上药少许研和,再加全部药末研和。渗水多时,将药末掺上;渗水不多,用麻油调敷。

【功用与主治】收湿止痒,消炎退肿。湿疹,过敏性皮炎。

编号：227

方名：祛乌丸

方剂组成与剂量

药名	用量
紫背浮萍	半升

【出处】《本草纲目》卷十九引《十便良方》。

【制法与用法】以七月七日取上药,晒干为末。人好消风散 150 g,每服 15 g,水煎,频饮。更煎汤洗浴之。

【功用与主治】①《本草纲目》引《十便良方》中,治大风疠疾;②《普济方》中,治风疹肿痒,浸淫恶疮。

编号：228

方名：祛风四物汤

方剂组成与剂量

药名	用量	药名	用量	药名	用量
生地黄	3 g	川芎	3 g	赤芍	2.4 g
当归	3 g	荆芥	2.4 g	防风	2.1 g
羌活	2.4 g	白芷	2.1 g	独活	2.4 g
藁本	2.4 g				

【出处】《鲁府禁方》卷三。

【制法与用法】上锉,水煎,量疾轻重,食前后温服。

【功用与主治】血虚,头目眩晕,头风头痛,或时头面作痒,或肌肤痒。

编号：229

方名：松脂丸

方剂组成与剂量

药名	用量	药名	用量	药名	用量
松脂	10 000 g	白茯苓	500 g	白术	250 g
续断	250 g	白蜜	60 g	牛酥	60 g
麦门冬	60 g				

【出处】《圣济总录》卷九十三。

【制法与用法】上八味,捣罗五味为细末;先以慢火炼蜜烊去沫,次下牛酥,次下松脂,候烊讫,即下药末,以竹篦搅勿住手,可丸即丸,如梧桐子大。每服二十丸,以温酒或米饮送下,渐加至五十丸,一日两次。

【功用与主治】积癖冷气,及腰脚衰弱,身体风痒,并诸疮癫疾、恶疮疥癣等。

编号：230

方名：青金散（一）

方剂组成与剂量

药名	用量	药名	用量	药名	用量
松香	60 g	真蛤粉	15 g	青黛	7.5 g

【出处】《保婴撮要》卷十二。

【制法与用法】上为末。用猪油调搽，或干掺之。

【功用与主治】小儿疥癣眉炼，或延及遍身瘙痒，或脓水淋漓，经年不愈。

【加减】加轻粉、枯矾各 10 g，以治前证及胎毒疥癣尤效。

编号：231

方名：青黛散（一）

方剂组成与剂量

药名	用量	药名	用量
青黛	60 g	石膏	120 g
滑石	120 g	黄柏	60 g

【出处】《中医外科学讲义》。

【制法与用法】上为细末。干掺或麻油调敷患处。

【功用与主治】收湿止痒，清热解毒。一般湿疹，焮肿痒痛出水。

编号：232

方名：苦参丸（一）

方剂组成与剂量

药名	用量	药名	用量	药名	用量
苦参	90 g	香白芷	90 g	荆芥	90 g
苍耳子	90 g	蔓荆子	90 g	香附子	90 g
抚芎	90 g				

【出处】《普济方》卷一一〇引《澹寮》。

【制法与用法】上切片，于甑内蒸过，三蒸三晒，为细末，用猪脂 350 g，略熬令成油，入宿蒸饼五七个同捣成膏，可丸即丸，如不可，则添入白糖一处为膏，丸如梧桐子大。每服二三十丸，荆芥汤送下。

【功用与主治】肺肾先受风邪，腠理发作，遍身成疮片片，皮肤涩燥，痒痛不已；大风癞发，眉发不存。

编号：233

方名：青黛散（二）

方剂组成与剂量

药名	用量	药名	用量	药名	用量
青黛粉	15 g	黄柏面	15 g	滑石粉	60 g

【出处】《赵炳南临床经验集》。

【制法与用法】上为细末。干掺或麻油调敷患处。

【功用与主治】收干止痒,清热定痛。脓疱疮,急性湿疹,接触性皮炎,或脂溢性皮炎,痱子。

编号：234

方名：青竹大豆油

方剂组成与剂量

药名	用量	药名	用量
青竹筒	三尺长	黑豆	一升

【出处】《医宗金鉴》卷七十一。

【制法与用法】黑豆装入竹筒内,以谷糠、马粪二物烧火,当竹筒中炙之,以瓷碗两头接取油汁,先以清米泔水和盐热洗患处,拭干即涂豆油。不过三度极效。

【功用与主治】风疸瘙痒。

编号：235

方名：苦参丸（二）

方剂组成与剂量

药名	用量	药名	用量	药名	用量
苦参	500 g	防风	30 g	荆芥	30 g
羌活	30 g	当归	30 g	川芎	30 g
赤芍	30 g	金银花	30 g	独活	30 g
连翘	30 g	黄芩	30 g	黄连	30 g
栀子	30 g	滑石	30 g	白术	30 g
甘草	30 g				

【出处】《寿世保元》卷九。

【制法与用法】上为末,面糊为丸,如梧桐子大。每服百丸,苦参酒送下。

【功用与主治】疠风,手足麻木,毛落眉脱,满身癞疹,瘙痒成疮。

编号：236

方名：苦参汤（一）

方剂组成与剂量

药名	用量	药名	用量	药名	用量
苦参	适量	荆芥	适量	黄柏	适量
赤芍	适量	归尾	适量	银花	适量
石菖蒲	适量	何首乌	适量		

【出处】《治疹全书》卷下。

【制法与用法】煎汤洗之。

【功用与主治】疹出不能敛,血出肌表,色变青黑,久则身热发肿,其青黑之色,从外溃烂,脓水淋漓,痛痒不常者。

编号：237

方名：苦参散（一）

方剂组成与剂量

药名	用量	药名	用量	药名	用量
苦参	30 g	苍耳苗	30 g	蔓荆子	30 g
牡荆子	30 g	晚蚕砂	30 g	白蒺藜	30 g
晚蚕蛾	30 g	玄参	30 g	胡麻子	30 g
蛇床子	30 g	天麻	30 g	乳香	15 g

【出处】《太平圣惠方》卷二十四。

【制法与用法】上为细散。每服 6 g,以紫笋茶调下,不拘时候。

【功用与主治】遍身风瘙痒不止。

编号：238

方名：苦参丸（三）

方剂组成与剂量

药名	用量	药名	用量
苦参	1 500 g	甘草	90 g
黄连	90 g	山栀	90 g

【出处】《解围元薮》卷四。

【制法与用法】上为末,水为丸。每服百丸,酒送下,一日三次。

【功用与主治】风症胎毒脱落后身发痒。

编号：239

方名：苦参丸（四）

方剂组成与剂量

药名	用量
苦参末	30 g

【出处】《本草衍义》卷九，名见《圣济总录》卷十一。

【制法与用法】以皂角 60 g，水一升，揉滤取汁，银石器熬成膏，和苦参末为丸，如梧桐子大。每服 20 ～ 30 丸，食后以温水送下。

【功用与主治】遍身风热细疹，痒痛不可忍，连胸颈脐腹及近隐处皆然，涎痰亦多，夜不得睡。

编号：240

方名：苦参丸（五）

方剂组成与剂量

药名	用量	药名	用量	药名	用量
苦参末	120 g	胡黄连	0.6 g	黄连	30 g
楝实	60 g	芜荑	60 g	蜣螂	60 g
木香	60 g				

【出处】《圣济总录》卷一八二。

【制法与用法】上为末，入苦参膏内和捣千杵，如硬入蜜少许为丸，如麻子大。一二岁儿服五丸，食后温水送下。

【功用与主治】小儿风热肺疳，皮肤生疥，鼻内疮痒。

编号：241

方名：苦参散（二）

方剂组成与剂量

药名	用量	药名	用量	药名	用量
苦参	30 g	白花蛇	30 g	黄连	1 g
当归	1 g	人参	15 g	玄参	15 g
丹参	15 g	沙参	15 g	芍药	15 g
蒺藜子	15 g	防风	15 g		

【出处】《圣济总录》卷一三六。

【制法与用法】上为细散。每服 4 g，温酒调下，一日两次，不拘早晚。

【功用与主治】遍身疮疥风毒，瘙痒。

编号：242

方名：苦参丸（六）

方剂组成与剂量

药名	用量	药名	用量	药名	用量
苦参	90 g	防风	60 g	枳壳	60 g
乌蛇	60 g	漏芦	45 g	大黄	75 g

【出处】《圣济总录》卷十一。

【制法与用法】上为末,炼蜜为丸,如梧桐子大。每服 20 丸,食后温浆水送下,一日两次。

【功用与主治】风瘙隐疹,皮肤痛痒。

编号：243

方名：苦参丸（七）

方剂组成与剂量

药名	用量	药名	用量
苦参	960 g	荆芥	480 g

【出处】《太平惠民和剂局方》卷一（续添诸局经验秘方）。

【制法与用法】上为细末,水糊为丸,如梧桐子大。每服 30 丸,食后好茶送下,或荆芥汤送下。

【功用与主治】心肺积热,肾脏风毒攻于皮肤,时生疥癞,瘙痒难忍,时出黄水;及大风手足烂坏,眉毛脱落;一切风疾。

编号：244

方名：斩痒丹

方剂组成与剂量

药名	用量	药名	用量	药名	用量
人参	240 g	白蒺藜	60 g	苦参	500 g
白僵蚕	45 g	石南枝	60 g	没药	60 g
红花	60 g	乳香	60 g	玳瑁	120 g
甘草	15 g				

【出处】《赵炳南临床经验集》。

【制法与用法】上为细末,炼蜜为丸,如绿豆大。每次 30 ～ 60 粒,每日一或两次,黄酒或温开水送下。

【功用与主治】益气活血,除湿止痒。皮肤瘙痒症,慢性湿疹。

【忌宜】孕妇慎服。

编号：245

方名：苦参洗剂（一）

方剂组成与剂量

药名	用量	药名	用量
苦参	30 g	银花	30 g
黄柏	1 g	蛇床子	15 g

【出处】《中医皮肤病学简编》。

【制法与用法】水煎洗。

【功用与主治】瘙痒性及炎症性皮肤病。

【临床应用】石喜之、李健新、安久云、崔初善用苦参洗剂治疗糖尿病性阴道瘙痒 38 例，疗效满意（空军医高专学报，1998，01：36-37）。

编号：246

方名：苦参洗剂（二）

方剂组成与剂量

药名	用量	药名	用量	药名	用量
苦参	31 g	蛇床子	31 g	苏叶	31 g
薄荷	31 g	苍耳草	31 g	枯矾	15 g

【出处】《中医皮肤病学简编》。

【制法与用法】水煎，外洗。

【功用与主治】除湿止痒。治疗赤肿性皮肤病。

编号：247

方名：拔毒散

方剂组成与剂量

药名	用量	药名	用量	药名	用量
黄芩	15 g	黄连	15 g	白矾	15 g
雄黄	15 g	铜绿	6 g	松香	6 g

【出处】《保婴撮要》卷十二。

【制法与用法】上药各为末。干掺患处；或用油调搽。

【功用与主治】胎毒，头面上癞，或延及遍身，痒痛不安，浸淫不愈；及眉炼疮，疥癞，疮癣。

【加减】疥疮，宜加枯矾 10 g。

编号：248

方名：苦参酝酒

方剂组成与剂量

药名	用量	药名	用量	药名	用量
苦参	五金	露蜂房	不拘多少	猬皮	一具

【出处】《太平圣惠方》卷二十四。

【制法与用法】上锉细。以水三斗,煮取一斗,去滓,浸细面五斤,炊秫米三斗,拌如常酝法,酒熟,压去滓糟。每于食前暖饮一小盏。

【功用与主治】白癜,周身白点,如脂如榆荚,搔之白屑落,或痒或痛,色白渐展。

编号：249

方名：矾石沥

方剂组成与剂量

药名	用量	药名	用量	药名	用量
矾石	0.5 g	硫黄	0.5 g	芒硝	0.5 g
大盐	0.5 g	松脂	60 g	白糖	120 g

【出处】《千金翼方》卷二十四。

【制法与用法】上切诸药令如指大,先去甑蔽仰铜器上,纳甑中以药安蔽上,以松脂、白糖布药上都讫,重以大蔽覆之,炊五升米,药汁流入器中,其汁密覆之。临用小温涂疮上,每日两次。

【功用与主治】干湿痒及恶疮白秃。

编号：250

方名：和荣膏

方剂组成与剂量

药名	用量	药名	用量	药名	用量
前胡	60 g	白芷	60 g	细辛	60 g
官桂	60 g	白术	60 g	川椒	6 g
川芎	60 g	吴茱萸	45 g	黑附子	45 g
当归	45 g				

【出处】《杏苑生春》卷七。

【制法与用法】上锉捣,以茶、酒三升拌匀,同窨一宿,以炼成猪脂膏 2.5 kg,入药微煎,候白芷黄紫色,滤去滓成膏。在病处摩之。

【功用与主治】肉苛、荣虚卫实,肌肉不仁;诸风疮痒,伤折坠损。

编号：251

方名：虎骨散（一）

方剂组成与剂量

药名	用量	药名	用量	药名	用量
虎胫骨	45 g	白花蛇	30 g	天麻	30 g
自然铜	30 g	防风	30 g	白附子	30 g
槟榔	30 g	官桂	30 g	当归	30 g
羌活	30 g	牛膝	30 g	白芷	30 g
川芎	30 g	僵蚕	30 g	全蝎	15 g
地龙	15 g	乳香	15 g	没药	15 g
雄黄	15 g	麝香	0.3 g		

【出处】《仁斋直指方论》卷四。

【制法与用法】上为末。每服6 g，食前以暖豆淋酒调下。

【功用与主治】白虎历节，走注痒痛，不得屈伸。

编号：252

方名：钓藤紫草散

方剂组成与剂量

药名	用量	药名	用量
钓藤钩子	适量	紫草茸	适量

【出处】《奇效良方》卷六十五。

【制法与用法】上为细末。每服1～2 g，温酒调下，不拘时候。

【功用与主治】令疹出快。治疗小儿斑疹、疮疹痒。

编号：253

方名：净肌汤

方剂组成与剂量

药名	用量	药名	用量
侧柏叶	15 g	好醋	适量

【出处】《外科大成》卷四。

【制法与用法】煎1.5 g。服十六服，痊愈。如眉发脱落者，用侧柏叶酒浸，九蒸九晒，炼蜜为丸，如梧桐子大。每服三五十丸，黄酒送下，一日三服，百日愈。

【功用与主治】杨梅疮愈后，遍身发瘰如癞，痒不可忍者，及中粉毒。

编号：254

方名：垂柳汤

方剂组成与剂量

药名	用量	药名	用量	药名	用量
倒垂柳	1 000 g	白矾	60 g	杏仁	90 g

【出处】《太平圣惠方》卷二十四。

【制法与用法】以水一斗五升,煎至一斗,去滓,于无风处洗浴。

【功用与主治】皮肤风热,生疮痦瘟,或痒痛。

编号：255

方名：乳香膏

方剂组成与剂量

药名	用量	药名	用量	药名	用量
乳香	0.3 g	腻粉	0.3 g	硫黄	0.3 g
杏仁	15 g	吴茱萸	15 g	地龙粪	15 g
巴豆	15 g				

【出处】《太平圣惠方》卷六十五。

【制法与用法】上药先以猪脂500 g,煎巴豆十余沸,去巴豆,纳诸药末和搅令匀,更煎十沸以上倾于瓷器内。候冷涂之。

【功用与主治】风癣,皮肤瘙痒。

编号：256

方名：诚斋先生如神丸

方剂组成与剂量

药名	用量	药名	用量	药名	用量
槟榔	30 g	枳壳	30 g	皂荚	30 g
大黄	30 g	牵牛	30 g		

【出处】《医方类聚》卷一九六引《王氏集验方》。

【制法与用法】上为细末,滴水成丸,如梧桐子大。每服五十丸,病大者加至一百丸。遍身瘾疹瘙痒,皮肤丹毒,赤瘤焮肿,或搔之成疮,穿升麻煎汤送下。

【功用与主治】皮肤瘙痒。

【忌宜】孕妇勿服。

编号：257　　　　　　　　　　　　　　　　方名：**金扁水洗剂**

方剂组成与剂量

药名	用量	药名	用量	药名	用量
金钱草	45 g	扁蓄	30 g	楮桃叶	60 g

【出处】《皮肤病中医诊疗简编》。

【制法与用法】加水适量，浓煎取汁。外洗局部。

【功用与主治】解毒，散风，止痒。银屑病，瘙痒性皮肤病。

编号：258　　　　　　　　　　　　　　　　方名：**金丹散**

方剂组成与剂量

药名	用量	药名	用量	药名	用量
五灵脂	90 g	天麻	90 g	乌头	60 g
枫香脂	60 g	地龙	75 g	乳香	0.3 g
没药	15 g	木鳖子	60 g	海桐皮	30 g
黑豆	65 g	草乌头	30 g	干蝎	30 g
狼毒	30 g	牛膝	30 g	丹砂	15 g
薄荷叶	30 g	附子	30 g	当归	45 g
自然铜	30 g	骨碎补	30 g	虎骨	30 g
龙脑	3 g	麝香	3 g		

【出处】《圣济总录》卷八。

【制法与用法】上位末，以生姜、葱白汁为丸，如鸡头子大。每服一丸，生姜、葱、酒下；走注风，乳香酒下；卒中风薄荷酒下；卒中暗风，鸡冠血酒下；半身不遂，煎松明酒下，不可食葱；妇人产后破血气，煎黑豆酒下，不可食葱；妇人产后虚肿及头面生疮，遍身痒痛，白芷酒下。

【功用与主治】肝肾久虚，风邪攻注，腰脚不随，诸风疾。

编号：259　　　　　　　　　　　　　　　　方名：**胜金散（一）**

方剂组成与剂量

药名	用量	药名	用量
石膏	30 g	黄芩	30 g

【出处】《卫生宝鉴》卷十九。

【制法与用法】上为末。先擦绛玉散后，不拘多少覆之。

【功用与主治】小儿湿疳，时复痒痛。

编号：260　　　　　　　　　　　　　方名：金露丸（一）

方剂组成与剂量

药名	用量	药名	用量	药名	用量
厚朴	0.6 g	柴胡	0.3 g	桔梗	0.3 g
附子	一个	大黄	1 g	紫花术	1 g
干姜	15 g	川椒	15 g	吴茱萸	15 g
白茯苓	6 g	人参	6 g	川乌	6 g
官桂	6 g	猪牙皂角	6 g	菖蒲	6 g

【出处】《医方大成》卷十引《汤氏方》。

【制法与用法】上为末，别研甜葶苈子 15 g，巴豆 1 g（去油膜），续随子 15 g，同前药一处，面糊为丸，如麻子大。空腹服。

【功用与主治】骨蒸顽麻，半身不遂，眉毛脱落，皮肤瘙痒，常如虫行，手足烦热，夜卧惊悸，梦与鬼交，年月深远，行成劳病，尸虫鬼疰，久不能疗；及治室女经闭阻滞，血脉不通，羸瘦憔悴，不思饮食。

编号：261　　　　　　　　　　　　　方名：炉甘石散

方剂组成与剂量

药名	用量	药名	用量
绿色炉甘石	0.3 g	真蚌粉	半分

【出处】《仁斋直指方论》卷二十四。

【制法与用法】上为细末。扑敷。

【功用与主治】阴汗湿痒。

【临床应用】庞锡燕，卢宝良用炉甘石散治疗睑缘炎 30 例，疗效佳（中医外治杂志，1997，06：40-41）。

编号：262　　　　　　　　　　　　　方名：香栾皮汤

方剂组成与剂量

药名	用量
香栾皮	30 g

【出处】《三因极一病症方论》卷十六。

【制法与用法】以一大碗水同煎，取半碗，以翎毛刷患处。

【功用与主治】诸种丹毒，或痒或痛。

编号：263

方名：京红粉软膏

方剂组成与剂量

药名	用量	药名	用量	药名	用量
京红粉	45 g	利马锥	15 g	凡士林	240 g

【出处】《赵炳南临床经验集》。

【制法与用法】外敷患处。

【功用与主治】杀虫止痒,软坚脱皮,化腐生肌。牛皮癣静止期(血燥型白疕),胼胝,神经性皮炎(顽癣),痈疽溃后腐肉未脱之疮面。

【忌宜】对汞过敏者禁用。

编号：264

方名：炉甘石洗剂

方剂组成与剂量

药名	用量	药名	用量	药名	用量
炉甘石	15 g	氧化锌	5 g	甘油	5 mL

【出处】《外伤科学》。

【制法与用法】冷开水加至 100 ml。充分摇匀后,直接外涂,每日多次。临用前根据需要可配入 5% 硫黄或 1% ～ 2% 冰片,或 1% 薄荷。

【功用与主治】消炎,清凉,止痒。治疗各种急性无渗出性炎症、单纯性皮肤瘙痒、热痱等。

编号：265

方名：枳壳散（一）

方剂组成与剂量

药名	用量	药名	用量	药名	用量
枳壳	1 g	防风	15 g	川升麻	15 g
白鲜皮	15 g	麦门冬	30 g	白蒺藜	1 g
羚羊角屑	1 g	羌活	1 g	桑根白皮	90 g
麻黄	15 g	甘草	15 g		

【出处】《太平圣惠方》卷二十四。

【制法与用法】上为粗散。每服 12 g,以水一中盏,煎至六分,去滓温服,不拘时候。

【功用与主治】脾肺风热,攻皮肤,生瘖癗,瘙痒不止,逾而复发。

编号：266

方名：参术柴苓汤

方剂组成与剂量

药名	用量	药名	用量	药名	用量
人参	3 g	白术	3 g	茯苓	3 g
陈皮	3 g	柴胡	2.1 g	升麻	2.1 g
山栀	2.4 g	钩藤钩	3 g	甘草	1.5 g

【出处】《保婴撮要》卷三。

【制法与用法】每次 6 g，加生姜、大枣、水煎服。

【功用与主治】肝经风热，脾土受克，其症善怒，睡中抽搐，遍身作痒，饮食少思；或疮疡脾气虚弱，肝气内动，肢体抽动。

编号：267

方名：枳壳散（二）

方剂组成与剂量

药名	用量	药名	用量
枳壳	60 g	苦参	30 g
蒺藜子	30 g	蔓荆实	30 g

【出处】《圣济总录》卷十一。

【制法与用法】上为细散。每服 4 g，温酒调下，不拘时候。

【功用与主治】皮肤风瘙痒，麻痹。

编号：268

方名：枳实丸（一）

方剂组成与剂量

药名	用量	药名	用量	药名	用量
枳实	1.8 g	蒺藜子	1.8 g	苦参	1.8 g
人参	1.2 g	独活	1 g	天门冬	1 g
菌桂	1 g	白术	1.2 g		

【出处】《外台秘要》卷十五引《延年秘录》。

【制法与用法】上为末，炼蜜为丸，如梧桐子大。每服 10 丸，加至 15 丸，用薄荷酒送下，一日两次。

【功用与主治】风热气发，冲头面热，皮肤生风疹，瘙痒甚，生疮，不能多食。

【忌宜】忌蒜、热面、鲤鱼、桃、李、雀肉、生葱。

编号: 269

方名：枳实丸（二）

方剂组成与剂量

药名	用量	药名	用量	药名	用量
枳实	23 g	菊花	15 g	蛇床子	15 g
防风	15 g	白薇	15 g	浮萍	15 g
蒺藜子	15 g	天雄	8 g	麻黄	8 g
漏芦	8 g				

【出处】《备急千金要方》卷五。

【制法与用法】上为末。炼蜜为丸，如大豆许。五岁儿饮用 10 丸，加至 20 丸，一日两次。五岁以上者，随意加之；儿大者，可为散服。

【功用与主治】小儿风瘙，痒痛如疥，搔之汁出，遍身痦瘟，如麻豆粒，年年喜发，面目虚肥，手足干枯，毛发细黄，肌肤不光泽，鼻气不利。此则少时热盛极，身体当风，风热相搏所得者，不早治之，成大风疾。

编号: 270

方名：枳实酒

方剂组成与剂量

药名	用量
枳实	适量

【出处】《普济方》卷一〇八。

【制法与用法】上药用面炒黄，切片，去粗皮。每用 6 g，用酒浸少时，去枳实，但饮酒最妙；再用水煎枳实，洗患处尤佳。一方醋浸，令浥浥炒热，用棉裹熨疹上。

【功用与主治】遍身白疹，瘙痒不止。

编号: 271

方名：柏叶散

方剂组成与剂量

药名	用量	药名	用量	药名	用量
侧柏叶	15 g	蚯蚓粪	15 g	黄柏	15 g
大黄	15 g	赤豆	10 g	轻粉	10 g

【出处】《外科正宗》卷四。

【制法与用法】上为细末。新汲水调搽。

【功用与主治】三焦火盛，致生火丹，作痒或作痛，延及遍身。

编号：272　　　　　　　　　　　　　**方名：枳壳浸酒**

方剂组成与剂量

药名	用量	药名	用量	药名	用量
枳壳	150 g	丹参	150 g	秦艽	120 g
独活	120 g	肉苁蓉	120 g	蒴藋	150 g
松叶	一升				

【出处】《太平圣惠方》卷二十四。

【制法与用法】上细锉，用生绢袋贮，以清酒二斗五升，浸五七宿。每眠暖酒一小盏，不拘时候。

【功用与主治】风瘙痒，皮中如虫行之状。

编号：273　　　　　　　　　　　　　**方名：枳壳羌活丸**

方剂组成与剂量

药名	用量	药名	用量	药名	用量
枳壳	60 g	羌活	45 g	牡荆实	45 g
人参	45 g	防风	60 g	芍药	60 g
白茯苓	60 g	白芷	60 g	细辛	30 g
当归	30 g	甘草	30 g	牡丹皮	75 g
川芎	90 g				

【出处】《圣济总录》卷一五〇。

【制法与用法】上为末，炼蜜为丸，如大弹子大。每服一丸，水一盏，煎至八分，食后细呷。

【功用与主治】妇女血风攻注，四肢麻木瘙痒，有如虫行，或肌生赤肿疼痛，肩背拘急，神情倦怠。

编号：274　　　　　　　　　　　　　**方名：柏皮汤**

方剂组成与剂量

药名	用量	药名	用量	药名	用量
柏皮	30 g	黄柏	30 g	蕤仁	30 g
黄连	1 g	苦竹叶	二握		

【出处】《太平圣惠方》卷三十二。

【制法与用法】上锉细。以水三升，煎取二升，去滓，稍热淋洗，冷即重暖用之。

【功用与主治】服赤烂，痒痛不止。

编号：275

方名：柳枝汤

方剂组成与剂量

药名	用量	药名	用量	药名	用量
嫩柳枝	15 g	茵陈	90 g	狼牙草	90 g
苦参	150 g	桃枝	150 g	槐白皮	150 g
萹蓄	150 g	麻黄	90 g		

【出处】《太平圣惠方》卷二十四。

【制法与用法】上细锉和匀。每500 g，以水五斗，煮取四斗，去滓，更入盐及朴硝各60 g，搅匀。看冷热，于温室中洗浴。洗罢，衣覆汗出愈。

【功用与主治】风瘙皮肤生瘖癗，搔之肿痒。

编号：276

方名：桎花散

方剂组成与剂量

药名	用量	药名	用量
桎柳花	适量	蛤粉	适量
当归	适量	甘草	适量

【出处】《医方类聚》卷二十四引《烟霞圣效方》。

【制法与用法】上为末。每服12 g，温水调下。略睡，良久再服。

【功用与主治】遍身风瘙痒，重则昏迷不醒。

编号：277

方名：胡麻丸

方剂组成与剂量

药名	用量	药名	用量	药名	用量
大胡麻	120 g	防风	60 g	威灵仙	60 g
石菖蒲	60 g	苦参	60 g	白附子	30 g
独活	30 g	甘草	15 g		

【出处】《外科正宗》卷四。

【制法与用法】上为细末，新安酒浆跌成丸子。每服6 g，形瘦者4.5 g，食后、临卧，白滚汤送下。

【功用与主治】祛风止痒。

【临床应用】张涛、胡幸运用胡麻丸加减治疗白癜风26例，疗效显著（中国中医药科技，2000，04：267）。

编号：278

方名：胡麻散（一）

方剂组成与剂量

药名	用量	药名	用量	药名	用量
胡麻	60 g	枳壳	60 g	防风	30 g
蔓荆实	30 g	威灵仙	30 g	苦参	30 g
何首乌	30 g	川芎	30 g	荆芥穗	30 g
甘草	30 g	薄荷	15 g		

【出处】《圣济总录》卷十一。

【制法与用法】上为散。每服 4 g，温酒调下；或炼蜜为丸，如梧桐子大，每服 30 丸，温酒下亦得。

【功用与主治】祛风止痒。

编号：279

方名：胡麻散（二）

方剂组成与剂量

药名	用量	药名	用量	药名	用量
胡麻	360 g	苦参	240 g	荆芥穗	240 g
何首乌	240 g	威灵仙	180 g	防风	180 g
石菖蒲	180 g	牛蒡子	180 g	菊花	180 g
蔓荆子	180 g	蒺藜	180 g	甘草	180 g

【出处】《仁斋直指方论》卷二十四。

【制法与用法】上为末。每服 6 g，食后薄荷汤点服；或好茶清亦得。

【功用与主治】祛风止痒。

编号：280

方名：荆芥散（一）

方剂组成与剂量

药名	用量	药名	用量
荆芥穗	等份	麻黄	等份
羌活	等份	独活	等份

【出处】《圣济总录》卷十一。

【制法与用法】上为细散。每服 4 g，食后、临卧腊茶或温酒调下。

【功用与主治】祛风止痒。主治风瘙痒，搔之成疮。

编号：281

方名：胡麻散（三）

方剂组成与剂量

药名	用量	药名	用量	药名	用量
胡麻	360 g	苦参	240 g	荆芥	240 g
甘草	180 g	威灵仙	180 g		

【出处】《太平惠民和剂局方》类一。

【制法与用法】上为细末。每服 6 g，食后薄荷茶点服；或酒调蜜汤点亦得。服此药后，频频洗浴，贵得汗出。

【功用与主治】祛风止痒。治脾、肺风毒攻冲、遍身瘙痒。

【临床应用】龚景林运用胡麻散加味治疗寒冷性荨麻疹 120 例，疗效显著（陕西中医，1986，11：493-494）。

编号：282

方名：胡麻散（四）

方剂组成与剂量

药名	用量	药名	用量	药名	用量
薄荷叶	30 g	胡麻子	30 g	甘菊花	15 g
白蒺藜	30 g	威灵仙	30 g	苦参	30 g
白芷	30 g	荆芥穗	30 g	川芎	30 g
防风	30 g	黄芩	30 g	牛蒡子	30 g

【出处】《全国中药成药处方集》。

【制法与用法】上研极细末。每服 6 g，温酒送下。

【功用与主治】祛风止痒。

编号：283

方名：荆芥汤

方剂组成与剂量

药名	用量	药名	用量
薄荷叶	30 g	荆芥穗	30 g
牛蒡子	30 g	甘草	30 g

【出处】《鸡峰普济方》卷二十四。

【制法与用法】上为粗末。每服 15 g，水二盏，煎至一盏，去滓温服。

【功用与主治】小儿瘙痒成瘾疹者。

编号：284

方名：荆防方

方剂组成与剂量

药名	用量	药名	用量	药名	用量
荆芥穗	6 g	防风	6 g	僵蚕	6 g
金银花	12 g	牛蒡子	10 g	丹皮	10 g
紫背浮萍	6 g	干地黄	10 g	薄荷	4.5 g
黄芩	10 g	蝉蜕	4.5 g	生甘草	6 g

【出处】《赵炳南临床经验集》。

【制法与用法】水煎服。

【功用与主治】疏风解表，清热止痒。主治急性荨麻疹、血管神经性水肿。

编号：285

方名：荆芥散（二）

方剂组成与剂量

药名	用量	药名	用量	药名	用量
荆芥	30 g	牛蒡子	1 g	蔓荆子	15 g
天麻	15 g	人参	15 g	黄芩	1 g
防风	15 g	乌蛇肉	60 g	独活	15 g
赤茯苓	30 g	苦参	30 g	枳壳	15 g

【出处】《太平圣惠方》卷二十四。

【制法与用法】上为细散。每服 6 g，用温酒调下，不拘时候。

【功用与主治】风热瘙痒。主治风热皮肤瘙痒，生瘖瘟。

编号：286

方名：荆黄汤（一）

方剂组成与剂量

药名	用量	药名	用量
荆芥穗	30 g	人参	15 g
甘草	7.5 g	大黄	10 g

【出处】《保命集》卷中。

【制法与用法】上为粗末，都做一服。水一盏，煎至一盏，去滓，调槟榔散 6 g，空腹服。

【功用与主治】清热止痒。主治心经之火郁于肺经，干疥瘙痒，皮枯屑起。

编号：287

方名：荆黄汤（二）

方剂组成与剂量

药名	用量	药名	用量	药名	用量
荆芥穗	15 g	人参	7.5 g	大黄	4.5 g
甘草	3 g	槟榔	4.5 g	木香	2.3 g
轻粉	0.15 g				

【出处】《疡科选粹》卷六。

【制法与用法】槟榔以后三味为细末，荆芥穗等四味水煎，去滓，调末服。

【功用与主治】清热止痒。主治心经之火郁于肺经，干疥瘙痒，皮枯屑起。

编号：288

方名：荆防生地汤

方剂组成与剂量

药名	用量	药名	用量	药名	用量
防风	3 g	荆芥	3 g	赤芍	2.4 g
生地	2.4 g	银花	2.4 g	木通	1.5 g
甘草	1 g				

【出处】《不知医必要》卷二。

【制法与用法】水煎服。

【功用与主治】身痒难忍者。

编号：289

方名：茯苓汤（一）

方剂组成与剂量

药名	用量	药名	用量	药名	用量
白茯苓	180 g	麦门冬	180 g	款冬花	180 g
独活	180 g	槟榔	180 g	桂心	150 g
防风	150 g	防己	150 g	甘草	120 g
枳壳	120 g	地骨皮	300 g		

【出处】《圣济总录》卷九十三。

【制法与用法】上锉，如麻豆大。每服 10 g，以水二盏，先煎山泽根，取水一盏半，入药并生姜 0.15 g（切），大枣三个（擘破），同煎取一盏去滓温服，每早晨、日晚各一次。

【功用与主治】身体瘙痒，风癣。

编号：290

方名：茵芋汤

方剂组成与剂量

药名	用量	药名	用量	药名	用量
茵芋	15 g	防风	15 g	附子	15 g
牡蛎	15 g	莽草	15 g		

【出处】《太平圣惠方》卷九十一。

【制法与用法】上细锉，和匀。以水一斗，煮取六升，去滓，看冷暖洗浴。

【功用与主治】小儿风瘙瘾疹，心膈烦闷。

编号：291

方名：茵芋酒

方剂组成与剂量

药名	用量	药名	用量	药名	用量
茵芋	15 g	乌头	15 g	石南	15 g
防风	15 g	蜀椒	15 g	女萎	15 g
附子	15 g	细辛	15 g	独活	15 g
卷柏	15 g	桂心	15 g	天雄	15 g
秦艽	15 g	防己	15 g	踯躅	15 g

【出处】《备急千金要方》卷七。

【制法与用法】上切片。少壮人无所熬炼，虚老人薄熬之，清酒二斗渍之，冬七日，夏三日，春、秋五日，初服一合。不知，加至二合，宁从少起，一日两次。以微痹为度。

【功用与主治】祛风止痒。

编号：292

方名：茶调散（一）

方剂组成与剂量

药名	用量	药名	用量
菊花	等份	细辛	等份
石膏	等份	莎草根	等份

【出处】《圣济总录》卷十五。

【制法与用法】上为细散。每服 2 g，食后茶，酒调下。

【功用与主治】祛风止痒。主治诸风，痰壅目涩，昏眩头疼，心愤烦热，皮肤瘙痒，风毒壅滞。

编号：293

方名：茯苓渗湿汤

方剂组成与剂量

药名	用量	药名	用量	药名	用量
茯苓	适量	泽泻	适量	木通	适量
防风	适量	猪苓	适量	银花	适量
连翘	适量	苍术	适量	黄柏	适量
川芎	适量				

【出处】《治疹全书》卷下。

【制法与用法】水煎服。

【功用与主治】除湿止痒。主治因冷水沐浴，湿留皮肤，愈后发生痛痒毒疮，常流湿水成片者。

编号：294

方名：茶调散（二）

方剂组成与剂量

药名	用量	药名	用量	药名	用量
川芎	30 g	防风	30 g	羌活	30 g
甘草	15 g	木贼	30 g	石膏	30 g
石决明	30 g	荆芥	30 g	薄荷叶	30 g
甘菊花	30 g				

【出处】《急救仙方》卷三。

【制法与用法】上为细末。每服 6 g，清茶调下。

【功用与主治】男子、妇人一切风肿痒痛。

编号：295

方名：莸蔚浴汤

方剂组成与剂量

药名	用量	药名	用量	药名	用量
莸蔚	250 g	蒺藜	250 g	羊桃	250 g
萹蓄根	250 g	漏芦蒿	250 g	盐	750 g

【出处】《外台秘要》卷十五引《延年秘录》。

【制法与用法】上切。以水三石，煮取二石五斗，去滓，纳盐令消，适寒温，先饱食，即入浴，能良久浸最好。每至夜即浴，浴讫即卧。

【功用与主治】主治身痒风瘙，或生瘾疹。

编号：296

方名：荠苨散

方剂组成与剂量

药名	用量	药名	用量	药名	用量
荠苨	45 g	白花蛇	60 g	天麻	30 g
槐子	30 g	独活	30 g	防风	30 g
晚蚕砂	30 g	蔓荆子	30 g	人参	30 g
威灵仙	30 g	枳壳	30 g	甘草	30 g
赤箭	30 g	牡荆子	15 g	白鲜皮	60 g
沙参	1 g				

【出处】《圣济总录》卷五十。

【制法与用法】上为散。每服 4 g，温酒或浆水调下，不拘时候。

【功用与主治】肺脏风毒，遍身生疮，皮肤瘙痒。

编号：297

方名：荨麻疹汤

方剂组成与剂量

药名	用量	药名	用量	药名	用量
生地	15 g	丹皮	9 g	白茅根	30 g
赤芍	9 g	金银花	15 g	连翘	15 g
当归尾	3 g	山栀	9 g	苍耳子	9 g
薏苡仁	15 g	谷芽	15 g	麦芽	15 g
白鲜皮	9 g				

【出处】《临证医案医方》。

【制法与用法】水煎服。

【功用与主治】凉血清热，活血祛风。主治荨麻疹、瘙痒。

编号：298

方名：独胜散

方剂组成与剂量

药名	用量
芥菜花（研细）	若干

【出处】《医宗金鉴》卷六十四。

【制法与用法】醋调敷患处。

【功用与主治】止痒消肿。主治钮扣风。

编号: 299

方名: **威灵仙丸**

方剂组成与剂量

药名	用量
威灵仙(洗,焙)	适量

【出处】方出《证类本草》卷十一引《海上集验方》。

【制法与用法】上为末,以好酒和令微湿,入竹筒内,牢塞口,九蒸九晒,如干,添酒重酒之,以白蜜为丸,如梧桐子大。每服20～30丸,汤酒送下。

【功用与主治】祛风止痒。治疗白癜风,大风,皮肤风痒大毒,热毒风疮。头面浮肿,注毒,脾肺气痰热咳嗽,气急坐卧不安,疥、癣等疮。

编号: 300

方名: **威灵仙散**

方剂组成与剂量

药名	用量	药名	用量	药名	用量
威灵仙	30 g	防风	30 g	羌活	30 g
甘草	30 g	紫参	15 g	荆芥穗	0.3 g

【出处】《圣济总录》卷十一。

【制法与用法】上为细散。每服4 g,蜜汤调下,不拘时候。

【功用与主治】祛风止痒。主治脾肺风毒攻皮肤瘙痒,或生疮癣。

编号: 301

方名: **香蛇酒**

方剂组成与剂量

药名	用量	药名	用量	药名	用量
乳香	15 g	雄黄	15 g	朱砂	15 g
寸香	15 g	血竭	30 g	木香	30 g
蟾酥	6 g				

【出处】《秘传大麻疯方》。

【制法与用法】上为末。用元米二斗五升,入药拌匀,蒸熟做酒,听用。又用白花蛇、乌梢蛇各1条,蜈蚣10条,蝉蜕150 g,全蝎20个,用水二斗煮一斗五升,和前药酒,将药并蛇等为末,酒糊为丸,好酒送下。

【功用与主治】遍身痛痒,风癣疥疮。

编号：302

方名：面药捣膏

方剂组成与剂量

药名	用量	药名	用量	药名	用量
大枫子肉	18 g	雄黄	6 g	樟脑	6 g
风化消	10 g	枯矾	6 g	蛤粉	10 g
密陀僧	10 g	食盐	6 g		

【出处】《慈禧光绪医方选议》。

【制法与用法】上为细末，用猪油捣膏。涂患处。

【功用与主治】皮肤痒。

编号：303

方名：轻黄膏

方剂组成与剂量

药名	用量	药名	用量
轻粉	等份	川黄	等份

【出处】《全国中药成药处方集》。

【制法与用法】上为细末，用麻油或凡士林油混合成膏。洗净患处，将药膏涂布之。

【功用与主治】杀菌，燥湿。主治黄水疮。头疮，瘙痒浸淫，皮肤湿疹。

【临床应用】高向明运用轻黄膏治疗肛周湿疹 45 例，疗效显著（中医外治杂志，2001，05：34-35）。

编号：304

方名：独活丸（一）

方剂组成与剂量

药名	用量	药名	用量	药名	用量
独活	60 g	苍耳子	60 g	羌活	30 g
五味子	30 g	菟丝子	30 g	山茱萸	30 g
防风	30 g	白花蛇肉	30 g	黄芪	30 g
白蒺藜	60 g				

【出处】《太平圣惠方》卷六十五。

【制法与用法】上为末，白粱米饭为丸，如梧桐子大，每服 30 丸，空腹及晚卧时以温酒送下；枣汤送下亦得。

【功用与主治】祛风止痒。主治风毒攻皮肤，生疮癣，皮肤痒麻。

编号：305

方名：追风散（一）

方剂组成与剂量

药名	用量	药名	用量	药名	用量
川乌	30 g	防风	30 g	川芎	30 g
白僵蚕	30 g	荆芥	30 g	石膏	30 g
甘草	30 g	白附子	15 g	羌活	15 g
全蝎	15 g	白芷	15 g	天南星	15 g
天麻	15 g	地龙	15 g	乳香	0.3 g
草乌	0.3 g	没药	0.3 g	雄黄	0.3 g

【出处】《太平惠民和剂局方》卷一（宝庆新增方）。

【制法与用法】上为细末。每服 1.5 g，入好茶少许同调，食后及临睡服。

【功用与主治】祛风止痒。主治肝脏久虚，血气衰弱，风毒之气上攻头痛，头眩目晕，脑昏目痛，鼻塞声重，项背拘急，皮肤瘙痒，面上游风，状如虫行；一切头风；兼治妇人血风攻注，头目昏痛。

编号：306

方名：钩藤膏

方剂组成与剂量

药名	用量	药名	用量	药名	用量
钩藤	适量	当归	适量	川芎	适量
生地	适量	白芍	适量		

【出处】《症因脉治》卷三。

【制法与用法】水煎服。

【功用与主治】补血止痒。主治肝血少生风，皮肤干揭，遍身燥痒。

编号：307

方名：祛湿膏

方剂组成与剂量

药名	用量	药名	用量
祛湿散	460 g	玉黄膏	1 560 g

【出处】《朱仁康临床经验集》。

【制法与用法】调和成膏。薄涂皮损上。

【功用与主治】润肤止痒。主治脂溢性皮炎，神经性皮炎。

编号：308

方名：追风散（二）

方剂组成与剂量

药名	用量	药名	用量	药名	用量
白僵蚕	60 g	全蝎	60 g	甘草	60 g
荆芥	60 g	川乌	120 g	防风	120 g
石膏	90 g	川芎	90 g	麝香	30 g

【出处】《太平惠民和剂局方》卷一。

【制法与用法】上为细末。每服 1.5 g，食后、临卧好茶调下。

【功用与主治】祛风止痒。主治皮肤瘙痒，面上游风，状如虫行；一切头风；兼治妇人血风攻注，头目昏痛。

编号：309

方名：追风应痛丸

方剂组成与剂量

药名	用量	药名	用量	药名	用量
威灵仙	120 g	狗脊	120 g	何首乌	180 g
川乌	180 g	乳香	30 g	五灵脂	165 g

【出处】《太平惠民和剂局方》卷一。

【制法与用法】上为末，酒糊为丸。每服 15 丸，加至 20 丸，食前麝香温酒吞下；只温酒亦得。

【功用与主治】祛风止痒。主治皮肤瘙痒，瘾疹生疮。

编号：310

方名：鬼箭散

方剂组成与剂量

药名	用量	药名	用量	药名	用量
鬼箭羽	30 g	白蒺藜	30 g	桂心	15 g
麻黄	30 g	赤箭	1 g	独活	1 g
川芎	1 g	薏苡仁	1 g	蛇床子	15 g
枳壳	1 g	甘草	15 g		

【出处】《太平圣惠方》卷六十九。

【制法与用法】上为散。每服 10 g，以水一中盏，至六分，去滓温服，不拘时候。

【功用与主治】妇人血游风，遍身瘙痒不止。

编号：311

方名：独活丸（二）

方剂组成与剂量

药名	用量	药名	用量	药名	用量
独活	30.3 g	天门冬	30.3 g	防风	30.3 g
蒺藜子	30.3 g	桔梗	30.3 g	薏苡仁	30 g
黄连	30 g	桂	15 g	枳实	45 g

【出处】《圣济总录》卷十一。

【制法与用法】上为细末，炼蜜为丸，如梧桐子大。每服 20 丸，空腹、临卧菊花汤送下。

【功用与主治】风瘾疹。主治痦瘟肿起，时痒时痛；风热，头面身体，瘙痒瘾疹。

编号：312

方名：急风散

方剂组成与剂量

药名	用量	药名	用量
丹砂	30 g	草乌头	90 g
麝香	0.3 g	生乌豆	0.3 g

【出处】《太平惠民和剂局方》卷八（吴直阁增诸家名方）。

【制法与用法】上为细末，都拌匀。破伤风，以酒一小盏调服 1.5 g；如出箭头，先用酒一盏调服 1.5 g，却以药贴箭疮上。

【功用与主治】皮肤瘙痒，面上游风，状若虫行，及一切头风，妇人血风攻疰。

编号：313

方名：活血散

方剂组成与剂量

药名	用量	药名	用量
白花蛇	150 g	草乌头	300 g
川乌头	150 g	防风	75 g

【出处】《杨氏家藏方》卷一。

【制法与用法】又入川乌（生，去皮脐）75 g，一处为细末；再入血竭 30 g（别研），麝香 1.5 g（别研），和匀，临服药时，先于食后将真大风油 3 g 并麝香少许，用清茶或酒调服；续将活血散每服 2 g，浓煎贯众汤点茶清调下，更量疾势加减服。

【功用与主治】大风疾，诸风，浑身顽麻瘙痒成疮。

编号：314

方名：养血定风汤

方剂组成与剂量

药名	用量	药名	用量	药名	用量
生地	15 g	当归	10 g	赤芍	6 g
川芎	1.5 g	天冬	6 g	麦冬	6 g
僵蚕	6 g	鲜首乌	21 g	丹皮	4.5 g 或 6 g

【出处】《外科证治全书》卷四。

【制法与用法】上加桑枝20寸，水煎，温服无时；或为丸服亦可。

【功用与主治】祛风止痒。主治痒风，遍身瘙痒，并无疮疥，搔之不止。

【临床应用】王明春运用养血定风汤治疗慢性瘙痒性皮肤病68例，疗效明显（中国民间疗法，2005，08：36-37）。

编号：315

方名：烂泥丸

方剂组成与剂量

药名	用量
生大蒜	一枚

【出处】《梅氏验方新编》卷七。

【制法与用法】选多人行走地，用口唾沫将蒜在地上磨烂，即以蒜泥涂敷在患处；如已见头，即留出头，涂敷四围。

【功用与主治】一切无名肿毒或痛或痒。

编号：316

方名：活血祛风汤

方剂组成与剂量

药名	用量	药名	用量	药名	用量
当归尾	9 g	赤芍	9 g	桃仁	9 g
红花	9 g	荆芥	9 g	蝉蜕	6 g
白蒺藜	9 g	甘草	6 g		

【出处】《朱仁康临床经验集》。

【制法与用法】水煎服。

【功用与主治】活血祛瘀，和营消风。主治慢性荨麻疹，皮肤瘙痒。

编号：317　　　　　　　　　　　　　　　　　　　　方名：**胜金元散**

方剂组成与剂量

药名	用量	药名	用量	药名	用量
细辛	0.6 g	桂心	30.3 g	干姜	30.3 g
当归	31 g	川芎	31 g	生干地黄	240 g
泽兰	60.3 g	延胡索	1 g	五味子	1 g
白芷	1 g	白术	1 g	石菖蒲	1 g
茯苓	30 g	桔梗	30 g	卷柏	30 g
川椒	30 g	黄芪	30 g	白芜荑	31 g
甘草	31 g	白芍	31 g	石膏	30 g

【出处】《鸡峰普济方》卷十五。

【制法与用法】上药除石膏外同杵，以马尾罗子筛为粗末，重炒令褐色，候冷，依前再杵为细末，入石膏拌匀；亦分作两处，将一半换前药相和匀，炼蜜为丸，如梧桐子大。如有病证，每服用温酒调前散 10 g，下此丸三十丸；常服 6 g，下此丸二十丸。

【功用与主治】主治风劳气冷，伤寒咳嗽呕逆，寒热不定，四肢遍身疮痒。

编号：318　　　　　　　　　　　　　　　　　　　　方名：**消风散（一）**

方剂组成与剂量

药名	用量	药名	用量	药名	用量
当归	3 g	生地	3 g	防风	3 g
蝉蜕	3 g	知母	3 g	苦参	3 g
胡麻	3 g	荆芥	3 g	苍术	3 g
牛蒡子	3 g	石膏	3 g	甘草	1.5 g
木通	1.5 g				

【出处】《外科正宗》卷四。

【制法与用法】上用水二盅，煎八分，食远服

【功用与主治】疏风清热，除湿止痒。主治风湿热毒侵袭肌肤，致患瘾疹、湿疹、风疹。

【忌宜】服用本方时，不宜食辛辣、鱼腥、烟、酒、浓茶等。

【加减】湿热浸淫型加龙胆草，车前草，黄芩，山栀子，生地，马齿苋；脾虚湿蕴型加党参，茯苓，白术，陈皮，生薏米；血虚风燥型加川芎，芍药，何首乌；皮损灼热加丹皮，赤芍；瘙痒重加地肤子，白鲜皮；皮损肥厚加丹参，鸡血藤，红花 10 g；瘙痒不能入眠加珍珠母，夜交藤，合欢花。

【临床应用】陈媛媛应用消风散加减治疗湿疹，有效率 93%，瘙痒症状明显减轻（中医临床研究，2014，11：14-16）。

编号：319

方名：养血消风散

方剂组成与剂量

药名	用量	药名	用量	药名	用量
熟地	15 g	当归	9 g	荆芥	9 g
白蒺藜	9 g	苍术	9 g	苦参	9 g
麻仁	9 g	甘草	6 g		

【出处】《朱仁康临床经验集》。

【制法与用法】水煎服。

【功用与主治】养血润燥，消风止痒。主治脂溢性皮炎，血虚风燥，皮肤干燥、脱屑、瘙痒等。

编号：320

方名：养血润肤饮

方剂组成与剂量

药名	用量	药名	用量	药名	用量
当归	12 g	熟地	12 g	生地	12 g
黄芪	12 g	天冬	6 g	麦冬	6 g
升麻	3 g	黄芩	3 g	桃仁泥	1.8 g
红花	1.8 g	天花粉	4.5 g		

【出处】《外科证治全书》卷一。

【制法与用法】水煎，温服。

【功用与主治】滋阴养血，润燥止痒。主治面游风、牛皮癣静止期（血虚风燥型）、红皮症等。

【临床应用】马兰运用养血润肤饮治疗老年性皮肤瘙痒症 40 例，疗效显著（中国中西医结合杂志，1997，06：375）。

编号：321

方名：秘方茶酒调散

方剂组成与剂量

药名	用量	药名	用量
石膏	等份	菊花	等份
细辛	等份	香附子	等份

【出处】《宣明论方》卷二。

【制法与用法】上为末。每服 6 g，食后以温茶酒调下，一日三次。

【功用与主治】清爽神志，通和开窍。主治诸风痰壅，皮肤痛痒。

编号：322

方名：**养血息风方**

方剂组成与剂量

药名	用量	药名	用量	药名	用量
黄芪	15 g	当归	9 g	白芍	9 g
川芎	6 g	红花	9 g	玄参	9 g
荆芥	9 g	白蒺藜	9 g	甘草	6 g

【出处】《朱仁康临床经验集》。

【制法与用法】水煎服。

【功用与主治】养血润燥，消风止痒，主治老年皮肤瘙痒症。

编号：323

方名：**祛湿散**

方剂组成与剂量

药名	用量	药名	用量	药名	用量
黄柏末	30 g	白芷末	30 g	轻粉	30 g
煅石膏	60 g	冰片	6 g		

【出处】《朱仁康临床经验集》。

【制法与用法】先将轻粉、冰片研细，然后与其他药末研细极匀，用药膏调，搽于疮面；渗水多时，亦可撒于疮面。

【功用与主治】祛湿止痒。

编号：324

方名：**祛湿药粉**

方剂组成与剂量

药名	用量	药名	用量
川黄连	24 g	川黄柏	240 g
黄芩	144 g	槟榔	96 g

【出处】《赵炳南临床经验集》。

【制法与用法】直接撒扑，或用植物油调敷，或配制软膏用。一般丘疹样或有少量渗出液的皮损，可以直接撒扑或用鲜芦荟蘸药外搽；流水多或脓汁多者，可用油调外用；暗红干燥脱皮者，可用药粉配成软膏。

【功用与主治】清热解毒，除湿止痒。主治急性湿疹，接触性皮炎，脓疱疮，婴儿湿疹。

编号：325

方名：祛风地黄丸

方剂组成与剂量

药名	用量	药名	用量	药名	用量
生地	120 g	熟地	120 g	白蒺藜	90 g
川牛膝	90 g	知母	60 g	黄柏	60 g
枸杞子	60 g	菟丝子（酒制）	30 g	独活	30 g

【出处】《医宗金鉴》卷六十八。

【制法与用法】上为末，炼蜜为丸，如梧桐子大。每服 10 g，黄酒送下，夏月淡盐汤送下。

【功用与主治】鹅掌风。无故掌心燥痒起皮，甚则枯裂微痛。

编号：326

方名：祛风胜湿汤（一）

方剂组成与剂量

药名	用量	药名	用量	药名	用量
荆芥	9 g	防风	9 g	羌活	9 g
蝉蜕	6 g	茯苓皮	9 g	陈皮	6 g
银花	9 g	甘草	6 g		

【出处】《朱仁康临床经验集》。

【制法与用法】水煎服。

【功用与主治】祛风胜湿，佐以清热。主治丘疹性荨麻疹，皮肤瘙痒症等。

编号：327

方名：祛风除湿散

方剂组成与剂量

药名	用量	药名	用量	药名	用量
荆芥穗	10 g	防风	10 g	香白芷	10 g
僵蚕	6 g	白鲜皮	10 g	地肤子	10 g
穿山甲	6 g	滑石	10 g	枯白矾	3 g
黄柏	10 g	粉丹皮	6 g	冰片	1.5 g

【出处】《慈禧光绪医方选议》。

【制法与用法】上为细末，过重绢罗，盛布袋内撮之。涂擦皮肤。

【功用与主治】祛风除湿，止痒化斑。

编号：328

方名：祛风胜湿汤（二）

方剂组成与剂量

药名	用量	药名	用量	药名	用量
黄柏	适量	苦参	适量	银花	适量
白鲜皮	适量	茯苓皮	适量	羌活	适量
防风	适量	荆芥	适量	陈皮	适量

【出处】《中医外伤科学》。

【制法与用法】水煎服。

【功用与主治】清热利湿，祛风止痒。主治湿热型瘙痒。

编号：329

方名：祛风清热洗药

方剂组成与剂量

药名	用量	药名	用量	药名	用量
红花	6 g	防风	10 g	白芷	6 g
羌活	6 g	桑叶	6 g	杭菊	6 g
薄荷	6 g	僵蚕	3 g		

【出处】《慈禧光绪医方选议》。

【制法与用法】开水煎一沸，兑花露水一匙。

【功用与主治】皮肤瘙痒。

编号：330

方名：神芎丸

方剂组成与剂量

药名	用量	药名	用量	药名	用量
大黄	60 g	黄芩	60 g	牵牛	120 g
滑石	120 g	黄连	15 g	薄荷	15 g
川芎	15 g				

【出处】《宣明论方》卷四。

【制法与用法】上为细末，滴水为丸，如小豆大。始用 10 丸至 15 丸，每服加 10 丸，温水送下，冷水下亦得，一日三次；或炼蜜为丸愈佳，以利为度。若热甚须急下者，便服 40～50 丸，未利再服，以意消息。三五岁小儿，丸如麻子大。此药至善，常服 20～30 丸，不利脏腑，但有益无损。

【功用与主治】祛风清热止痒。主治痰火内郁，风热上侵，烦躁多渴，心神不宁，口舌生疮，咽喉干痛，胸脘痞闷，肢体麻痹，皮肤瘙痒。

编号：331

方名：神守散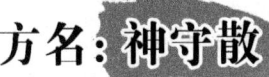

方剂组成与剂量

药名	用量
番木鳖	适量

【出处】《解围元薮》卷三。

【制法与用法】将麻油入瓦罐内煎滚,渐投下木鳖煎之,待三沉三浮,发泡焦黄,取出晒干为末。每服 0.3 g,临卧白汤送下。避风待汗干方可起,服至百日,眉生,斑退,肿消,疮敛,如热反增,乃内毒发出,甚妙。一方用药末 30 g 加甘草末 1.5 g 更妙。

【功用与主治】蛇皮鱼鳞,邪魅痒风、癜风,一切危重之症及痰火、癫痫。

编号：332

方名：神明膏（一）

方剂组成与剂量

药名	用量	药名	用量	药名	用量
蜀椒	1 800 g	吴茱萸	600 g	前胡	30 g
川芎	30 g	白芷	30 g	白术	30 g
当归	60 g	细辛	60 g	附子	30 枚

【出处】《医方类聚》卷一九五引《千金月令》。

【制法与用法】上以三年大酢渍一宿,以猪脂肪 10 斤,煎之三上三下,候白芷黄色成。每服如弹丸一枚,诸风皆摩,肿毒诸疮只涂。

【功用与主治】一切疾风赤痒。

【忌宜】勿令入耳目。

编号：333

方名：神效丹

方剂组成与剂量

药名	用量	药名	用量	药名	用量
朱砂	1.5 g	雄黄	1.5 g	片脑	1.5 g
乳香	1 g	没药	1 g	轻粉	1 g
血竭	10 g	真蟾酥	3 g	麝香	0.6 g

【出处】《万病回春》卷八。

【制法与用法】上为末,用酥油或乳汁为丸,如扁豆大。每服一丸,含化,用好酒漱咽下。

【功用与主治】祛风止痒。主治伤寒初起,诸般恶毒,疔疮发背,一切肿毒,遍皮肤痒。

编号：334

方名：神明膏（二）

方剂组成与剂量

药名	用量	药名	用量	药名	用量
栝楼	一枚	赤芍药	0.3 g	甘草	0.3 g
黄芪	0.3 g	杏仁	0.3 g	香白芷	0.3 g
当归	0.3 g	桃仁	0.3 g	人参	0.3 g
川芎	0.3 g	苍术	0.3 g	桑白皮	0.3 g
沉香	15 g	零陵香	15 g	藿香叶	15 g

【出处】《杨氏家藏方》卷十二。

【制法与用法】上锉细，用清麻油450 g，浸药四十九日，候日满先倾油入银锅中，慢火炼令香熟，放冷却入诸药，以文武火养一日，候药色半焦滤去滓，却用鹅梨三枚（取汁），黄蜡45 g，麝香0.3 g，细研，并入药内重炼，候油不滚起，乃成膏也，用新绵滤过，待冷入研细生龙脑0.3 g，搅匀，入新瓷器中盛之。干湿癣、风痒顽麻，并以药摩之。

【功用与主治】干湿癣、风痒顽麻。

编号：335

方名：神仙碧玉膏

方剂组成与剂量

药名	用量	药名	用量	药名	用量
轻粉	30 g	杭粉	30 g	白占	15 g
乳香	10 g	没药	10 g	樟冰	6 g

【出处】《外科正宗》卷三。

【制法与用法】用公猪净熟油150 g，同白占熬化，倾入碗内，入上药和匀，水内水内顿一时取起。临用抿脚挑膏，手心中捺化，摊油纸上，用葱汤洗净疮，对患贴之。

【功用与主治】冻风。皮肉损烂，脓水淋漓，痒痛不止者。

编号：336

方名：绛玉散

方剂组成与剂量

药名	用量	药名	用量
黄丹	60 g	绿豆粉	90 g

【出处】《卫生宝鉴》卷十九。

【制法与用法】上为末。清油调，鸡翎扫于疮上，后掺胜金散覆之。

【功用与主治】小儿头上并身上湿疮，时复痒痛，皮肤湿烂，久不愈。

编号：337

方名：神仙换肌丸

方剂组成与剂量

药名	用量	药名	用量	药名	用量
蝉蜕	30 g	僵蚕	30 g	防风	30 g
片芩	30 g	何首乌	30 g	栀子	24 g
白芷	24 g	荆芥穗	21 g	羌活	21 g
地肤子	15 g				

【出处】《外科大成》卷四

【制法与用法】上为末，酒糊为丸，如绿豆大。每服 20～30 丸，口服。

【功用与主治】皮肤风热，如蚤虱叮咬，痒不可忍。

编号：338

方名：除湿丸

方剂组成与剂量

药名	用量	药名	用量	药名	用量
威灵仙	30 g	猪苓	30 g	栀仁	30 g
黄芩	30 g	黄连	30 g	连翘	30 g
当归尾	30 g	泽泻	30 g	紫草	45 g
茜草根	45 g	赤苓皮	45 g	白鲜皮	60 g
粉丹皮	30 g	干生地	60 g		

【出处】《赵炳南临床经验集》。

【制法与用法】上为细末，水泛为丸，如绿豆大。每次 3～6 g，一日两次，温水送下。

【功用与主治】祛风除湿止痒。主治急性湿疹、牛皮癣、婴儿湿疹、单纯糠疹、多型红斑等。

编号：339

方名：蚕蝎归芪汤

方剂组成与剂量

药名	用量	药名	用量	药名	用量
当归	15 g	黄芪	15 g	茯苓	10 g
僵蚕	3 g	半夏	3 g	全蝎	1 个
陈皮	1.5 g				

【出处】《辨证录》卷九。

【制法与用法】水煎服。

【功用与主治】祛风止痒。

编号：340

方名：**神仙秘宝丹**

方剂组成与剂量

药名	用量	药名	用量	药名	用量
白花蛇头	1 枚	乌蛇头	1 枚	赤足蜈蚣	2 枚
附子	1 枚	白花蛇项后肉	21 g	朱砂	18 g
白僵蚕	15 g	雄雀	1 枚	全蝎	15 g
天麻	15 g	天南星	15 g	人参	15 g
沉香	15 g	五灵脂	24 g	川芎	3 g
脑子	3 g	乳香	3 g	没药	3 g
牛黄	3 g	血竭	3 g	麝香	3 g

【出处】《杨氏家藏方》卷一。

【制法与用法】上为细末，入脑子等末，拌研极匀，用好无灰酒和丸，每 33 g。

【功用与主治】瘙痒顽痹。

编号：341

方名：**秦艽丸（一）**

方剂组成与剂量

药名	用量	药名	用量	药名	用量
秦艽	30 g	乌蛇	90 g	牛蒡子	1 g
防风	15 g	枳壳	30 g	栀子仁	1 g
犀角屑	1 g	赤茯苓	30 g	苦参	30 g

【出处】《太平圣惠方》卷五十三。

【制法与用法】上为末，炼蜜为丸，如梧桐子大。每服三十丸，食后煎竹叶汤送下。

【功用与主治】糖尿病病人皮肤瘙痒。

编号：342

方名：**柴胡防风汤**

方剂组成与剂量

药名	用量	药名	用量
柴胡	适量	防风	适量
荆芥	适量	甘草	适量

【出处】《伤寒大白》卷二。

【功用与主治】少阳身痒。

编号：343

方名：除湿饮

方剂组成与剂量

药名	用量	药名	用量	药名	用量
苍术	3 g	白术	3 g	骨皮	3 g
白鲜皮	3 g	白附子	3 g	五加皮	3 g
僵蚕	3 g	秦艽	3 g	连翘	3 g
白芷	3 g	羌活	3 g	防风	3 g
蝉蜕	10 g	生草	3 g		

【出处】《揣摩有得集》。

【制法与用法】生姜为引，水煎服。

【功用与主治】身受潮湿，遍体发痒，或起疙瘩，或成疥疮。

编号：344

方名：秦艽丸（二）

方剂组成与剂量

药名	用量	药名	用量	药名	用量
秦艽	45 g	乌蛇	45 g	苦参	45 g
升麻	45 g	枳壳	45 g	黄芩	45 g
防风	45 g	恶实	60 g	大黄	60 g

【出处】《圣济总录》卷十一。

【制法与用法】上为细末，炼蜜为丸，如梧桐子大。每服30丸，食后以温浆水送下。

【功用与主治】肺热风，皮肤疮癣，瘙痒。

编号：345

方名：莽草汤

方剂组成与剂量

药名	用量	药名	用量	药名	用量
莽草	30 g	藁本	30 g	桔梗	30 g
地榆	30 g	谷精草	30 g	生干地黄	30 g
枳壳	30 g	蜂窝	1 枚		

【出处】《圣济总录》卷十一。

【制法与用法】上为粗散。每用90 g，水一斗，煎至八升，趁热淋患处。

【功用与主治】祛风止痒。主治痒风，皮肤疼痛瘙痒。

编号：346

方名：秦艽丸（三）

方剂组成与剂量

药名	用量	药名	用量	药名	用量
秦艽	45 g	防己	45 g	松脂	45 g
枳壳	75 g	蒺藜子	75 g	苦参	30 g
白术	30 g	川芎	30 g	防风	30 g
附子	30 g	蒴藋	30 g	干姜（炮）	30 g

【出处】《圣济总录》卷十一

【制法与用法】上为末，炼蜜为丸，如梧桐子大。每服 20 丸，渐加至 30 丸，早晚食前温酒送下。

【功用与主治】风瘙瘾疹，搔之愈甚。

编号：347

方名：秦艽丸（四）

方剂组成与剂量

药名	用量	药名	用量	药名	用量
秦艽	30 g	石膏	30 g	甘草	30 g
升麻	30 g	桑根白皮	30 g	大黄	30 g
枳壳	1 g	葛根	1 g		

【出处】《圣济总录》卷一一六。

【制法与用法】上为粗末。每服 6 g，水一盏，加淡竹沥半合，煎至七分，去滓温服。

【功用与主治】因高声呼吸冷风，或因哀哭伤气，或饮食热气所冲，皆至伤肺，使气喘促，皮肤风痒，四肢疼痛，鼻塞干痛。

编号：348

方名：桂枝麻黄各半汤

方剂组成与剂量

药名	用量	药名	用量	药名	用量
桂枝	50 g	芍药	30 g	生姜	30 g
甘草	30 g	麻黄	30 g	大枣	4 枚
杏仁	24 枚				

【出处】《伤寒论》。

【制法与用法】以水五升，先煮麻黄一两沸，去上沫，纳诸药，煮取一升八合，去滓，温服六合。

【功用与主治】小发其汗，以解表邪。治太阳病，得之八九日，如疟状，发热恶寒，热多寒少，面色反有热色，身痒者。

编号：349

方名：莽草丸

方剂组成与剂量

药名	用量	药名	用量	药名	用量
莽草	30 g	天麻	30 g	川升麻	30 g
乌蛇	60 g	蝉蜕	30 g	细辛	30 g
赤茯苓	30 g	蚵（蝴）	15 g	附子	30 g
川芎	30 g	甘草	30 g	麝香（细研）	0.3 g

【出处】《太平圣惠方》卷二十四。

【制法与用法】上为末，入麝香，同研令匀，炼蜜为丸，如梧桐子大。每服15丸，食前温酒送下。

【功用与主治】祛风止痒。主治痒风，皮肤瘙痒如虫行，头目旋闷。

编号：350

方名：莽草散（一）

方剂组成与剂量

药名	用量	药名	用量	药名	用量
莽草	30 g	羌活	1 g	羚羊角屑	1 g
景天	1 g	白蒺藜	1 g	芫蔚子	1 g
凌霄花	1 g	鬼箭羽	1 g	丹参	1 g
防风	1 g	细辛	1 g	枳壳	1 g

【出处】《太平圣惠方》卷六十九。

【制法与用法】上为散，每服10 g，以水一中盏，煎至六分，去滓温服，不拘时候。

【功用与主治】祛风止痒。主治妇人血风，皮肤瘙痒，心胸烦闷。

编号：351

方名：莽草散（二）

方剂组成与剂量

药名	用量	药名	用量	药名	用量
莽草	30 g	麻黄	1 g	沙参	1 g
独活	15 g	黄芪	15 g	白蒺藜	1 g
防风	15 g	川芎	15 g	犀角屑	15 g
天门冬	1 g	凌霄花	15 g	甘草	15 g

【出处】《太平圣惠方》卷六十九。

【制法与用法】上为散。每服10 g，以水一中盏，煎至六分，去滓温服，不拘时候。

【功用与主治】祛风止痒。主治妇人风瘙，瘾疹遍身，瘙痒，状若虫行，或发或歇。

编号：352

方名：莽草膏（一）

方剂组成与剂量

药名	用量	药名	用量	药名	用量
莽草	30 g	当归	60 g	川芎	60 g
大戟	60 g	川椒	30 g	附子（去皮脐）	60 g
细辛	60 g	赤芍药	60 g	芫花	60 g
踯躅花	60 g	莔䓖	60 g		

【出处】《太平圣惠方》卷二十四。

【制法与用法】上细锉，以醋三分浸一宿，用猪脂三升都煎，令附子色黄为度，绵滤去滓。每取摩病处，一日两三次。

【功用与主治】祛风止痒。主治风瘙痒，皮肤生痦瘟，体肿疼痛。

编号：353

方名：莽草膏（二）

方剂组成与剂量

药名	用量	药名	用量	药名	用量
莽草	15 g	当归	30 g	川芎	30 g
羊踯躅	30 g	大戟	30 g	细辛	30 g
赤芍药	30 g	芫花	30 g	附子	30 g

【出处】《太平圣惠方》卷六十四。

【制法与用法】上细锉，用猪脂三斤煎之，候附子色黄，膏成，滤去滓，于瓷盒内贮之。取少许敷于疹上，一日四五次。

【功用与主治】赤丹，瘾疹而痒，搔之随手肿起。

编号：354

方名：铁弹丸

方剂组成与剂量

药名	用量	药名	用量	药名	用量
乳香	30 g	没药	30 g	川乌头	45 g
麝香	3 g	五灵脂	120 g		

【出处】《太平惠民和剂局方》。

【制法与用法】先将乳香、没药于荫凉处为细末，次入麝香。次入药末再研，水为丸，如弹子大。每服一丸，食后，临卧以薄荷酒磨化下。

【功用与主治】通经络，活血脉。主治卒暴中风，瘙痒无常。

编号：355

方名：莽草膏（三）

方剂组成与剂量

药名	用量	药名	用量	药名	用量
莽草	1 g	当归	30 g	川芎	30 g
大戟	30 g	细辛	30 g	苦参	60 g
芫花	30 g	川椒	30 g	附子	30 g
踯躅花	30 g	景天	30 g	蒴藋根	30 g

【出处】《太平圣惠方》卷六十九。

【制法与用法】上细锉,用炼成猪膏 1 000 g,入药煎,侯附子黄赤色,膏成,去滓,倾入瓷器中盛。涂于病上,一日三次。

【功用与主治】妇人风瘙,遍身生瘾疹,痒而搔之,随手肿起。

编号：356

方名：柴术参苓汤

方剂组成与剂量

药名	用量	药名	用量	药名	用量
白术	3 g	人参	3 g	茯苓	3 g
柴胡	1.5 g	川芎	1.5 g	山栀	1.5 g
芍药	1.5 g	甘草	1.5 g	熟地	2.4 g
当归	2.4 g				

【出处】《校注妇人良方》卷二十四。

【制法与用法】水煎服。

【功用与主治】妇人肝火血热,遍身瘙痒。

编号：357

方名：消风散（二）

方剂组成与剂量

药名	用量	药名	用量
苏州薄荷叶	等份	蝉蜕	等份

【出处】《古今医统大全》卷五十五。

【制法与用法】上为末。每服 3 g,食远温酒调下。

【功用与主治】皮风瘙痒。

编号：358

方名：柴苓参苓散

方剂组成与剂量

药名	用量	药名	用量	药名	用量
柴胡	1.5 g	芍药	1.5 g	人参	1.5 g
白术	1.5 g	茯苓	1.5 g	陈皮	1.5 g
当归	1.5 g	甘草	1 g	丹皮	1 g
山栀	1 g				

【出处】《明医杂著》卷八。

【制法与用法】上为末。每服 3 g，白汤送下。或丸服。

【功用与主治】小儿肝火血热，遍身瘙痒。

编号：359

方名：透毒散

方剂组成与剂量

药名	用量	药名	用量	药名	用量
乌犀角	30 g	净芦根	30 g	金银花	30 g
滑石粉	10 g	甘草粉	15 g	赤芍药	15 g
前胡	15 g	牛蒡子	15 g		

【出处】《全国中药成药处方集》。

【制法与用法】上为极细末。小儿一岁以上每服 0.3 g，两岁以上每服 0.6 g，三岁以上随症酌加，开水送下。

【功用与主治】清热解毒，透疹。主治小儿痧疹，痛痒难堪。

【忌宜】忌腥辣及燥性食物。

编号：360

方名：消风散（三）

方剂组成与剂量

药名	用量	药名	用量	药名	用量
荆芥	适量	僵蚕	适量	蝉蜕	适量
防风	适量	连翘	适量	甘草	适量

【出处】《麻症集成》卷四。

【制法与用法】水煎服。

【功用与主治】风热上攻，头目昏痛，鼻嚏声重，皮肤瘙痒。

编号：361

方名：胭脂膏

方剂组成与剂量

药名	用量	药名	用量	药名	用量
紫草	15 g	香油	120 g	黄蜡	60 g
乳香	15 g	没药	15 g		

【出处】《全国中药成药处方集》。

【制法与用法】紫草入香油内煎数滚,去滓,再入黄蜡化尽为度,再入乳香、没药收膏。用棉纸做如膏药状,贴患处。

【功用与主治】杀虫止痒,生肌消肿。

【忌宜】忌辛辣、油腻等物。

编号：362

方名：海桐皮洗剂

方剂组成与剂量

药名	用量	药名	用量	药名	用量
海桐皮	60 g	透骨草	30 g	乳香	10 g
没药	10 g	当归	15 g	花椒	15 g
红花	15 g	威灵仙	30 g	白芷	15 g
防风	15 g	甘草	15 g		

【出处】《中国皮肤病学简编》。

【制法与用法】煎汤熏洗。

【功用与主治】皮肤瘙痒症。

编号：363

方名：涂摩膏

方剂组成与剂量

药名	用量	药名	用量	药名	用量
护火草	等份	生姜	等份	盐	等份

【出处】《鸡峰普济方》卷二十二。

【制法与用法】研为膏。涂摩痒处。如遍身瘾疹,涂发甚处,余自消。

【功用与主治】瘾疹。

编号：364

方名：消风散（四）

方剂组成与剂量

药名	用量	药名	用量	药名	用量
明矾	10 g	蛇床子	10 g	皮消	10 g
桃丹	4.5 g	白鲜皮	10 g	地肤子	6 g
羌活	3 g	独活	3 g	土荆皮	6 g
荆芥	3 g	白附子	3 g	白芷	3 g

【出处】《青囊立效秘方》卷一。

【制法与用法】晒脆为细末，用烧酒、醋和搽。

【功用与主治】一切皮肤作痒，或起疙瘩，或破烂流黄水，游散不定。

编号：365

方名：海桐皮煎

方剂组成与剂量

药名	用量	药名	用量	药名	用量
海桐皮	30 g	桂	15 g	附子	30 g
牛膝	60 g	甘草	30 g	大黄	15 g
羌活	15 g	独活	15 g		

【出处】《圣济总录》卷一五〇。

【制法与用法】上为末。每次 90 g，先用黑豆一盏，生姜 15 g 切碎，水 5 L，同煎至 3 L，绞去滓，入前药末，煎如稀饧，以瓷盒盛。每服一匙头，煎当归酒调下。

【功用与主治】妇人血风走注，皮肤瘙痒或瘾疹丹起，筋脉肌肉疼痛。

编号：366

方名：消毒犀角饮子

方剂组成与剂量

药名	用量	药名	用量	药名	用量
犀角	4.5 g	防风	4.5 g	荆芥	4.5 g
牛蒡子	6 g	甘草	1.5 g		

【出处】《古今医统大全》卷八十一。

【制法与用法】水一盏半，煎七分，入犀角水，徐徐服。

【功用与主治】斑或瘾疹，瘙痒作痛，及风热疮毒。

编号：367

方名：消风散（五）

方剂组成与剂量

药名	用量	药名	用量	药名	用量
荆芥穗	60 g	甘草	60 g	川芎	60 g
羌活	60 g	白僵蚕	60 g	防风	60 g
茯苓	60 g	蝉壳	60 g	藿香叶	60 g
人参	60 g	厚朴	15 g	陈皮	15 g

【出处】《太平惠民和剂局方》卷一。

【制法与用法】上为细末。每服 6 g，茶清调下，如久病偏风，每日三服，便觉轻减，如脱着淋浴，暴感风寒，头痛身重，寒热倦疼，用荆芥茶清调下，温酒调下亦得，可并服之。小儿虚风，目涩昏困，及急慢惊风，用乳香、荆芥汤调下 1.5 g，并不拘时候。

【功用与主治】风湿上攻，或外侵肌肤，头目昏痛，瘙痒瘾疹，眼痒昏涩，耳鸣咳嗽，偏风，小儿疮疹，急慢惊风，胎风赤烂，妇人血风。

编号：368

方名：消风散（六）

方剂组成与剂量

药名	用量	药名	用量	药名	用量
天麻	30 g	防风	60 g	细辛	15 g
薄荷叶	15 g	川芎	30 g	甘草	30 g
吴白芷	30 g	朱砂	30 g		

【出处】《丹溪心法附余》卷一。

【制法与用法】上为细末。炼蜜为丸，如弹子大，朱砂为衣。每服一丸，细嚼，食后生姜汤送下；茶清亦可。

【功用与主治】及皮肤顽麻，瘙痒瘾疹；妇人血风，头皮肿痒。

编号：369

方名：浮萍丸

方剂组成与剂量

药名	用量
紫背浮萍	若干

【出处】《医宗金鉴》卷七十三。

【制法与用法】上为细末，炼蜜为丸，如弹子大。每服 1 丸，豆淋酒送下。

【功用与主治】主治白驳风，皮肤瘙痒病（瘾疹），白癜风，荨麻疹。

编号：370

方名：消风败毒散

方剂组成与剂量

药名	用量	药名	用量	药名	用量
海桐皮	适量	川乌	适量	丹皮	适量
川芎	适量	芍药	适量	干姜	适量
银花	适量	肉桂	适量	五加皮	适量
白芷	适量	前胡	适量	黄芪	适量
甘草	适量	甘菊	适量	人参	适量
羌活	适量	防风	适量		

【出处】《秘传大麻疯方》。

【制法与用法】加生姜，水煎，入好酒二小杯，热服。五帖后用藿香、白芷、前胡、甘草、黄芪、海桐皮、甘菊、人参、羌活、防风、芍药、僵蚕、生姜，水煎服。

【功用与主治】大麻风，形如鸡爪，手足动摇，遍身皆痒。

编号：371

方名：通天散

方剂组成与剂量

药名	用量	药名	用量
大黄	30 g	独生皂角	30 g

【出处】《杏苑生春》卷八。

【制法与用法】上为细末。每服 6 g，临卧时以冷酒调下。

【功用与主治】大风疾，遍身瘾疹瘙痒，麻木在下者。

编号：372

方名：桑枝煎

方剂组成与剂量

药名	用量	药名	用量	药名	用量
桑枝	18 kg	白蜜	60 g	黄明胶	30 g

【出处】《脚气治法总要》卷下。

【制法与用法】上以水六斗，煎桑枝取三斗，去滓，再以重汤煎取 2 L，下白蜜、黄明胶收膏，入瓷器中封贮之，每服一匙，以开水或无灰酒化服。

【功用与主治】脚气，四肢拘挛，遍体风痒干燥，咳嗽上气。

编号：373

方名：烟熏散

方剂组成与剂量

药名	用量	药名	用量	药名	用量
苍术	45 g	松香	60 g	大枫子	150 g
五倍子	75 g	苦参	45 g	黄柏	45 g
防风	45 g	白鲜皮	15 g	鹤虱	60 g

【出处】《外伤科学》。

【制法与用法】上为细末,取草纸两张,上置药物 6 g,卷成纸条,点火将烟熏于患处,每次 10 ～ 15 分钟。用药量多少可依据皮损范围大小而定,一般 9 ～ 12 g（6 g 约能燃 10 分钟）,每日两次。温度的标准,可依据患者耐受程度而定

【功用与主治】杀虫止痒。主治鹅掌风,慢性湿疹等皮肤干燥瘙痒者。

编号：374

方名：凉血润燥饮

方剂组成与剂量

药名	用量	药名	用量	药名	用量
生地	30 g	丹皮	9 g	紫草	15 g
茜草	12 g	黄芩	9 g	大青叶	15 g
玄参	9 g	麦冬	6 g	石斛	9 g
花粉	9 g	白蒺藜	9 g		

【出处】《朱仁康临床经验集》。

【制法与用法】水煎服。

【功用与主治】凉血清热,滋阴润燥。主治皮肤瘙痒。

编号：375

方名：黄土汤

方剂组成与剂量

药名	用量
伏龙肝	适量

【出处】《普济方》卷一〇八引《旅舍方》。

【制法与用法】上为细末。每服 6 g,生姜蜜汤调下。

【功用与主治】赤疹瘙痒,烦躁昏闷。

编号：376

方名：涂擦雄黄膏

方剂组成与剂量

药名	用量	药名	用量	药名	用量
猪肪脂	90 g	天麻	10 g	香白芷	10 g
巴豆	5 个	轻粉	6 g	黄蜡	15 g
雄黄	15 g	麝香	15 g		

【出处】《御药院方》卷十。

【制法与用法】上以猪肪脂煮天麻、白芷、巴豆黄色，滤去巴豆等不用，澄清，入上项轻粉等四味和匀，放冷为度。每用少许，临卧涂掺患处。以痒住为度。

【功用与主治】发际内诸痒疮，及肤起瘾疹，痒不可忍。

编号：377

方名：润肤丸

方剂组成与剂量

药名	用量	药名	用量	药名	用量
桃仁	30 g	红花	30 g	熟地	30 g
独活	30 g	防风	30 g	防己	30 g
粉丹皮	45 g	川芎	45 g	全归	45 g
羌活	60 g	生地	60 g	白鲜皮	60 g

【出处】《赵炳南临床经验集》。

【制法与用法】共为细末，水泛为丸，如绿豆大。每服一至 6 g，温开水送下，一日两次。

【功用与主治】活血润肤，散风止痒。主治牛皮癣（白疕风），鱼鳞癣（蛇皮癣），皮肤淀粉样变（松皮癣），毛发红糠疹，脂溢性湿疮，皲裂性湿疹（鹅掌风）。

编号：378

方名：黄雄漆丸

方剂组成与剂量

药名	用量	药名	用量
严漆	30 g	蟹黄	15 g

【出处】《解围元薮》卷三。

【制法与用法】拌匀，晒，渐去面上汗水，待尽，又加水飞雄黄、牙皂末各 15 g，为丸，不可见日，晒则不干。每服 1 g，温酒送下。

【功用与主治】蛇皮鱼鳞，痒风。

编号：379　　　　　　　　　　　　　　　　　方名：**润燥泻肺汤**

方剂组成与剂量

药名	用量	药名	用量	药名	用量
玉竹	12 g	蒌皮	10 g	桑皮	10 g
沙参	10 g	麦冬	6 g	黄芩	3 g
贝母	6 g	杏仁	10 g	苡仁	12 g

【出处】《医醇剩义》卷二。

【制法与用法】梨汁半杯冲服。

【功用与主治】肺火自本经而发者,缘燥气相逼,清肃之令不能下行,故肺气焦满,微喘而咳,烦渴欲饮,鼻端微红,肌肤作痒。

编号：380　　　　　　　　　　　　　　　　　方名：**浣肌散**

方剂组成与剂量

药名	用量	药名	用量	药名	用量
枫香	30 g	荆芥穗	30 g	大黄	60 g
苦参	60 g	当归	60 g	升麻	60 g
白蒺藜	60 g	枳壳（去瓤,炒）	60 g	射干	45 g

【出处】《杨氏家藏方》卷十二。

【制法与用法】上同焙干,碾为细末,入枫香和匀。每用15 g,水三升,同煎三五沸,通手淋洗。

【功用与主治】风热客搏,皮肤瘙痒,隐疹痞瘤,疮疡疥癣,抓之出水,浸淫不止,或风气游走暴肿。荨麻疹。

编号：381　　　　　　　　　　　　　　　　　方名：**黄丸子**

方剂组成与剂量

药名	用量	药名	用量	药名	用量
甘草	90 g	细辛	90 g	川乌头	90 g
白术	60 g	川芎	60 g	缩砂	60 g
羌活	60 g	白芷	120 g	雄黄	30 g

【出处】《魏氏家藏方》卷一。

【制法与用法】上为细末,炼蜜为丸,如弹子大。每服一丸,细嚼,白汤任下,不拘时候。

【功用与主治】丈夫妇人,一切诸风,遍身痒闷,及风虚卒中。

编号：382

方名：**通真丸**

方剂组成与剂量

药名	用量	药名	用量	药名	用量
当归	等份	苍术	等份	肉桂	等份
防风	等份	川芎	等份	人参	等份
白芍药	等份	白薇	等份	熟地黄	等份
牡丹皮	等份	茴香	等份	白术	等份
白茯苓	等份	桔梗	等份	附子	等份
泽兰叶	等份				

【出处】《世医得效方》卷十五。

【制法与用法】上为末，炼蜜为丸。血风瘾疹瘙痒，薄荷蜜汤送下。

【功用与主治】血风瘾疹瘙痒。

编号：383

方名：**理湿止痒扑药**

方剂组成与剂量

药名	用量	药名	用量	药名	用量
地肤子	30 g	僵蚕	15 g	白鲜皮	15 g
白芷	10 g	荆芥穗	15 g	茵陈	15 g
败酱草	15 g	白矾	10 g	益元散	15 g

【出处】《慈禧光绪医方选议》。

【制法与用法】上为极细末，装布袋内，随便擦于患处。

【功用与主治】祛风利湿止痒。

编号：384

方名：**救割全生汤**

方剂组成与剂量

药名	用量	药名	用量	药名	用量
人参	60 g	当归	90 g	荆芥	10 g

【出处】《石室秘录》卷四。

【制法与用法】水煎服。

【功用与主治】遍身发痒。

编号：385

方名：通经逐瘀汤

方剂组成与剂量

药名	用量	药名	用量	药名	用量
刺猬皮	9 g	薄荷	9 g	地龙	9 g
皂刺	6 g	赤芍	6 g	桃仁	6 g
连翘	9 g	银花	9 g		

【出处】《中医皮肤病学简编》。

【制法与用法】水煎服。

【功用与主治】通经化瘀，活血消风。主治慢性顽固性荨麻疹。瘀血阻于经隧，营卫之气不得宣通，风邪久郁而致风痦瘟日久发作之证。

【加减】血热，加山栀、生地；风冷，加麻黄、桂枝；虚热，加银柴胡、地骨皮；喘咳，加杏仁、苏梗。

编号：386

方名：黄连汤

方剂组成与剂量

药名	用量	药名	用量
芒硝	75 g	黄连	75 g

【出处】《外台秘要》卷十五引《范汪方》。

【制法与用法】上以水八升，煮取四升，去滓，洗风痒处，一日两次。

【功用与主治】瘾疹百疗不愈；热不散，体生细疮，并热不已。

编号：387

方名：黄芪丸（一）

方剂组成与剂量

药名	用量	药名	用量	药名	用量
黄芪	30 g	杜蒺藜	30 g	川楝子	30 g
茴香	30 g	川乌	30 g	赤小豆	30 g
地龙	30 g	防风	30 g	乌药	60 g

【出处】《太平惠民和剂局方》卷五。

【制法与用法】上为细末，酒煮面糊为丸，如梧桐子大。每服十五丸，空腹以温酒送下，盐汤亦得，妇人醋汤送下。

【功用与主治】妇人血风，肢体痒痛，脚膝缓弱，起坐艰难。

编号：388

方名：黄芪丸（二）

方剂组成与剂量

药名	用量	药名	用量	药名	用量
黄芪	60 g	防风	60 g	麦门冬	60 g
羌活	60 g	五加皮	45 g	甘草	30 g
升麻	30 g	苦参	30 g	白鲜皮	30 g
菊花	30 g	枳壳	30 g	黄连	30 g
车前子	30 g	葶苈	15 g		

【出处】《圣济总录》卷十三。

【制法与用法】上为末，炼蜜为丸，如梧桐子大。每服二十丸，空腹食前以温酒送下，加至三十丸。

【功用与主治】热毒风上攻，头旋目眩，耳聋心烦，皮肤瘙痒。

编号：389

方名：黄芪丸（三）

方剂组成与剂量

药名	用量	药名	用量	药名	用量
黄芪	1 g	蒺藜子	1 g	防风	1 g
柴胡	1 g	白术	1 g	山芋	1 g
甘菊花	1 g	茯神	1 g	甘草	1 g
秦艽	1 g	山栀子仁	15 g	枳壳	15 g
羌活	15 g	黄连	15 g		

【出处】《圣济总录》卷一〇七。

【制法与用法】上为末，炼蜜为丸，如梧桐子大。每服三十丸，茶送下。

【功用与主治】风攻头目，多泪昏涩，身体痹，皮肤风痒。

编号：390

方名：蛇床子汤（一）

方剂组成与剂量

药名	用量	药名	用量
蛇床子	15 g	当归尾	15 g
威灵仙	15 g	苦参	15 g

【出处】《外科正宗》卷四。

【制法与用法】水五碗，煎数滚，入盆内。先熏，待温浸洗。两次愈。

【功用与主治】肾囊风，湿热为患，疙瘩作痒，搔之作疼者。

编号：391

方名：黄芪散（一）

方剂组成与剂量

药名	用量	药名	用量	药名	用量
黄芪	15 g	零陵香	0.3 g	赤芍药	3 g
川芎	3 g	天麻	3 g	防风	3 g
生干地黄	3 g	黄蜡	75 g	清油	250 g

【出处】《圣济总录》卷一三〇。

【制法与用法】上除蜡外，都一处用银石器内以油浸七日，用文武火煎焦黄色，以绵滤去滓，下黄蜡再煎令蜡化，盛于瓷器中。每用以软帛薄摊贴之。

【功用与主治】舒筋脉，消肿毒，止疼痛。主治痈疽疮疖，皮肤瘙痒，筋脉紧急。

编号：392

方名：黄芪酒

方剂组成与剂量

药名	用量	药名	用量	药名	用量
黄芪	30 g	防风	30 g	官桂	30 g
石斛	30 g	虎骨	30 g	当归	30 g
白芍药	30 g	木香	30 g	云母粉	30 g
茵陈叶	30 g	仙灵脾	30 g	天麻	30 g
萆薢	30 g	甘草	30 g	川续断	30 g

【出处】《济生方》卷三。

【制法与用法】上锉，如麻豆大，以生绢袋盛，以好酒一斗浸之，春五日，夏三日，秋七日，冬十日。每服一盏，温服之，不拘时候。常令酒气相续为佳。

【功用与主治】风湿痹。身体顽麻，皮肤燥痒，筋脉挛急，言语謇涩，手足不遂，时觉不仁。

编号：393

方名：搽绿药粉

方剂组成与剂量

药名	用量	药名	用量
硼砂	90 g	自然铜	30 g

【出处】《赵炳南临床经验集》。

【制法与用法】同搽黄药粉。

【功用与主治】杀虫止痒。主治神经性皮炎（干癣）及角化过度类皮损。

编号：394

方名：蛇床子汤（二）

方剂组成与剂量

药名	用量	药名	用量	药名	用量
蛇床子	180 g	蒺藜皮	180 g	防风	90 g
川大黄	30 g	大戟	90 g	芫蔚子	120 g
白矾	60 g				

【出处】《太平圣惠方》卷六十九。

【制法与用法】上为末。以水一斗，煎至五升，次入酒二升，更煎十余沸，去滓。看冷暖，于避风处洗之。

【功用与主治】妇人血风，举体痒如虫行皮上，搔之皮起，欲成疮。

编号：395

方名：鹿儿膏

方剂组成与剂量

药名	用量	药名	用量
赤铅华	120 g	松香	240 g

【出处】《走马疳急方》。

【制法与用法】上为细末，贮葱管内，入于汁中煮数沸，去葱取药，再研细，加茅君散（即苍术）120 g，水银蜡3 g，和匀外用。

【功用与主治】胎毒头疮，脓血满头，腥臭，滋水淋漓，延及肢体，或痛或痒。

编号：396

方名：麻风膏

方剂组成与剂量

药名	用量	药名	用量	药名	用量
麻黄	15 g	羌活	60 g	升麻	6 g
白檀香	3 g	白及	3 g	防风	3 g
归身	3 g				

【出处】《内外科百病验方大全》。

【制法与用法】用香油150 g，将各药浸泡五日，慢火熬祜，去药；用细布沥净淹，加黄蜡15 g，再熬数滚启起，冷透火毒，抹搽。

【功用与主治】面上或身上风热浮肿，痒如虫行，肌肤干燥，时起白屑，时发极痒，抓破时流黄水，或破烂见血，痛楚难堪。

编号：397

方名：麻黄方

方剂组成与剂量

药名	用量	药名	用量	药名	用量
麻黄	3 g	杏仁	4.5 g	干姜皮	3 g
浮萍	3 g	白鲜皮	15 g	陈皮	10 g
丹皮	10 g	白僵蚕	10 g	丹参	15 g

【出处】《赵炳南临床经验集》。

【制法与用法】水煎服。

【功用与主治】开腠理，和血止痒。主治慢性荨麻疹。

编号：398

方名：麻黄汤（一）

方剂组成与剂量

药名	用量	药名	用量	药名	用量
麻黄	90 g	生姜	90 g	防风	60 g
川芎	30 g	芍药	30 g	当归	30 g
蒺藜子	30 g	甘草	30 g	独活	30 g
乌喙	30 g	人参	30 g		

【出处】方出《外台秘要》卷十五引《崔氏方》。

【制法与用法】上切片。以水九升，煮取二升八合绞去滓，分三次温服，讫，进粥食三日。

【功用与主治】风疹遍身。风瘙瘾疹，搔之随手起，痒痛烦闷。

【忌宜】慎生冷、酢滑、猪肉、冷水、海藻、菘菜。

编号：399

方名：黑豆油膏

方剂组成与剂量

药名	用量	药名	用量
黑豆油	5%	氧化锌	15%

【出处】《赵炳南临床经验集》。

【制法与用法】直接涂于皮损处。

【功用与主治】止痒，使角质还原。

【临床应用】沈红用黑豆油膏治疗皮肤病178例（中医外治杂志，1996，04：6）。

编号：400

方名：麻黄汤（二）

方剂组成与剂量

药名	用量	药名	用量	药名	用量
麻黄	30 g	黄连	30 g	当归	30 g
羌活	30 g	白芷	30 g	王不留行	45 g
甘草	45 g	防风	45 g	川芎	45 g
白蒺藜	45 g	天雄	45 g	桑根	60 g
桑白皮	60 g	石膏	60 g	红蓝花	15 g

【出处】《圣济总录》卷十一。

【制法与用法】上锉，如麻豆大。每服6 g，以水一盏，加生姜三片，煎至七分，去滓温服。

【功用与主治】风瘙痒瘾疹，时时发动。

编号：401

方名：麻黄汤（三）

方剂组成与剂量

药名	用量	药名	用量	药名	用量
麻黄	15 g	羌活	15 g	川芎	15 g
射干	15 g	荆芥穗	15 g	山栀子仁	15 g
紫苏叶	15 g	杏仁	15 g	牡丹皮	15 g
细辛	15 g	白僵蚕	15 g	牵牛子	15 g

【出处】《圣济总录》卷五十。

【制法与用法】上为粗末。每服6 g，以水一盏，加生姜两片，煎取七分，去滓，食后临卧温服。

【功用与主治】肺脏风热，头目昏眩，皮肤瘙痒，夜卧身体如虫行。

编号：402

方名：痒痛立效丹

方剂组成与剂量

药名	用量	药名	用量	药名	用量
麻黄	24 g	蜈蚣	2 条	干姜	15 g
南星	10 g	肉桂	6 g	蟾酥	1 g

【出处】《赵炳南临床经验集》引《外科名隐集》。

【制法与用法】上为末，装入胶囊。每次0.3～1 g，每日两次，白开水送下。

【功用与主治】散风止痒。主治风疹、荨麻疹、皮肤瘙痒等症。

编号：403　　　　　　　　　　　　　　　　　　　　　方名：**麻黄饮**

方剂组成与剂量

药名	用量	药名	用量	药名	用量
麻黄	15 g	防风	15 g	羌活	20 g
石膏	20 g	黄芩	12 g	滑石	30 g
陈皮	21 g	紫萍	22.5 g	鼠粘子	22.5 g
缩砂	7.5 g	苍耳草	10.5 g	苍术	15 g
薄荷叶	4.5 g	荆芥	7.5 g		

【出处】《医学纲目》卷二十。

【制法与用法】上切片。每服18 g，以水一盏半猛火煎取六分，入好酒四五滴，去滓热服。须得通身有汗，其疮自安。

【功用与主治】湿热症，上体生疮，或痒或痛，黄水浸淫，结痂堆起，延蔓于三阳之分，窠小，带红肿。

编号：404　　　　　　　　　　　　　　　　　　　　　方名：**麻桂各半汤**

方剂组成与剂量

药名	用量	药名	用量	药名	用量
桂枝	6 g	麻黄	3 g	赤芍	9 g
杏仁	6 g	生甘草	4 g	大枣	6 g

【出处】《中医皮肤病学简编》。

【制法与用法】水煎服。

【功用与主治】皮肤瘙痒症。

【临床应用】侯树德用加减麻桂各半汤治疗荨麻疹120例，瘙痒基本消失（中医杂志，2010，S2：5-6）。

编号：405　　　　　　　　　　　　　　　　　　　　　方名：**景天花散**

方剂组成与剂量

药名	用量	药名	用量	药名	用量
景天花	3 g	红曲	15 g	朴硝	10 g

【出处】《圣济总录》卷十一。

【制法与用法】上为细散。每服4 g，食后、临卧温酒调下。

【功用与主治】脾肺风毒，遍身发疮瘑，瘙痒烦躁。

编号：406

方名：麻黄加术汤

方剂组成与剂量

药名	用量	药名	用量	药名	用量
麻黄	90 g	桂枝	30 g	甘草	30 g
杏仁	70 个	白术	120 g		

【出处】《金匮》卷上。

【制法与用法】上以水九升，先煮麻黄，减二升，去上沫，纳诸药，煮取二升半，去滓，温服八合。覆取微似汗。

【功用与主治】发汗。主治寒湿性荨麻疹，风寒夹湿，留着肌表，身体烦疼。

【临床应用】刘柏用麻黄加术汤治疗荨麻疹瘙痒取得不错效果（山东中医学院学报，1980，03：66）。

编号：407

方名：清气汤

方剂组成与剂量

药名	用量	药名	用量	药名	用量
茯苓	适量	半夏	适量	木香	适量
广皮	适量	厚朴	适量		

【出处】《证因方论集要》卷四。

【制法与用法】水煎服。

【功用与主治】内气不清，外气不净，身痒。

编号：408

方名：清凉散

方剂组成与剂量

药名	用量	药名	用量	药名	用量
飞月石	15 g	梅片	3 g	青黛	10 g
轻粉	3 g	明雄黄	10 g	石膏	60 g
川黄柏	15 g				

【出处】《青囊秘传》。

【制法与用法】外敷。

【功用与主治】丹毒抓痒。

编号：409

方名：**清肌散**

方剂组成与剂量

药名	用量	药名	用量
败毒散	45 g	薄荷	10 g
蝉蜕	27 个	天麻	10 g

【出处】《世医得效方》卷十八。

【制法与用法】上分作六服。每服以水一盏半，加生姜三片煎，温服取效。

【功用与主治】风寒暑湿外搏肌肤，发为瘾疹，遍身搔痒，或赤或白，口苦咽干，或作寒热。

编号：410

方名：**清金丸**

方剂组成与剂量

药名	用量	药名	用量
黄芩	120 g	黄连	60 g
黄柏	24 g	山栀	56 g

【出处】《活人方》卷一。

【制法与用法】水泛为丸。午后临睡热茶吞服 6 g。

【功用与主治】脏腑实火内炽，以致肺金枯燥，斑疹发痒，三消燥渴，二便不通者。

编号：411

方名：**清热止痒汤**

方剂组成与剂量

药名	用量	药名	用量	药名	用量
泽泻	9 g	木通	9 g	茯苓	9 g
金银花	9 g	连翘	9 g	牛蒡子	9 g
白芍	9 g	知母	6 g	防风	6 g
苍术	6 g	荆芥	3 g	蝉蜕	3 g
甘草	3 g				

【出处】《林如高骨伤验方歌诀方解》。

【制法与用法】水煎服。

【功用与主治】清热利湿，消肿止痒。主治接触性皮炎。

编号：412

方名：清痒汤

方剂组成与剂量

药名	用量	药名	用量	药名	用量
黄芪	1.5 g	防风	1.5 g	荆芥	1.5 g
苦参	1.5 g	蝉蜕	1.5 g	蒺藜	1.5 g
僵蚕	1.5 g	当归	1.5 g	生地	1.5 g
赤芍	1.5 g	川芎	1.5 g	何首乌	1.5 g

【出处】《仙拈集》卷三引《全生方》。

【制法与用法】上水煎，晚徐服。

【功用与主治】小儿浑身风疹，密如蚕子，痒不可当。

编号：413

方名：清肝渗湿汤

方剂组成与剂量

药名	用量	药名	用量	药名	用量
川芎	3 g	当归	3 g	白芍	3 g
山栀	3 g	生地	3 g	黄连	3 g
连翘	3 g	龙胆草	3 g	银柴胡	1.8 g
泽泻	1.8 g	木通	1.8 g	滑石	6 g
芦荟	1.5 g	甘草	1 g	防风	2.4 g

【出处】《外科正宗》卷四。

【制法与用法】水二盅，加淡竹叶20片、灯芯各20茎，煎八分，食前服。

【功用与主治】肝经郁滞，邪火流行，致阴肿痛，或风热作痒。

编号：414

方名：清热止痒面药

方剂组成与剂量

药名	用量	药名	用量	药名	用量
荆芥穗	3 g	薄荷	3 g	僵蚕	10 g
海桐皮	6 g	黄连	2.4 g	冰片	0.15 g

【出处】《慈禧光绪医方选议》。

【制法与用法】上为细面。茶卤调敷患处。

【功用与主治】清热散风，除湿止痒。治疗顽固性痒疹。

编号：415

方名：清热养血汤

方剂组成与剂量

药名	用量	药名	用量	药名	用量
生地	适量	玄参	适量	白蒺藜	适量
当归	适量	川芎	适量	黄芪	适量
白芍	适量	黄芩	适量	甘草	适量
陈皮	适量				

【出处】《证因方论集要》卷四。

【制法与用法】水煎服。

【功用与主治】补血虚,清血热。主治夜常身痒,搔之热蒸皮内。

编号：416

方名：斑蝥醋浸剂

方剂组成与剂量

药名	用量	药名	用量	药名	用量
全虫	16 个	斑蝥	12 个	皮硝	12 g
乌梅肉	30 g	米醋	500 g		

【出处】《赵炳南临床经验集》。

【制法与用法】上药入醋内浸泡七昼夜,过滤备用,涂于患处。

【功用与主治】杀虫止痒。主治神经性皮炎（顽癣）,皮肤瘙痒症（瘾疹）。

【忌宜】皮肤有损伤者勿用。

编号：417

方名：散斑饮

方剂组成与剂量

药名	用量	药名	用量	药名	用量
玄参	15 g	升麻	6 g	白芷	3 g
荆芥	6 g	甘草	3 g	麦冬	15 g
生地	30 g	黄连	3 g	天花粉	10 g

【出处】《辨证录》卷十。

【制法与用法】水煎服。一剂斑消,二剂全消。

【功用与主治】解表泻火。主治肺火内郁,满身细小之斑密密排列,斑上皮肤时痒。

编号：418

方名：清凉润燥汤

方剂组成与剂量

药名	用量	药名	用量	药名	用量
当归	4.5 g	生地	4.5 g	黄连	3 g
黄芩	3 g	芍药	3 g	川芎	3 g
天麻	2.4 g	防风	2.4 g	羌活	2.4 g
荆芥	2.4 g	细辛	1.8 g	甘草	1.5 g

【出处】《赤水玄珠》卷十二。

【制法与用法】水煎服。

【功用与主治】皮肤瘙痒，头面手足麻。

【加减】麻甚者，加川乌（炮过）1 g，以行经络。

编号：419

方名：羚羊散

方剂组成与剂量

药名	用量	药名	用量	药名	用量
羚羊角屑	30 g	防风	1 g	枳壳	15 g
蒺藜	15 g	川大黄	30 g	玄参	30 g
乌蛇皮	30 g	甘草	15 g	秦艽	1 g

【出处】《太平圣惠方》卷二十四。

【制法与用法】上为散。每服 10 g，以水一中盏，煎至五分，去滓，入牛蒡根汁半合 . 更煎 30 g 沸，温服，不拘时候。

【功用与主治】风热，皮肤生瘖瘟，痒痛。

编号：420

方名：葛粉丸

方剂组成与剂量

药名	用量	药名	用量	药名	用量
黄柏	等份	苦参	等份	葛粉	等份
枳壳	等份	荆芥穗	等份		

【出处】《医方类聚》卷一四一引《王氏集验方》。

【制法与用法】上为细末，米糊为丸，如梧桐子大。每服 50 丸，空腹米饮送下。

【功用与主治】酒痢便血，及一切风热，皮肤瘙痒。

编号：421

方名：**清热活血汤**

方剂组成与剂量

药名	用量	药名	用量	药名	用量
生地	30 g	银花	15 g	土茯苓	30 g
荆芥	9 g	防风	9 g	红花	9 g
赤芍	9 g	三棱	9 g	莪术	9 g
刺蒺藜	30 g				

【出处】《中西医结合皮肤病学》。

【制法与用法】水煎服。

【功用与主治】清热解毒，活血化瘀，祛风止痒。主治痒疹血热血瘀证，结节性痒疹、各种痒疹、钱币状湿疹、银屑病、皮肤淀粉样变等。

【加减】大便秘结者，加川军 9 g。

【忌宜】孕妇忌用。

【临床应用】景红梅应用加减清热活血汤治疗结节性瘙痒，有效率 91.7%（中医临床研究，2014，26：77-78）。

编号：422

方名：**大消风散**

方剂组成与剂量

药名	用量	药名	用量	药名	用量
防风	360 g	蒺藜	360 g	荆芥	360 g
苦参	360 g	乳香	60 g	没药	60 g
麝香	15 g	当归	240 g	黄柏	240 g
黄芩	300 g	胡麻	300 g	大枫子肉	300 g

【出处】《解围元薮》卷三。

【制法与用法】先以一料去大枫子、没、麝、乳，均作十帖煎服。再用一全料，不见火，为末，酒、米糊为丸，如梧桐子大。辰、午、戌时各服 10 g，温酒下。如服此药，需用细辛、苍耳草、豨莶草、遍地香、马鞭子草煎汤，不时洗浴，待汗透神爽方止，久则脱愈。

【功用与主治】鸡爪、痒风、脱跟、鱼鳞、鹅掌风。

【加减】如面上病重，加白芷、风藤、蝉壳各 120 g，升麻 15 g；口眼歪斜，加白僵蚕 120 g；四肢重，加羌活、独活各 120 g。

编号：423   方名：**羚羊角散**

方剂组成与剂量

药名	用量	药名	用量	药名	用量
羚羊角屑	30 g	白鲜皮	30 g	黄芩	1 g
防风	30 g	人参	1 g	杏仁	1 g
麻黄	30 g	羌活	30 g	白蒺藜	30 g
甘草	30 g	生干地黄	1 g	枳壳	15 g

【出处】《太平圣惠方》卷二十四。

【制法与用法】上为粗散。每服 12 g，以水一中盏煎至五分，去滓，入酒一合，更煎沸 1～2 次，温服，不拘时候。

【功用与主治】风瘾疹，身痒痛。

编号：424   方名：**硫痒膏**

方剂组成与剂量

药名	用量	药名	用量
硫黄粉	30 g	止痒药膏	270 g

【出处】《赵炳南临床经验集》。

【制法与用法】上药调匀，外敷患处。

【功用与主治】止痒杀虫，润肤收敛。主治神经性皮炎，慢性湿疹，阴囊湿疹。

【宜忌】急性皮疹及新鲜肉芽疮面勿用。

编号：425   方名：**硫矾散**

方剂组成与剂量

药名	用量	药名	用量	药名	用量
硫黄	93 g	枯矾	93 g	煅石膏	500 g
青黛	31 g	冰片	6 g		

【出处】《中医皮肤病学简编》。

【制法与用法】共为细末。菜油调涂于患处。

【功用与主治】急性湿疹，溃烂流水，浸淫成片，瘙痒异常。

编号：426

方名：**雄硫散**

方剂组成与剂量

药名	用量	药名	用量	药名	用量
雄黄	15 g	硫黄	15 g	凤凰皮	15 g
穿山甲	10 片	滑石	30 g		

【**出处**】《外科正宗》卷四。

【**制法与用法**】上各为细末,用半油核桃肉 30 g 捣烂,同公猪胆汁一个,同前药和用青纱包药擦之,日用三次。

【**功用与主治**】大麻风。盾毛须发脱落,作痒者。

编号：427

方名：**搽黄药粉**

方剂组成与剂量

药名	用量	药名	用量
栀子	30 g	雄黄	12 g
朱砂	12 g	轻粉	12 g

【**出处**】《赵炳南临床经验集》。

【**制法与用法**】上药细研。用黄瓜蒂、茄子皮或生姜片蘸药外搽；或配成 10% 软膏外用。

【**功用与主治**】祛风止痒,剥脱上皮。主治神经性皮炎（干癣）,慢性湿疹（顽湿疡）。

【**功用与主治**】溃疡勿用。

编号：428

方名：**大麻仁丸**

方剂组成与剂量

药名	用量	药名	用量	药名	用量
大麻仁	60 g	防风	30 g	枳壳	30 g
旋复花	30 g	川大黄	90 g	木香	30 g
槟榔	30 g	川升麻	30 g	杏仁	30 g

【**出处**】《太平圣惠方》卷六。

【**制法与用法**】上为末。以不蛀皂荚二十梃,捶碎。用水四升,揉取汁,慢火熬成膏,入前药末为丸,如梧桐子大。每服三十丸,温水送下,不拘时候。

【**功用与主治**】肺脏风毒,皮肤结硬,及遍身瘙痒生疮,大肠不利。

编号：429

方名：搜风除湿汤

方剂组成与剂量

药名	用量	药名	用量	药名	用量
全虫	6～12 g	蜈蚣	3～5 条	海风藤	9～15 g
川槿皮	9～15 g	炒黄柏	9～15 g	炒白术	9～15 g
威灵仙	15～30 g	炒薏米	15～30 g	炒枳壳	9～15 g
白鲜皮	15～30 g				

【出处】《赵炳南临床经验集》。

【制法与用法】水煎服。

【功用与主治】搜风，除湿，止痒。主治慢性湿疹，慢性顽固性神经性皮炎，年久色素沉着，皮肤瘙痒症；皮肤淀粉样变；皮肤结节性痒疹。

编号：430

方名：紫金散（一）

方剂组成与剂量

药名	用量	药名	用量	药名	用量
炒苍术	30 g	炒黄柏	60 g	黄连	15 g
生石膏	60 g	黑山栀	30 g	青黛	15 g
花椒	30 g	枯矾	60 g	烟膏	30 g

【出处】《中药成方配本》。

【制法与用法】上为细末。用油调敷患处。

【功用与主治】杀虫止痒主治天疱疮，皮肤湿疹。

编号：431

方名：湿疹粉

方剂组成与剂量

药名	用量	药名	用量
煅石膏末	310 g	枯矾末	150 g
白芷末	60 g	冰片	15 g

【出处】《朱仁康临床经验集》。

【制法与用法】先将冰片、白芷研细，后加煅石膏末、枯矾末，同研极细。渗水多时，用药末外掺；流水少时，用植物油调如糊外搽，亦可加入其他药膏外用。

【功用与主治】收湿止痒。主治湿疹，脚湿气。

编号：432

方名：黑布膏

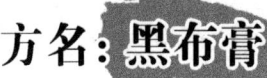

方剂组成与剂量

药名	用量	药名	用量
黑醋	250 g	五倍子末	84 g
蜈蚣	一条	蜂蜜	18 g

【出处】《中医外科学讲义》。

【制法与用法】先将损害面用茶水洗净,将药涂于范围内,每日换一次。

【功用与主治】收敛,止痒,止痛。

编号：433

方名：湿毒膏

方剂组成与剂量

药名	用量	药名	用量	药名	用量
青黛	150 g	黄柏末	310 g	煅石膏末	310 g
煅炉甘石末	180 g	五倍子末	90 g		

【出处】《朱仁康临床经验集》。

【制法与用法】先将青黛,黄柏研细,后加入后三种药末研和,再加入凡士林调成30%油膏。涂敷皮损上,每日一两次。

【功用与主治】收湿止痒。主治慢性湿疹、皲裂性湿疹。

【临床应用】刘慧用湿毒膏治疗手部湿疹有效率83%(中国中医药现代远程教育,2012,08：125-126)。

编号：434

方名：湿疹汤

方剂组成与剂量

药名	用量	药名	用量	药名	用量
冬瓜皮	30 g	冬瓜子	30 g	赤小豆	30 g
薏苡仁	24 g	赤茯苓	15 g	滑石	12 g
银花	15 g	连翘	15 g	黄柏	6 g
苍术	6 g	胡黄连	9 g	甘草	3 g

【出处】《临证医案医方》。

【制法与用法】水煎服。

【功用与主治】利湿,清热,解毒。主治湿疹瘙痒、糜烂、流黄水。

编号：435

方名：湿疹膏

方剂组成与剂量

药名	用量	药名	用量	药名	用量
青黛	60 g	黄柏末	60 g	氧化锌	620 g
煅石膏末	620 g	麻油	620 g	凡士林	930 g

【出处】《朱仁康临床经验集》。

【制法与用法】先将青黛入乳钵内研细,加入黄柏末研和,加氧化锌研和,加煅石膏研和,最后加入凡士林、麻油调和,成薄涂皮损上。

【功用与主治】收湿止痒。主治婴儿湿疹,或亚急性湿疹,渗水不多者。

编号：436

方名：湿疡雄甘膏

方剂组成与剂量

药名	用量	药名	用量	药名	用量
雄黄解毒散	30 g	甘石粉	60 g	清凉膏	210 g

【出处】《赵炳南临床经验集》。

【制法与用法】上药调匀成膏,外敷患处。

【功用与主治】除湿收敛,润肤止痒。主治慢性湿疹,下肢溃疡。

【宜忌】急性湿疹慎用。

编号：437

方名：滋阴除湿汤

方剂组成与剂量

药名	用量	药名	用量	药名	用量
生地	30 g	玄参	12 g	当归	12 g
丹参	12 g	茯苓	9 g	泽泻	9 g
白鲜皮	9 g	蛇床子	9 g		

【出处】《朱仁康临床经验集》。

【制法与用法】水煎服。

【功用与主治】滋阴养血,除湿止痒。主治亚急性湿疹、慢性阴囊湿疹、天疱疮等反复不愈,日久伤阴耗血,舌淡苔净或光者。

【临床应用】吴贻军治疗慢性湿疹 52 例效果好（中医药导报, 2006, 09: 43+79）。
宋群先治疗慢性湿疹 52 例有效率 98%（光明中医, 2008, 12: 1961）。

编号：438

方名：湿疡雄冰膏

方剂组成与剂量

药名	用量	药名	用量	药名	用量
雄黄解毒散	30 g	冰片粉	10 g	清凉膏	260 g

【出处】《赵炳南临床经验集》。

【制法与用法】上药调匀成膏。外敷患处。

【功用与主治】清热解毒，止痒定痛。主治急性湿疹（风湿疡），匐行疹（火燎疮），脂溢性皮炎（面热风毒）。

编号：439

方名：滑肌散

方剂组成与剂量

药名	用量	药名	用量
剪草	21 g	轻粉	3 g

【出处】《太平惠民和剂局方》卷八（宝庆新增方）。

【制法与用法】上为细末。疮湿，用药干掺；疮干，用麻油调药敷之。

【功用与主治】风邪客于肌中。主治浑身瘙痒，致生疮疥。

编号：440

方名：乌蛇祛风汤

方剂组成与剂量

药名	用量	药名	用量	药名	用量
乌蛇	9 g	蝉蜕	6 g	荆芥	9 g
防风	9 g	羌活	9 g	白芷	6 g
黄连	6 g	黄芩	9 g	银花	9 g
连翘	9 g	甘草	6 g		

【出处】《朱仁康临床经验集》。

【制法与用法】水煎服。

【功用与主治】搜风清热，败毒止痒。主治慢性荨麻疹，皮肤瘙痒症，泛发性神经性皮炎，扁平苔藓，结节性痒疹。

【临床应用】刘志强用乌蛇祛风汤治疗老年皮肤瘙痒症 52 例收到满意疗效（中国中医药现代远程教育，2012，23）

编号：441

方名：普榆膏

方剂组成与剂量

药名	用量	药名	用量
生地榆面	30 g	普连软膏	270 g

【出处】《赵炳南临床经验集》。

【制法与用法】混匀。涂敷患处。

【功用与主治】解毒之痒，除湿消炎。主治一度烧、烫伤，亚急性湿疹，皮炎，带状疱疹，神经性皮炎，阴囊湿疹等。

编号：442

方名：骗马丹

方剂组成与剂量

药名	用量	药名	用量	药名	用量
真川乌	60 g	川芎	21 g	真苏木	15 g
地龙	15 g	白芷	30 g	草乌头	30 g
续断	30 g	牛膝	30 g	肉苁蓉	30 g
滴乳	30 g	明松香	30 g	木鳖子	30 g
虎胫骨	30 g	骨碎补	30 g	自然铜	30 g
败龟	30 g	全蝎	10 g		

【出处】《普济方》卷九十二引《瑞竹堂方》。

【制法与用法】上为细末。用煮酒打陈米粉为丸，如梧桐子大。每服五十丸，食后温酒送下。

【功用与主治】皮肤瘙痒，风毒疮疡。

编号：443

方名：大胡麻散

方剂组成与剂量

药名	用量	药名	用量	药名	用量
胡麻子	60 g	苦参	21 g	荆芥	21 g
何首乌	21 g	威灵仙	21 g	防风	21 g
石菖蒲	21 g	牛蒡子	21 g	菊花	21 g
蔓荆子	21 g	白蒺藜	21 g	甘草	21 g

【出处】《古今医统大全》卷五十五。

【制法与用法】上为细末。每服 6 g，薄荷汤调下。助以热葱汤出汗。

【功用与主治】风热瘾疹瘙痒。

编号：444

方名：大辰砂丸

方剂组成与剂量

药名	用量	药名	用量	药名	用量
天麻	30 g	防风	60 g	细辛	15 g
薄荷叶	15 g	川芎	30 g	甘草	30 g
吴白芷	30 g	朱砂	30 g		

【出处】《御药院方》卷一。

【制法与用法】上为细末，炼蜜为丸，如弹子大，朱砂为衣。每服一丸，细嚼，食后生姜汤送下；茶清亦得。

【功用与主治】清头目，化痰涎，利咽膈。主治手足麻木，肢节疼痛，鼻塞声重，头昏目眩，项背拘急，皮肤瘙痒，卒生瘾疹，冒触风寒。

编号：445

方名：槐角煎

方剂组成与剂量

药名	用量	药名	用量
槐角	120 g	荆芥穗	90 g
菊花	60 g	皂角	30 g

【出处】《杨氏家藏方》卷二。

【制法与用法】上同为细末，炼蜜为丸，每 30 g 作十丸。每服一丸，细嚼，食后茶清送下。

【功用与主治】治风凉血。主治头目旋运，涕唾稠黏，皮肤瘙痒。

编号：446

方名：滑石三黄散

方剂组成与剂量

药名	用量	药名	用量	药名	用量
滑石	6 g	大黄	15 g	雄黄	15 g
黄连	15 g	胡粉	6 g	龙骨	2.4 g
轻粉	2.4 g				

【出处】《治疹全书》卷下。

【制法与用法】上为细末。敷之。

【功用与主治】血死肌表，色变青黑，久则身热，发肿，其青黑之色从外溃烂，脓水淋淹，痛痒不常者。

编号：447

方名：大败毒膏

方剂组成与剂量

药名	用量	药名	用量	药名	用量
大黄	300 g	蒲公英	600 g	橘皮	240 g
木鳖子	60 g	银花	60 g	黄柏	600 g
乳香	60 g	白芷	180 g	花粉	180 g
赤芍	300 g	当归	60 g	甘草	60 g
蛇蜕	15 g	干蟾	10 个	蜈蚣	20 条
全蝎	10 g				

【出处】《北京市中药成方选集》。

【制法与用法】上切，水煎三次，分次过滤去滓，滤液合并，用文火煎熬，浓缩至膏状，以不渗纸为度，兑芒硝 300 g；每 480 g 汁，兑炼蜜 720 g 成膏；装瓶，每瓶重 60 g。每服 15 g，一日两次，开水调服。

【功用与主治】消肿败毒止痛。治皮肤结节性痒疹等。

【忌宜】孕妇忌服。

编号：448

方名：荆防败毒散（一）

方剂组成与剂量

药名	用量	药名	用量	药名	用量
羌活	60 g	独活	21 g	柴胡	21 g
前胡	21 g	枳壳	21 g	茯苓	21 g
防风	21 g	荆芥	21 g	桔梗	21 g
川芎	21 g	甘草	21 g		

【出处】《摄生众妙方》卷八。

【制法与用法】上用水一钟半，煎至八分，温服。

【功用与主治】血风，遍身瘙痒之疹。

【临床应用】（1）孙利方、纪强运用荆防败毒散加减治疗过敏性皮炎、荨麻疹、老年皮肤瘙痒（中国中医急症，2008）。

（2）周宝宽、周探运用荆防败毒散治疗湿疹和特应性皮炎疗效明显（中国民族民间医药，2012）。

第二章　疮疡（癣、疥、疮、疖）瘙痒

编号：001　　　　　　　　　　　　　　　方名：一扫光（一）

方剂组成与剂量

药名	用量	药名	用量	药名	用量
苦参	500 g	黄柏	500 g	胭脂	600 g
土鳖肉	60 g	明矾	60 g	枯矾	60 g
水银	60 g	樟脑	60 g	制硫黄	60 g
川椒	60 g	轻粉	60 g	白砒	15 g

【出处】《幼科金针》卷下。

【制法与用法】上为细末，收入瓷瓶。临用以熟猪油调匀，搽擦患上。

【功用与主治】止痒杀虫，主治疮疥。

编号：002　　　　　　　　　　　　　　　方名：一上散（一）

方剂组成与剂量

药名	用量	药名	用量	药名	用量
苦参	30 g	白芷	15 g	芒硝	15 g
煅白矾	15 g	荆芥穗	90 g	寒水石	60 g
白及	90 g				

【出处】《证治准绳·疡医》。

【制法与用法】上为末，油调搽。

【功用与主治】风痒裂坼燥疮。

编号：003   方名：一上散（二）

方剂组成与剂量

药名	用量	药名	用量	药名	用量
雄黄	105 g	寒水石	30 g	蛇床	30 g
白胶香	30 g	黑狗脊	30 g	黄连	15 g
硫黄	105 g	吴茱萸	90 g	白矾	15 g
斑蝥	14 个				

【出处】《丹溪心法》。

【制法与用法】硫黄、雄黄、寒水石另研如粉，次入斑蝥和匀，蛇床、狗脊等为极细末，同研匀。洗疮令汤透，去痂，腊猪油调于手心，擦热，鼻中嗅二三次，却擦上。一上即愈。

【功用与主治】疥疮与癞头疮。

【加减】如痛甚肿满高起，加寒水石一倍；如不苦痒，只加狗脊；如微痒，只加蛇床子；如疮中有虫，加雄黄；如喜火炙汤洗，加硫黄。

编号：004   方名：一扫光（二）

方剂组成与剂量

药名	用量	药名	用量	药名	用量
苦参	30 g	川柏	30 g	大枫子肉	6 g
木鳖肉	6 g	蛇床子	6 g	吊扬尘	6 g
枯矾	6 g	雄黄	6 g	川椒	6 g
硫黄	6 g	樟脑	6 g	轻粉	6 g

【出处】《梅氏验方新编》卷七。

【制法与用法】上为极细末，猪油调青。烘热涂搽；或布包扎紧，通身擦之。

【功用与主治】诸疮风湿痒痛。

编号：005   方名：二妙丹

方剂组成与剂量

药名	用量	药名	用量
铜青	等份	枯矾	等份

【出处】《走马疳急方》。

【制法与用法】上为极细末。以米泔水煎，去滓，令温洗之。

【功用与主治】杀虫，去湿，止痒。治痔疮瘙痒。

编号：006　　　　　　　　　　　方名：一上散（三）

方剂组成与剂量

药名	用量	药名	用量	药名	用量
雄黄	15 g	黑狗脊	15 g	蛇床子	15 g
熟硫黄	15 g	寒水石	18 g	斑蝥	13 个

【出处】《兰室秘藏》。

【制法与用法】上另研雄黄、硫黄、寒水石如粉，次入斑蝥和蛇床子、黑狗脊为细末，同研匀。先洗疥癣令汤透，去痂，油调手中擦热，以鼻中嗅三两次，擦上。可一上即愈。

【功用与主治】诸般疥癣。

【加减】如痛甚肿满高起者，加寒水石一倍；如不苦痒，只加黑狗脊；如微痒，只加蛇床子；如疮中有虫，加雄黄；如喜火灸汤浴者，加硫黄。

编号：007　　　　　　　　　　　方名：一扫光（三）

方剂组成与剂量

药名	用量	药名	用量	药名	用量
吴茱萸	30 g	硫黄	30 g	苦参	120 g
雄黄	30 g	花椒	30 g	升药底	30 g
蛇床子	30 g	明矾	30 g	樟脑	15 g
烟胶	30 g	大枫子肉	30 g	白芷	30 g

【出处】《全国中药成药处方集》。

【制法与用法】先将明矾、升药底、雄黄、硫黄四味另研乳细，再和余药共研细末，以猪油或牛油调匀。用纱布包裹，于沐浴后搓擦患处。

【功用与主治】杀虫止痒。主治疥疮，湿疹，干癣。

编号：008　　　　　　　　　　　方名：人马平安散

方剂组成与剂量

药名	用量	药名	用量
上雄黄	30 g	火消	30 g

【出处】《奇方类编》卷下。

【制法与用法】上为细末，收贮瓷瓶听用。一切虫蚁蝎蜇、疮毒疡痒，水和涂之。

【功用与主治】伤暑，咽喉肿痛，牙疼，一切虫蚁蝎蜇，疮毒疡痒。

编号：009

方名：一号癣药水

方剂组成与剂量

药名	用量	药名	用量	药名	用量
土槿皮	300 g	大枫子肉	300 g	地肤子	300 g
蛇床子	300 g	硫黄	150 g	白鲜皮	300 g
枯矾	1 250 g	苦参	300 g	樟脑	150 g

【出处】《中医外科临床手册》。

【制法与用法】将土槿皮打成粗末，大枫子肉捣碎，硫黄研细，枯矾打松，用 50% 酒精温浸。第一次加 8 L，浸两天后，倾取清液；第二次再加 6 L，再浸二天，倾取清液；第三次加 6 L，去滓取液。将三次浸出之药液混合。再以樟脑用 50% 酒精溶解后，加入药液中，俟药液澄清，倾取上层清液备用。搽擦患处，每日 3～4 次。

【功用与主治】杀虫止痒。治鹅掌风、脚湿气、圆癣等。

【忌宜】有糜烂者禁用。

编号：010

方名：二号癣药水

方剂组成与剂量

药名	用量	药名	用量	药名	用量
土槿皮	1.25 kg	千金子	6 g	斑蝥	40 只

【出处】《朱仁康临床经验集》。

【制法与用法】用白酒（高粱酒）5 L，加入上药，装入大口瓶内，密封，浸泡半月至一月，去滓备用。每日用毛笔刷外涂一至两次。

【功用与主治】灭菌止痒。主治体癣，汗斑，单纯糠疹（桃花癣）。

编号：011

方名：三圣地肤汤

方剂组成与剂量

药名	用量	药名	用量	药名	用量
地肤子	30 g	防风	6 g	黄芩	90 g

【出处】《洞天奥旨》卷十一。

【制法与用法】煎汤一大碗，加猪胆两个取汁，和药同煎。以鹅翎蘸药汁扫之，即痒止疮愈。

【功用与主治】风热疮生四肢胸胁，初起形如疙瘩，痒而难忍，搔之成疮，甚则鲜血淋漓，似疥非疥。

编号：012

方名：一扫光（四）

方剂组成与剂量

药名	用量	药名	用量	药名	用量
苍术	240 g	花椒	240 g	蛇床子	240 g
明雄	240 g	樟脑	120 g	白芷	120 g
大黄	240 g	水银	60 g	木鳖子	120 g
明矾	240 g	硫黄	120 g	皮硝	240 g
大枫子	120 g	吴茱萸	60 g		

【出处】《全国中药成药处方集》。

【制法与用法】除樟脑、水银、硫黄外，共研细末，再入以上三味和匀。视患处多少，分用药之轻重，用生猪油调擦。

【功用与主治】去湿杀虫，清热止痒。主治疥疮。

【忌宜】忌辛辣、葱、蒜。面部勿用。

编号：013

方名：二蜡膏

方剂组成与剂量

药名	用量	药名	用量	药名	用量
菜油	120 g	葱白	3 个	川椒	14 粒
白蜡	6 g	黄蜡	6 g	白矾	6 g
东丹	90 g				

【出处】《杂病源流犀烛》卷二十九。

【制法与用法】将连须葱白、川椒入菜油中，熬至色枯，去滓，再入白蜡、黄蜡、白矾，熔化离火，俟沸稍定，入东丹，急急搅匀，倒在碗内，放阴土地上一日一夜去火毒。然后将生矾五六分，滚水泡一碗，将疮洗净拭干，将药涂上如钱厚，以油纸贴，外以粗草纸略揉软盖上，绢帛缚之。每日一洗一涂，缚扎如法，数日即愈矣。但疮虽愈，四边必多水泡，痒极，切不可爬搔。若搔碎，即又成疮矣。故虽愈，仍将药照旧洗涂，并水泡亦涂在内，如是三四日，痊愈不痒矣。

【功用与主治】去腐生肌。主治臁疮，下部湿毒疮。

编号：014

方名：一扫光（五）

方剂组成与剂量

药名	用量	药名	用量	药名	用量
大枫子	30 g	硫黄	60 g	明雄	18 g
水银	6 g半	樟脑	6 g半	蛇床子	60 g
茅苍术	60 g	川花椒	90 g		

【出处】《全国中药成药处方集》。

【制法与用法】上药各为细末，和匀，瓷罐装贮先将药用猪板油调和，纱布包裹，用火烘热搽患处。如有脓包，须用烧过的针挑破后搽之。

【功用与主治】皮肤干湿疥疮，痛痒难堪。

【忌宜】谨防入口中毒。

编号：015

方名：一笑散

方剂组成与剂量

药名	用量	药名	用量	药名	用量
槟榔	等份	薰本	等份	硫黄	等份
苦参	等份	蛇床子	等份	五倍子	等份
白胶香	等份				

【出处】《普济方》卷二八〇。

【制法与用法】上为末。湿者干搽，干者油调搽。如头上疮，便搽上，不用剃。甚者不过三五次，平复如故。

【功用与主治】浑身疥癞瘙痒，生恶疮。

编号：016

方名：如神丸

方剂组成与剂量

药名	用量
如意草（又名箭头草，阴干，若急用，瓦上焙干，微炒）	若干

【出处】《仙拈集》卷四。

【制法与用法】上为末。鸡子清调，涂患处。

【功用与主治】痈疽发背，瘰疬，疔疮，黄白火泡，痒痂皮烂。

编号：017

方名：一笔消

方剂组成与剂量

药名	用量	药名	用量	药名	用量
大黄	60 g	藤黄	30 g	明矾	15 g
蟾酥	15 g	麝香	6 g	乳香	6 g
没药	6 g				

【出处】《外科全生集》卷三。

【制法与用法】用蜗牛捣烂作锭。小疖空出疖顶，取锭醋磨，新笔蘸药圈围，干再圈，圈至疖消方止。

【功用与主治】消瘀散肿，活血去毒，镇痛止痒。痈疽发背，各种疔毒恶疮，及一切无名肿毒。

【忌宜】白疽忌用。

编号：018

方名：二黄散

方剂组成与剂量

药名	用量	药名	用量
硫黄	30 g	雄黄	90 g

【出处】《走马疳急方》。

【制法与用法】上为细末，加入十仙丹内。每贴一匕。

【功用与主治】止痒，杀虫，去毒。主治疳疮瘙痒。

【忌宜】小儿药中勿用。

【临床应用】刘素芳利用二黄散治疗 20 例婴儿湿疹（辽宁中医杂志，2005，02：147）。

编号：019

方名：三物浴汤

方剂组成与剂量

药名	用量	药名	用量	药名	用量
山牡丹	1 000 g	鹿梨根	1 000 g	生姜	500 g

【出处】《杨氏家藏方》卷十二。

【制法与用法】作一次用水五斗，煮三五沸，浴之。久患疮疥者，不过三五次浴取效。初时用药亦适量觉，浴至三五次，皮肤痛即愈。

【功用与主治】主治遍身疮疥瘙痒。

编号：020

方名：一扫光散

方剂组成与剂量

药名	用量	药名	用量
黄丹	等份	官粉	等份
松香	等份	枯矾	等份

【出处】《全国中药成药处方集》。

【制法与用法】上为细末。撒敷患处，干则用香油调敷之。

【功用与主治】止痛止痒，消炎。主治黄水疮，湿热成毒，皮肤腐绽，黄水浸润，蔓延无已，头面耳轮，传染周遍，秃疮。

【忌宜】忌辛辣，发物。

编号：021

方名：一扫散

方剂组成与剂量

药名	用量	药名	用量
香白芷	150 g	明矾	150 g
臭硫黄	30 g	樟脑	少许

【出处】《普济方》卷二八〇。

【制法与用法】上为末。香油或猪膏调敷，擦之再敷，日三五次，先以皂角、葱白煎汤，洗净后上药。

【功用与主治】大人、小儿诸般疮疥、白秃，肥烂痒痛流水者。

编号：022

方名：七宝散（一）

方剂组成与剂量

药名	用量	药名	用量	药名	用量
黄芪	60 g	当归	60 g	防风	60 g
荆芥穗	60 g	地骨皮	60 g	木通	60 g
白矾	30 g				

【出处】《御药院方》卷八。

【制法与用法】上为粗末。每用药30 g，以水三大碗，煎五六沸，滤去滓，稍热淋溻患处，拭干，避风少时。

【功用与主治】主治热汗浸渍成疮，痒痛不已。

编号:023　　　　　　　　　　　　　**方名：一扫光疮药**

方剂组成与剂量

药名	用量	药名	用量	药名	用量
苦参	150 g	川黄柏	150 g	烟胶	150 g
木鳖子	30 g	蛇床子	30 g	川红椒	30 g
明矾	30 g	枯矾	30 g	硫黄	45 g
大枫子油	45 g	白樟脑	45 g	轻粉	30 g
雄黄	30 g				

【出处】《全国中药成药处方集》。

【制法与用法】上为细末,将大枫子油拌匀研和,用猪油搅匀,将药用稀布包裹,在开水内略浸,药从布眼内溢出,即擦患处。

【功用与主治】杀虫解毒。治疥疮湿毒,皮肤癫癣,痒多痛少,抓破蔓延。

编号:024　　　　　　　　　　　　　**方名：七星剑**

方剂组成与剂量

药名	用量	药名	用量	药名	用量
野菊	90 g	苍耳头	90 g	豨莶草	90 g
半枝莲	90 g	地丁草	90 g	麻黄	3 g
草河车	6 g				

【出处】《外科正宗》卷二。

【制法与用法】用好酒 500 g,煎至一碗。滤清热服。被盖,汗出为度。

【功用与主治】各种疗疮初起,憎寒作热,恶心呕吐,肢体麻木,痒痛非常,心烦作躁,甚者昏愦。

【加减】壮热渴甚加生石膏、生山栀;肿甚、毒甚加黄连、黄芩;湿热甚合三妙汤;血热甚加赤芍、生地、丹皮;便秘加生军,坚肿不易溃脓加土贝母、皂角刺,汗多减麻黄。

【临床应用】陈华元等应用七星剑汤治疗急性疮病 100 例(南京中医院学报,1992,04:250-251)。

林光武等应用七星剑汤治疗颜面疗疮 339 例,止疮痒效果显著(江苏中医杂志,1987,08:24-25)。

编号：025

方名：**大连翘汤**

方剂组成与剂量

药名	用量	药名	用量	药名	用量
连翘	3 g	瞿麦	3 g	荆芥	3 g
木通	3 g	当归	3 g	防风	3 g
赤芍药	3 g	柴胡	3 g	滑石	3 g
蝉蜕	3 g	甘草	3 g	山栀仁	1.5 g
黄芩	1.5 f				

【出处】《婴童百问》卷一。

【制法与用法】上锉细。每服 6 g，加紫草，水煎温服。

【功用与主治】主治疮疹发热，焮痛作痒，丹毒脐风，小便不通。

【加减】风寒症者去柴胡，黄芩，栀子，加炙麻黄，桂枝；属于肠胃实热型者加大麻黄，茵陈（四川中医，2001，09：46）。

【临床应用】张秀春用大连翘饮治疗湿疹瘙痒 40 例，有效率达 90%（四川中医，2001，09：46）。

编号：026

方名：**白疕丸**

方剂组成与剂量

药名	用量	药名	用量	药名	用量
苍术	60 g	白附子	60 g	桂枝	60 g
当归	60 g	西秦艽	60 g	草乌	60 g
追地风	60 g	千年健	60 g	威仙灵	60 g
川芎	60 g	钩藤	60 g	菟丝子	60 g
川牛膝	60 g	何首乌	60 g	川乌	60 g
知母	60 g	栀子	60 g	红花	60 g
白花蛇	30 g	苦参	120 g	刺蒺藜	120 g
防风	120 g	小胡麻	120 g	苍耳子	120 g
黄柏	120 g	桃仁	120 g	紫草	120 g
全虫	120 g	丹皮	120 g	荆芥	120 g
白鲜皮	180 g				

【出处】《赵炳南临床经验集》。

【制法与用法】上为细末，水泛为丸，如绿豆大。每服 3～6 g，温开水送下，一日两次。

【制法与用法】祛风攻毒，除湿止痒。主要用于牛皮癣（白疕风），神经性皮炎（顽癣），慢性湿疹（顽湿疡）。

编号：027

方名：**七珍膏**

方剂组成与剂量

药名	用量	药名	用量	药名	用量
乳香	90 g	没药	90 g	轻粉	90 g
白花蛇	90 g	孩儿茶	90 g	樟脑	60 g
麝香	2.1 g				

【出处】《万氏家抄方》卷一。

【制法与用法】先用香油 500 g，槐枝青者截百段，陆续下枝，俟煎枯再下，至滴水成珠，次下黄蜡 45 g，又下铅粉 560 g，提起微温，方下上细药，即成膏，用水浸一宿，去火气，收藏。

【功用与主治】主治血风疮极痒，抓见血者；并治一切恶疮痛毒。

编号：028

方名：**人参荆芥汤**

方剂组成与剂量

药名	用量	药名	用量	药名	用量
人参	3 g	桂心	3 g	柴胡	3 g
鳖甲	3 g	荆芥	3 g	枳壳	3 g
生地黄	3 g	酸枣仁	3 g	羚羊角	3 g
白术	3 g	川芎	3 g	当归	1.5 g
防风	1.5 g	炙甘草	1.5 g		

【出处】《古今医统大全》卷八十一。

【制法与用法】以水二盏，加生姜三片，煎八分，入羚羊角末，食后服。

【功用与主治】治妇人血风发热，疮毒瘙痒。

编号：029

方名：**如圣散（三）**

方剂组成与剂量

药名	用量	药名	用量
蛇床子	30 g	轻粉	9 g

【出处】《普济方》卷三六三。

【制法与用法】上为末。小油调搽。

【功用与主治】小儿头面耳连引甜疮，流水极痒，不住手挝，又痛，久不愈者。

编号：030

方名：九圣散（一）

方剂组成与剂量

药名	用量	药名	用量	药名	用量
薄荷	480 g	苏叶	240 g	黄柏	360 g
苍术	480 g	防风	480 g	杏仁炭	240 g
甘草	240 g	青黛	126 g		

【出处】《北京市中药成方选集》。

【制法与用法】上为细末，过罗，兑红粉 150 g，轻粉 75 g 研细，混合均匀。用花椒油调敷患处。

【功用与主治】消肿祛湿，解毒止痛。主治各种湿疮，黄水疮，溃烂流脓流水，疼痒不止。

编号：031

方名：九圣散（二）

方剂组成与剂量

药名	用量	药名	用量	药名	用量
苍术	45 g	黄柏	60 g	苏叶	60 g
杏仁	120 g	生乳香	36 g	生没药	36 g
薄荷	60 g	轻粉	15 g	红粉	15 g

【出处】《全国中药成药处方集》。

【制法与用法】上为细末，和匀，6 g 重装袋，用花椒油调均，敷患处。

【功用与主治】消肿渗湿，解毒止痛。主治各种湿疮、臁疮、脚气、黄水疮，红肿溃烂，流脓流水，疼痒不止。

编号：032

方名：三香膏

方剂组成与剂量

药名	用量	药名	用量	药名	用量
乳香	等份	松香	等份	轻粉	等份

【出处】《外科正宗》卷四。

【制法与用法】上为细末，香油调稠。用夹纸，一面以针密刺细孔。将药夹纸内。先以葱汤洗净，将有孔一面对疮贴之。三日一换。

【功用与主治】主治臁疮初起，多疼少痒，未经受风。

【临床应用】王桂香应用三香膏治愈一例臁疮初起（中国民族民间医药，2008，06：57）。

编号：033

方名：土大黄膏

方剂组成与剂量

药名	用量	药名	用量	药名	用量
硫黄	240 g	生矾	120 g	点红川椒	60 g

【出处】《外科正宗》卷四。

【制法与用法】上各为末，用土大黄根捣汁，和前药调成膏，碗贮。新癣，抓损擦之；多年顽癣，加醋和擦；如日久药干，以醋调搽；牛皮癣，用穿山甲抓损擦之。

【功用与主治】主治干湿顽癣，不论新久，但皮肤顽厚，串走不定，唯痒不痛者。

编号：034

方名：土荆皮散

方剂组成与剂量

药名	用量	药名	用量	药名	用量
土荆皮	9 g	吴茱萸	9 g	洋庄	9 g
西丁	9 g	人信	9 g	斑蝥	9 g
番八仁	9 g	明矾	9 g	川椒	9 g
细辛	9 g	海桐皮	9 g	槟榔	9 g
胆矾	9 g	煅皂矾	9 g	皮硝	9 g
巴豆仁	9 g	蛇床子	9 g	烟胶	9 g
雄黄	9 g	桃丹	9 g		

【出处】《青囊立效秘方》卷一。

【制法与用法】上为细末。烧酒浸搽。

【功用与主治】一切风湿癣、癫、痒风。

编号：035

方名：石黄散

方剂组成与剂量

药名	用量	药名	用量
熟石膏	等份	黄柏	等份

【出处】《青囊秘传》。

【制法与用法】上为细末，和匀。可掺，可油调。

【功用与主治】湿疮发痒。

编号：036

方名：大风丹

方剂组成与剂量

药名	用量	药名	用量
大枫子肉	9 g	土硫黄	6 g
枯矾	3 g	明雄	6 g

【出处】《血证论》卷八。

【制法与用法】上为末。灯油调搽。

【功用与主治】癣痒各疮。

编号：037

方名：大黄丸

方剂组成与剂量

药名	用量	药名	用量	药名	用量
大黄	75 g	防风	45 g	黄芪	45 g
黄连	45 g	漏芦	30 g	秦艽	60 g
苦参	60 g	乌蛇	60 g		

【出处】《圣济总录》卷一三六。

【制法与用法】上为末，炼蜜为丸，如梧桐子大。每服 20 丸，空腹温酒送下，鸣再服。

【功用与主治】疥疮痒痛不止。

编号：038

方名：马齿苋膏（一）

方剂组成与剂量

药名	用量
马齿苋	适量

【出处】《外科大成》卷一。

【制法与用法】用此一味，或服或敷，甚有功效。治杨梅遍身如癫，喉硬如管者，取苋碗粗一握，酒水煎服出汗；治发背诸毒，用苋一握，酒煎或水煮，冷服出汗，再服退热去腐，三服即愈，并杵苋敷之；治多年顽疮、臁疮，疼痛不收口者，杵苋敷之，取虫，一日一换，三日后腐肉已尽，红肉如珠时，换生肌药收口；治面肿唇紧，捣汁涂之；治妇人脐下生疮，痛痒连及二阴者，用苋 120 g，青黛 30 g，研匀敷之；治湿癣白秃，取石灰末炒红，用苋汁熬膏，调匀涂之；治丹毒，加蓝靛根和捣敷之。

【功用与主治】解诸毒，杨梅遍身如癫，喉硬如管者，发背诸毒，多年顽疮、臁疮，疼痛不收口者，面肿唇紧，妇人脐下生疮，痛痒连及二阴者，湿癣白秃，丹毒。

编号：039

方名：大风桃杏油

方剂组成与剂量

药名	用量	药名	用量	药名	用量
大枫子肉	30 g	桃仁	15 g	杏仁	15 g

【出处】《千金珍秘方选》引马南星方。

【制法与用法】上三味,以蜡烛油不拘多少,熔化滤清同煎,不可太焦,捞出研烂；如干,加油少许,如糊粥,调匀候用；敷各肥疮。并发疮痒者,加升药,共蜡烛油倾入瓦罐内收贮。

【功用与主治】癞疥,肥疮并癣瘙痒。

编号：040

方名：万应膏

方剂组成与剂量

药名	用量
苍耳根叶	一定量

【出处】《本草纲目》卷十五引《集简方》。

【制法与用法】以大锅五口,入水煮烂,以筛滤去粗滓,布绢再滤；复入净锅,武火煎滚,文火煎稠,搅成膏,以新罐贮封。每以敷贴即愈。

【功用与主治】肿毒疔疖,风痒。

编号：041

方名：千捶膏

方剂组成与剂量

药名	用量	药名	用量
鲜桃仁	30 g	松香	90 g
樟脑	90 g	朱砂	1.5 g

【出处】《急救经验良方》。

【制法与用法】先将桃仁捣碎,入松香再捣,后入樟脑、朱砂,同捣成膏。量疖大小贴之,一日一换。轻者消化,重者出头。

【功用与主治】治疖及疖痒。

编号：042

方名：小牛黄丸

方剂组成与剂量

药名	用量	药名	用量	药名	用量
玄参	120 g	荆芥穗	12 g	苦参	250 g
大川乌	30 g	宣连	30 g	真牛黄	6 g

【出处】《世医得效方》卷十九。

【制法与用法】上为末，水糊为丸，如梧桐子大。每服 30 丸，熟水或茶清送下。一方加麻黄、防风、皂角末为膏，入炼熟蜜为丸。

【功用与主治】心肺积热，肾脏风毒，攻于皮肤，时生疥癞，瘙痒难忍，时出黄水。

编号：043

方名：子油熏药

方剂组成与剂量

药名	用量	药名	用量	药名	用量
大枫子	30 g	地肤子	30 g	蓖麻子	30 g
蛇床子	30 g	祁艾	30 g	苏子	15 g
苦杏仁	15 g	银杏	12 g	苦参子	12 g

【出处】《赵炳南临床经验集》。

【制法与用法】上为粗末，用较厚草纸卷药末成纸卷。燃烟熏皮损处，每日 1～2 次，每次 15～30 分钟，温度以病人能耐受为宜。

【功用与主治】软坚润肤，杀虫止痒。治疗牛皮癣（白疕）、鱼鳞癣（蛇皮症）、皮肤淀粉样变（松皮癣）。

编号：044

方名：飞鸟膏

方剂组成与剂量

药名	用量	药名	用量
细粉	45 g	矾石	45 g

【出处】《外台秘要》卷二十四引《集验方》。

【制法与用法】以绢筛，以甲煎和之令如脂。以敷乳疮，一日三次。作散者不须和，有汁自着可用散。

【功用与主治】妇人，女子乳头生小浅热疮，搔之黄汁出浸淫为长，百疗不瘥，动经年月，名为妒乳；亦治诸热疮，黄烂浸淫汁疮，蜜疮，丈夫阴蚀痒湿，诸小儿头疮疳蚀，口边肥疮，蜗疮等。

编号：045

方名：白花蛇煎

方剂组成与剂量

药名	用量	药名	用量	药名	用量
白花蛇（去皮骨）	一条	海桐皮	30 g	白芷	30 g
防风	30 g	独活	30 g	羌活	30 g
白术	30 g	附子	30 g	天南星	30 g
半夏	30 g	前胡	30 g	细辛	30 g
干蝎	30 g	桂心	30 g	汉椒	30 g
木鳖子	30 g	当归	30 g	吴茱萸	30 g
苍术	30 g				

【出处】《太平圣惠方》卷六十四。

【制法与用法】除白花蛇外的药物锉碎。以米醋二升，煎二至三沸，匀拌药一宿，用腊月猪油三斤，于铛内煎沸，渐渐下药，候白芷色赤黄，用绵滤过，瓷盒盛。先以苦参汤淋浴，后以暖酒下半匙。外以膏涂在疮上，令热为度。一日三次。

【功用与主治】风毒攻身体生疮，或时发痒肿痛。

编号：046

方名：地黄丸

方剂组成与剂量

药名	用量	药名	用量	药名	用量
熟地黄	8 g	赤茯苓	3 g	当归	3 g
山茱萸	3 g	川楝肉	3 g	牡丹皮	3 g
山药	3 g	川芎	3 g	使君子	3 g

【出处】《外台秘要》。

【制法与用法】上为末，炼蜜为丸，如梧桐子大，每服 3 丸，空腹温汤送下

【功用与主治】小儿肾疳。多由乳食不调，脏腑伏热所致。凡滋味入于脾而生虫，虫大则动，侵蚀脏腑，遂使小儿心闷。下蚀肠胃，则下痢肛烂，湿痒生疮。

编号：047

方名：吉祥油

方剂组成与剂量

药名	用量	药名	用量	药名	用量
雄黄	30 g	明矾	30 g	花椒	30 g
松香	30 g	猪板油	30 g	江青布	15 g

【出处】《青囊秘传》。

【制法与用法】上药与油，将布卷包，用火夹夹住，麻骨火烧，以碗承油。

【功用与主治】湿毒臁疮，黄水常流，常结痂而淫痒。

编号：048

方名：扫癞丹

方剂组成与剂量

药名	用量	药名	用量	药名	用量
黄芪	60 g	当归	60 g	金银花	60 g
白术	30 g	茯苓	30 g	麦门冬	30 g
白芍药	30 g	熟地黄	30 g	玄参	30 g
山茱萸	15 g	川芎	15 g	生甘草	9 g
荆芥	9 g	天花粉	9 g	防风	6 g

【出处】《辨证录》卷十三。

【制法与用法】水煎服。二剂而皮色即润，又服二剂而干燥解，连服 10 剂痊愈。

【功用与主治】补气血，消湿散热。遍身发癞，皮厚而生疮，血出而如疥，或痛或痒，或干或湿，如虫非虫。

编号：049

方名：扫尽曹家百万兵

方剂组成与剂量

药名	用量	药名	用量	药名	用量
大枫子肉	60 g	枯矾	120 g	樟脑	9 g
蛇蜕	1.5 g	蜂房	5 个		

【出处】《外科方外奇方》卷三。

【制法与用法】上为末，入臼油 120 g、水银 15 g，同捣成膏。

【功用与主治】脓窠黄水痒痛，疥癣诸疮。

编号：050

方名：当归饮（一）

方剂组成与剂量

药名	用量	药名	用量	药名	用量
当归	3 g	白芍药	3 g	川芎	3 g
生地黄	3 g	白蒺藜	3 g	黄芪	3 g
防风	1.5 g	荆芥	1.5 g	何首乌	1.5 g
甘草	1.5 g				

【出处】《校注妇人良方》卷二十四。

【制法与用法】水煎服。

【功用与主治】妇人血风疮，血热瘾疹痒痛，脓血淋漓，发热等症；疮疥风癣，湿毒燥痒。

【加减】《疡科捷径》有甘菊花。

编号：051

方名：当归补血汤加防风连翘方

方剂组成与剂量

药名	用量	药名	用量
当归	3 g	防风	3 g
黄芪	15 g	连翘	6 g

【出处】《医方考》卷六。

【制法与用法】水煎服。

【功用与主治】疥疮有血无脓，瘙痒不止者。

【加减】若脓日久不干者，去黄芪，加白术、茯苓。

编号：052

方名：冰硫散

方剂组成与剂量

药名	用量	药名	用量
硫黄	30 g	樟脑	6 g
川椒	6 g	生矾	6 g

【出处】《外科正宗》卷四。

【制法与用法】上为末，先用白萝卜一个，抠空其内，将药填满，复将原皮盖之，湿纸包三四层，灰火内煨半时许，待冷取开，用药同熟猪油调稠搽患上。

【功用与主治】风湿凝聚而生钮扣风，久则瘙痒如癣。

编号：053

方名：羊蹄根酒（一）

方剂组成与剂量

药名	用量	药名	用量
羊蹄根	180 g	75% 酒精	360 ml

【出处】《赵炳南临床经验集》。

【制法与用法】将羊蹄根碾碎置酒精内，浸泡七昼夜，过滤去滓备用用棉棒或毛刷蘸药水涂于患部。

【功用与主治】杀虫止痒。手癣（鹅掌风），甲癣（鹅爪风），落屑性脚癣（脚蚓症），体癣（钱癣），神经性皮炎（干癣）。

【忌宜】慎勿入目。

编号：054

方名：如意金黄散

方剂组成与剂量

药名	用量	药名	用量	药名	用量
天花粉	5 000 g	黄柏	2 500 g	大黄	2 500 g
姜黄	2 500 g	白芷	2 500 g	紫厚朴	1 000 g
陈皮	1 000 g	甘草	1 000 g	苍术	1 000 g
天南星	1 000 g				

【出处】《外科正宗》卷一。

【制法与用法】上切片，晒极干燥，用大驴磨连磨三次，方用蜜绢罗厨筛出，瓷器收贮，勿令泄气。

【功用与主治】清热、解毒、消肿、定痛。蛇虫咬伤，蜂蝎螫毒，癣疥湿癞，皮肤瘙痒，冻疮痒痛。

【忌宜】皮色不红者忌敷，并忌入口。

编号：055

方名：羊蹄根酒（二）

方剂组成与剂量

药名	用量	药名	用量	药名	用量
羊蹄根	180 g	土槿皮	180 g	制川乌	30 g
槟榔	30 g	百部	30 g	海桐皮	30 g
白鲜皮	30 g	苦参	30 g	蛇床子	15 g
千金子	15 g	地肤子	15 g	番木鳖	15 g
蛇衣	15 g	大枫子	15 g	蜈蚣末	9 g
白信	6 g	斑蝥	6 g		

【出处】《朱仁康临床经验集》。

【制法与用法】以上各药加入高粱酒 2 500 ml，密封大口瓶内，浸半月至一月后，去药渣备用，用毛笔蘸药水外涂。

【功用与主治】灭菌止痒，治疗体癣、股癣、神经性皮炎。

【加减】切勿入口。

编号：056

方名：如圣散（四）

方剂组成与剂量

药名	用量	药名	用量
石膏	30 g	黄芩	30 g

【出处】《普济方》卷三。

【制法与用法】上为细末。先用佛手散扫，再干掺本药于疮上。

【功用与主治】湿疮、疮癣痒痛，皮烂。

编号：057

方名：灭瘢膏

方剂组成与剂量

药名	用量	药名	用量
黄矾石	2.4 g	胡粉	2.4 g

【出处】《证类本草》卷三引《崔元亮海上方》。

【制法与用法】上为细末。以腊月猪脂和，更研如泥。先取生布揩令痛，即用药涂五度。

【功用与主治】灭瘢。一切疮愈后，赤黑瘢痕不灭，时复痒不止。

编号：058

方名：**灭毒丹**

方剂组成与剂量

药名	用量	药名	用量	药名	用量
白花蛇	4 寸	金头蜈蚣	2 条	全虫	4 个
露蜂房	1 个	龟甲	30 g	雄黄	3 g
飞黄丹	3 g	辰砂	1.5 g	槐花米	1.5 g
雨前细茶	1.5	麝香	1 g	孩儿茶	1.5 g

【出处】《赵炳南临床经验集》。

【制法与用法】上为细末，以黄米饮为丸，如绿豆大，朱砂为衣。成人体壮者，每次 5～10 粒，白水送下，一日二次。体弱者酌减。

【功用与主治】散风止痒，清血解毒。寻常狼疮（流皮漏），慢性湿疹（顽湿），慢性溃疡（顽疮）。

【忌宜】孕妇忌用，胃弱者慎用。

编号：059

方名：**平疮散**

方剂组成与剂量

药名	用量	药名	用量	药名	用量
寒水石	60 g	东丹	30 g	扫盆	3 g
硫黄	15 g	明矾	21 g	川椒	3 g
黄柏	15 g	牛烟胶	15 g	人中黄	6 g

【出处】《外科传薪集》。

【制法与用法】上为细末。以板猪油、鸡脚、大黄根同打烂，擦。

【功用与主治】白泡疮、脓窠肥疮痛痒者。

编号：060

方名：**化毒丹**

方剂组成与剂量

药名	用量	药名	用量
煅石青	30 g	轻粉	1.5 g

【出处】《外科百效》卷一。

【制法与用法】上为极细末服。

【功用与主治】恶疮作痒。

编号：061

方名：**红玉膏**

方剂组成与剂量

药名	用量	药名	用量	药名	用量
当归	30 g	红花	9 g	赤芍	9 g
白及	9 g	防风	9 g		

【出处】《慈禧光绪医方选议》。

【制法与用法】用香油 500 g，同上药共煎，煎枯去滓；入黄蜡 60 g，再入银朱 30 g，乳香 15 g，用牙簪挑少许，擦鼻孔内。

【功用与主治】祛腐生肌，定痛化虫，止痒消肿，化疗解毒。主治鼻内干燥而痛，涕中带黑丝，及杨梅顽疮，结毒臁疮。

编号：062

方名：**观音救苦锭**

方剂组成与剂量

药名	用量	药名	用量	药名	用量
火硝	240 g	黄丹	30 g	皂矾	30 g
雄黄	1.5 g	朱砂	1.5 g		

【出处】《良朋汇集》卷三。

【制法与用法】先将火硝熔化后投四味，频频为锭，摩擦患处。

【功用与主治】痒疮，口内疮。

编号：063

方名：**灭疥膏**

方剂组成与剂量

药名	用量	药名	用量
硫黄粉	120 g	石灰块	120 g

【出处】《全国中药成药处方集》。

【制法与用法】以上药入砂锅内加水 2 L，共煮一小时，随煮随添水，并搅拌之，然后取下，用滤纸取 500 ml，得深红色之澄明液，随机徐徐加入花生油，随加随搅至呈黄色之稠厚液，不出现红色水珠为止，并滴少许杏仁油作为矫味剂。搽抹患处。

【功用与主治】杀菌，消毒，止痒，灭疥。不论轻重或经年不愈之干湿疥疮。

编号：064

方名：玉粉散

方剂组成与剂量

药名	用量	药名	用量	药名	用量
铅粉	30 g	蛤粉	285 g	石膏	15 g
白石脂	15 g	滑石	255 g	白龙骨	15 g
粟米粉	60 g	寒水石	30 g		

【出处】《御药院方》卷八。

【制法与用法】上为极细末。干擦患处。

【功用与主治】热汗浸渍成疮,肿痒焮痛。

编号：065

方名：甘草散（一）

方剂组成与剂量

药名	用量	药名	用量	药名	用量
甘草	1 g	赤芍药	1 g	白蔹	1 g
黄芩	1 g	黄连	15 g	黄柏	15 g

【出处】《太平圣惠方》卷九十。

【制法与用法】上为细散,用白蜜和如膏,涂于疮上,一日两次。亦可作汤洗之。

【功用与主治】小儿恶疮,一身如麻豆带脓,乍痛乍痒,烦热。

编号：066

方名：白花膏

方剂组成与剂量

药名	用量	药名	用量	药名	用量
香油	500 g	青槐枝	百段	黄蜡	45 g
定粉	45 g	净乳香	9 g	儿茶	9 g
没药	9 g	白花蛇	9 g	樟脑	30 g
麝香	3 g				

【出处】《外科全生集》卷四。

【制法与用法】青槐枝入油熬枯,去枝,至滴水不散,入黄蜡铅粉,离火,温时再下净乳香、儿茶、没药、白花蛇、樟脑、麝香,同油搅匀成膏,浸水内一宿。摊贴。

【功用与主治】痈疡痒极见骨者,臁疮孔内发痒者。

编号：067

方名：甘草芍药汤

方剂组成与剂量

药名	用量	药名	用量	药名	用量
甘草	8 g	芍药	8 g	白蔹	8 g
黄芩	8 g	黄连	8 g	黄柏	8 g
苦参	8 g				

【出处】《备急千金要方》卷六，名见《普济方》卷四○八。

【制法与用法】上为末。以蜜和敷之，日二夜一；亦可作汤洗之。

【功用与主治】小儿火灼疮，一身尽如麻豆，或有脓汁，乍痛乍痒。

编号：068

方名：龙骨散

方剂组成与剂量

药名	用量	药名	用量
龙骨	15 g	乌贼鱼骨	15 g
胡粉	15 g	铅丹	3 g

【出处】《圣济总录》卷一三二。

【制法与用法】上为细末。先用盐汤洗了，贴之，一日三五次。

【功用与主治】发际疮。初生如黄米大，或痒或痛。

编号：069

方名：白花蛇丸（一）

方剂组成与剂量

药名	用量	药名	用量	药名	用量
白花蛇	60 g	人参	30 g	玄参	30 g
沙参	30 g	枳壳	15 g	黄芩	15 g
防风	15 g	白蒺藜	30 g	漏芦	15 g
川大黄	15 g	秦艽	15 g	白鲜皮	15 g
甘草	15 g				

【出处】《太平圣惠方》卷六。

【制法与用法】上为末，炼蜜为丸，如梧桐子大。每服 30 丸，以温酒送下，不拘时候。

【功用与主治】肺脏风毒，皮肤瘙痒，疮疥瘾疹。

编号：070

方名：四生丸

方剂组成与剂量

药名	用量	药名	用量
草乌头	15 g	白僵蚕	30 g
苦参	30 g	黑牵牛	30 g

【出处】《圣济总录》卷十一。

【制法与用法】上述药物研为细末，用酒煮面糊为丸，如梧桐子大。每服 15 丸，温酒送下，一日三次。

【功用与主治】皮肤风痒，疮癣，热毒痈疥。

编号：071

方名：白花蛇丸（二）

方剂组成与剂量

药名	用量	药名	用量	药名	用量
白花蛇	90 g	黄芩	30 g	防风	30 g
白鲜皮	30 g	甘草	30 g	栀子仁	30 g
赤芍药	30 g	川大黄	30 g	苍耳子	30 g
麦门冬	45 g	黄芪	30 g	白蒺藜	30 g
羌活	60 g	苦参	60 g		

【出处】《太平圣惠方》卷六十五。

【制法与用法】上为末，炼蜜为丸，如梧桐子大。每服 30 丸，以薄荷汤送下。

【功用与主治】风癣疮，皮肤疮，痒久不愈。

编号：072

方名：白矾膏

方剂组成与剂量

药名	用量	药名	用量	药名	用量
白矾灰	0.3 g	硫黄	3 g	铁粉	3 g
绿矾	15 g	川大黄	0.3 g		

【出处】《太平圣惠方》卷九十一。

【制法与用法】上为末。以米醋一升，熬如黑汤，收于瓷瓶中，旋取涂之。

【功用与主治】小儿癣，痒痛不止。

编号：073

方名：白花蛇丸（三）

方剂组成与剂量

药名	用量	药名	用量	药名	用量
白花蛇	一条	当归	60 g	川芎	30 g
白芍	30 g	生地	30 g	防风	30 g
荆芥	30 g	酒芩	30 g	连翘	30 g
胡麻子	30 g	何首乌	30 g	升麻	30 g
羌活	30 g	桔梗	30 g		

【出处】《医学入门》卷八。

【制法与用法】上为末，将浸蛇酒和水打糊为丸，如梧桐子大。每服 70 丸，茶清送下。

【功用与主治】头面手足白屑疮痒，皮肤鞍燥。

编号：074

方名：白芷立效散

方剂组成与剂量

药名	用量	药名	用量	药名	用量
白芷	适量	防风	适量	白蒺藜	适量
川当归	适量	川芎	适量	地龙（酒洗，炒）	适量
黄连	适量	龙胆草	适量	甘草	适量

【出处】《普济方》卷三八一引《傅氏活婴方》。

【制法与用法】上述药物锉成粉末。每用 6 g，水煎服。

【功用与主治】痦疮湿痒。

编号：075

方名：牛黄解毒散

方剂组成与剂量

药名	用量	药名	用量	药名	用量
生甘草	30 g	牛黄	15 g	金银花	30 g

【出处】《保婴撮要》卷十二。

【制法与用法】上药各为细末。每服 0.6 ～ 1 g，乳汁调服。或用甘草煎膏为丸，如芡实大。每服一丸，白汤化下。外敷清金散亦可。

【功用与主治】癫疮，疔肿，痒不止。

编号：076

方名：白蒺藜散

方剂组成与剂量

药名	用量	药名	用量	药名	用量
白蒺藜	60 g	玄参	30 g	沙参	30 g
丹参	30 g	苦参	30 g	人参	30 g
秦艽	60 g	栀子仁	30 g	甘菊花	30 g
枳壳	30 g	黄芩	30 g	乌蛇	120 g
独活	60 g	茯神	30 g	薯蓣	30 g
细辛	30 g	防风	60 g	麻黄	30 g

【出处】《太平圣惠方》卷六十五。

【制法与用法】上述药物锉成细末。每服6 g，食前以温酒调下。

【功用与主治】一切癣及疥，风痒疮。

编号：077

方名：加味四物汤

方剂组成与剂量

药名	用量	药名	用量	药名	用量
熟地	15 g	川芎	6 g	当归	15 g
白芍	3 g	白茯苓	6 g	生甘草	6 g
金银花	30 g	天花粉	6 g	土茯苓	30 g

【出处】《洞天奥旨》卷十。

【制法与用法】水煎服。

【功用与主治】梅毒作痒。

编号：078

方名：化毒散（一）

方剂组成与剂量

药名	用量	药名	用量	药名	用量
五倍子	6 g	松香	6 g	官粉	6 g
樟丹	6 g	冰片	3 g		

【出处】《中西医结合皮肤病学》。

【制法与用法】上为细末。用粉剂或花生油调匀外用。

【功用与主治】杀菌消炎，去湿止痒。主要用于渗出性湿疹，脓疱疮。

编号：079

方名：加味当归饮子

方剂组成与剂量

药名	用量	药名	用量	药名	用量
当归	15 g	生地黄	15 g	升麻	15 g
防风	8 g	荆芥穗	6 g	何首乌	6 g
白芍药	90 g	柴胡	90 g	川芎	90 g
羌活	90 g	黄芪	90 g	红花	3 g
苏木	3 g	甘草	3 g		

【出处】《普济方》卷二七二。

【制法与用法】上切片。每服 15 g，水二盏，加生姜三片，同煎至八分，去滓，食后、临卧通口服。沐浴取微汗效速，使气血通和，服之应效。

【功用与主治】诸疮痛痒。

【临床应用】张建，赵静运用当归饮子加味治疗糖尿病皮肤瘙痒症疗效显著（内蒙古中医药，2013，36：45-46）。

编号：080

方名：天然散

方剂组成与剂量

药名	用量
铅粉	30 g

【出处】《外科十三方考》。

【制法与用法】于锅中火炒黄色，贮瓶备用。

【功用与主治】生肌收口，敛疮收水，止痒。

【临床应用】痒者加铜绿少许（以儿茶煎水煮过，再煅成黄金色），亦可加药线末 1g，金箔三帖。

编号：081

方名：五倍膏

方剂组成与剂量

药名	用量
五倍子	不拘多少

【出处】《外科证治全书》卷四。

【制法与用法】上为末，以陈米醋熬成膏。遇多年顽癣，先抓破，以膏敷上，干则加敷，以不痒为度。

【功用与主治】年久阴顽恶癣。

【忌宜】忌动风发物。

编号：082

方名：皮癣水

方剂组成与剂量

药名	用量	药名	用量	药名	用量
槿皮	620 g	紫荆皮	310 g	苦参	310 g
苦楝根皮	150 g	生地榆	150 g	千金子	50 粒
斑蝥	100 只	蜈蚣	30 条	樟脑	310 g

【出处】《朱仁康临床经验集》。

【制法与用法】将前五味药打碎成粗粒,装大瓶内,加入 75% 酒精 5 L,并将斑蝥(布包)、千金子等加入密封浸泡 1 ~ 2 周,滤去药渣,再加入樟脑熔化,备用。用毛笔刷涂于皮损上。

【功用与主治】灭菌止痒,主治银屑病,体癣,神经性皮炎。

编号：083

方名：五参散

方剂组成与剂量

药名	用量	药名	用量	药名	用量
人参	0.6 g	紫参	0.6 g	白附子	0.6 g
栝楼根	15 g	天麻	15 g	玄参	30 g
沙参	30 g	丹参	1 g		

【出处】《圣济总录》卷一八二。

【制法与用法】上为散。五十日至百日儿,每服 0.2 g;二百日至一岁儿,每服 0.3 g,奶汁调下;二岁至三岁,每服 1 g,煎薄荷金银汤,或枣汤调下,空腹、午后服。如乳母服,每服 2 g,温酒调下。

【功用与主治】小儿肺风,瘙痒瘾疹,疥癣。

编号：084

方名：五油隔纸膏

方剂组成与剂量

药名	用量	药名	用量	药名	用量
香油	适量	松沥油	适量	木油	适量
猪油	适量	鸡子油	适量		

【出处】《外科百效》卷一。

【制法与用法】上述五种油调匀使用。如果疮作痒,在调和油中加入金华散 15 g,明肌散 30 g,调贴患处。

【功用与主治】诸疮痛痒。

编号：085

方名：五香枳实汤

方剂组成与剂量

药名	用量	药名	用量	药名	用量
育木香	18 g	麝香	7.5 g	鸡舌香	15 g
熏陆香	15 g	沉香	15 g	升麻	30 g
黄芩	30 g	白蔹	30 g	麻黄	30 g
防风	15 g	秦艽	15 g	枳实	45 g
大黄	64 g	漏芦	15 g		

【出处】《备急千金要方》卷五。

【制法与用法】上切片。以水 3 000 ml,煮取 1 000 ml,儿五六岁者,一服 300 ml;七八岁者, 一服 350 ml;十岁至十四五岁者,加大黄 15 g,足水为 6 000 ml,煮取 1 500 ml,分三次服。

【功用与主治】小儿风热,疮痒。

编号：086

方名：化毒散（二）

方剂组成与剂量

药名	用量	药名	用量	药名	用量
木通	30 g	麦门冬	15 g	蓝叶	15 g
犀角	0.3 g	甘草	0.3 g	马牙消	0.3 g

【出处】《幼幼新书》卷三十八。

【制法与用法】上为散。每服 3 g,水小盏,煎八分,口服。

【功用与主治】漆疮痒痛。

编号：087

方名：内托散

方剂组成与剂量

药名	用量	药名	用量
大黄	15 g	牡蛎	15 g
甘草	90 g	瓜蒌	2 个

【出处】《儒门事亲》卷十二。

【制法与用法】上为末。水一大盏,煎三五沸,去滓露冷服。

【功用与主治】祛风止痒,疮未愈,时而作痒。

编号：088

方名：贝母膏

方剂组成与剂量

药名	用量	药名	用量	药名	用量
贝母	10.5 g	半夏	7.5 g	南星	7.5 g
五倍子	7.5 g	白芷	7.5 g	厚朴	7.5 g
黄柏	7.5 g				

【出处】《仁斋直指方论》卷二十四。

【制法与用法】上为细末。初用蜜水调敷，两三次后，只干掺。先以蜂房、白芷、苦参、大腹皮、荆芥煎汤熏洗，拭干即用药，或间有留滞不愈，以好膏药贴之。

【功用与主治】恶疮作痒。

编号：089

方名：升麻和气饮（一）

方剂组成与剂量

药名	用量	药名	用量	药名	用量
升麻	4.5 g	白芷	4.5 g	防风	6 g
白术	6 g	葛根	6 g	麻黄	3 g
生甘草	3 g	当归	9 g	黄柏	9 g

【出处】《医道日用纲目方》。

【制法与用法】水煎服。

【功用与主治】风湿浸淫血脉，致生疮疥，瘙痒不绝。

编号：090

方名：升麻和气饮（二）

方剂组成与剂量

药名	用量	药名	用量	药名	用量
干姜	1.5 g	熟枳壳	1.5 g	干葛	30 g
熟苍术	30 g	桔梗	30 g	升麻	30 g
当归	6 g	熟半夏	6 g	茯苓	6 g
白芷	6 g	陈皮	45 g	甘草	45 g
芍药	22.5 g	大黄	15 g		

【出处】《太平惠民和剂局方》。

【制法与用法】上锉散。每服四大钱，水一盏半，加生姜三片，灯芯15茎，煎至七分，去滓，食前服。

【功用与主治】疮疥癫风，不时痛痒。

编号：091　　　　　　　　　　　　　　　　方名：**升麻消毒饮**

方剂组成与剂量

药名	用量	药名	用量	药名	用量
当归尾	等份	赤芍	等份	金银花	等份
连翘	等份	牛蒡子	等份	栀子	等份
羌活	等份	白芷	等份	红花	等份
防风	等份	甘草	等份	升麻	等份

【**出处**】《医宗金鉴》卷七十四。

【**制法与用法**】每味用6g为大剂，5.5g为中剂，3g为小剂。水两盅，煎八分，食远热服。

【**功用与主治**】黄水疮，形如粟米而痒兼痛，破流黄水，浸淫成片。

【**临床应用**】吕丽红、贺永香、刘学东用麻消毒饮合自制湿疹膏治疗湿疹疗效显著，见效快、无毒副作用（当代医学，2008，16：138-139）。

编号：092　　　　　　　　　　　　　　　　方名：**乌云膏**

方剂组成与剂量

药名	用量	药名	用量
松香末	60g	硫黄末	30g

【**出处**】《外科大成》卷三。

【**制法与用法**】和匀，香油拌如糊，摊南胃布条上，少半指厚，卷成条线扎之，再用油浸一日，取出刮去余油，以火点着一头，下以粗碗按之，其布灰陆续剪去，取所滴药油浸冷水内一宿，出火毒。涂患处。

【**功用与主治**】头癣，脓疥，下部寒湿疮，胎疮，奶癣痒甚。

编号：093　　　　　　　　　　　　　　　　方名：**乌龙丸**

方剂组成与剂量

药名	用量	药名	用量
牵牛子	不拘多少	皂荚	两大梃

【**出处**】《圣济总录》卷一三六。

【**制法与用法**】将膏与牵牛末同和为丸，如梧桐子大。每服20丸，食后、临卧温酒送下。或觉微利便不须服，所患疮疥立止，不过三五服。

【**功用与主治**】疮疥岁久不愈，遍身风疮瘙痒，疥癣。

编号：094　　　　　　　　　　　　　　　　　　　方名：乌头散

方剂组成与剂量

药名	用量	药名	用量	药名	用量
川乌头	15 g	藜芦	15 g	白矾灰	15 g
马肠根	15 g	石菖蒲	15 g	硫黄	15 g
杏仁	15 g	苦参	15 g	腻粉	15 g

【出处】《太平圣惠方》卷六十五。

【制法与用法】为细散,都研令匀。用时先以桃汤洗,拭干后,用油浆水和涂之,三日一涂。不过三两上愈。

【功用与主治】湿疥,常有黄水,瘙痒不绝。

编号：095　　　　　　　　　　　　　　　　　　方名：乌蛇散（五）

方剂组成与剂量

药名	用量	药名	用量	药名	用量
乌蛇	60 g	羌活	30 g	白鲜皮	30 g
苦参	30 g	枳实	30 g	蒺藜子	30 g
人参	30 g	黄芩	30 g	山茱萸	30 g
漏芦	30 g	牡蛎	30 g	附子	30 g
白僵蚕	30 g	玄参	30 g	甘草	30 g
秦艽	30 g	防风	30 g	甘菊花	30 g

【出处】《圣济总录》卷一三六。

【制法与用法】上为细散,每服 10 g,空腹酒调下。

【功用与主治】一切疥、风痒疬疮等。

编号：096　　　　　　　　　　　　　　　　　　方名：丹参汤（一）

方剂组成与剂量

药名	用量	药名	用量	药名	用量
丹参	120 g	苦参	120 g	蛇床子	60 g

【出处】《太平圣惠方》卷二十四。

【制法与用法】以水一斗五升,煎至七升,去滓,趁热洗之。

【功用与主治】风热,皮肤生痦瘟,苦痒成疥。

编号：097

方名：乌蛇散（六）

方剂组成与剂量

药名	用量	药名	用量	药名	用量
乌蛇	30.3 g	葛根	30.3 g	苦参	30 g
紫参	30 g	沙参	30 g	人参	30 g
川芎	30 g	天麻	30 g	黄芩	30 g
木通	30 g	地骨皮	30 g	防风	30 g
防己	30 g	莽草叶	30 g	白术	30 g
蒴藋	30 g	木兰皮	30 g	黄连	30 g
附子	30 g	乌头	30 g	牛膝	30 g
槟榔	30 g	熟干地黄	30 g	葳蕤	30 g
芍药	30 g	桂	30 g	玄参	30 g
龙骨	30 g	石膏	30 g	升麻	30 g
菊花	30 g	蒺藜子	30 g	秦艽	30 g
细辛	30 g	天雄	30 g	当归	1 g
甘草	1 g	远志	1 g	巴戟天	1 g
苍耳花	1 g	吴茱萸	15 g	麝香	15 g

【出处】《圣济总录》卷十八。

【制法与用法】上为细散。每服4 g，空腹温酒调下，渐加至6 g，晡时再服。

【功用与主治】白癜，语声嘶败，瘙痒生疮。

编号：098

方名：芜荑丸

方剂组成与剂量

药名	用量	药名	用量	药名	用量
黄连	15 g	黄柏	15 g	甘草	15 g
青橘皮	15 g	龙胆草	15 g	干蟾	1 个
胡黄连	0.3 g	白芜荑仁	0.3 g	使君子	14 个
青黛	3 g	麝香	1.5 g		

【出处】《杨氏家藏方》卷十八。

【制法与用法】上为细末，研匀，用猪胆汁和得所，分药入猪胆内，各令七分满，以线系定，与银、石器中用浆水煮五七沸，当风挂一宿后剥去猪胆不用，只取药，再和令匀和丸，如黍米大。每服20丸，温米饮送下，不拘时候。

【功用与主治】小儿五疳骨热，面黄肌瘦，饮食虽多，不长肌肤，牙齿宣露，或有盗汗，疳疮湿痒，小便白浊。

编号：099

方名：丹参丸

方剂组成与剂量

药名	用量	药名	用量	药名	用量
丹参	30 g	苦参	30 g	升麻	30 g
黄芩	15 g	防风	15 g	枳壳	30 g
乌头	30 g				

【出处】《圣济总录》卷十一。

【制法与用法】上为细末，炼蜜为丸，如梧桐子大。每服 30 丸，食后温浆水送下。

【功用与主治】风疮痒，搔之成疮。

编号：100

方名：丹参汤（二）

方剂组成与剂量

药名	用量	药名	用量
丹参	90 g	苦参	150 g
蛇床子	60 g	白矾	60 g

【出处】《太平圣惠方》卷六十五。

【制法与用法】上药除白矾外，为散。以水三斗，煎取二斗，滤去滓，入白矾搅令匀，趁热于避风处洗浴，以水冷为度，拭干，以藜芦末粉之，相次用之。以愈为度。

【功用与主治】风癣瘑痒。

编号：101

方名：丹参散（二）

方剂组成与剂量

药名	用量	药名	用量	药名	用量
丹参	45 g	人参	30 g	苦参	30 g
雷丸	30 g	牛膝	30 g	防风	30 g
白附子	30 g	白花蛇	60 g		

【出处】《太平圣惠方》卷二十四。

【制法与用法】上为细散。每服 6 g，食前煎甘草 酒放温调下。

【功用与主治】风瘙，皮肤瘾疹，赤㾦瘙痒，随搔生疮；妇人血风，四肢走注疼痛者。

编号：102

方名：丹砂膏（一）

方剂组成与剂量

药名	用量	药名	用量	药名	用量
蜀椒	200 g	丹砂	60 g	细辛	60 g
桂心	60 g	附子	30 枚	前胡	200 g
白芷	200 g	川芎	200 g	白术	200 g
吴茱萸	200 g	当归	30 g		

【出处】《刘涓子鬼遗方》卷五。

【制法与用法】上切片，诸药唯椒、茱萸不捣，以苦酒渍一夜，令淹，以猪脂不中水者十斤，切细，令诸药于铜器内，煎三上三下，白芷黄成膏，以棉布绞去滓。如患风温肿不消，服如弹丸大一枚；若鼻塞不通，以膏著鼻中；若青盲风目烂眦痒痛，茫茫不见细物，以棉絮裹箸头，注膏中，以敷两眦，至卧时再敷之；齿痛亦如耳聋，亦准之；金疮、牛领、马鞍疮，亦可敷之，治下赤，腹中有痈，并瘰疾在外，即摩之，在内即服之，如弹丸大一枚，一日三次。

【功用与主治】疥癣，诸恶疮，风温肿不消，鼻塞不通，青盲风目烂眦痒痛，茫茫不见细物，齿痛，耳聋，金疮，牛领、马鞍疮，腹中有痈、瘰疾。

编号：103

方名：乌蛇丸（三）

方剂组成与剂量

药名	用量	药名	用量	药名	用量
乌蛇肉	120 g	虎前胫	60 g	黄松节	30 g
天麻	30 g	牛膝	30 g	石斛	30 g
萆薢	30 g	杜仲	30 g	菟丝子	30 g
巴戟	30 g	独活	30 g	防风	30 g
桂	30 g	肉苁蓉	30 g	金毛狗脊	30 g
续断	30 g	荜澄茄	30 g	当归	30 g
附子	30 g	木香	15 g	乳香	15 g

【出处】《脚气治法总要》卷下。

【制法与用法】上为细末，研匀。用大木瓜去膈子，蒸令烂，研如糊，以法酒化开，银石器中熬过，和剂前药，为丸如梧桐子大。每服 30 丸，空腹温酒送下，一日两次。

【功用与主治】风毒湿脚气攻注，脚膝疼痛，或即痒癣生疮，疮中黄水不止。

编号：104

方名：丹砂膏（二）

方剂组成与剂量

药名	用量	药名	用量	药名	用量
丹砂	15 g	雄黄	15 g	雌黄	15 g
蔺茹	45 g	乱发	15 g	松脂	15 g
白蜡	15 g	巴豆	14 枚	猪膏	500 g

【出处】方出《千金翼方》卷二十四。

【制法与用法】上药先煎发，令消尽，纳松脂、白蜡等三上三下，去滓末；蔺茹、雌黄、雄黄等纳中更煎，一沸止。敷之三数度，愈。

【功用与主治】杀虫。主治久疥癣，一切恶疥疮，瘙痒不止。

编号：105

方名：双蛇丸

方剂组成与剂量

药名	用量	药名	用量
白花蛇	150 g	乌蛇	1 条

【出处】《杨氏家藏方》卷十二。

【制法与用法】上药用水净洗，控干，去头尾并项后肉二寸不用，其余约二寸长截段，用无灰酒一斗，饧一斤作块子，并二蛇同入酒内浸，封瓶口，得十五日取出，去皮骨，焙干为细末，却以原浸药酒煮面糊为丸，如梧桐子大。每服 30 丸，食前温酒送下。

【功用与主治】遍身疮疥，或痛或痒，久不愈者。

编号：106

方名：巴豆膏

方剂组成与剂量

药名	用量	药名	用量	药名	用量
巴豆	7 粒	硫黄	15 g	白矾	15 g
芜荑	15 g	猪脂	90 g		

【出处】《太平圣惠方》卷六十五。

【制法与用法】上为末，炼猪脂成油，入前药末调和令匀。每用莲子大，于手掌内搓涂之。

【功用与主治】一切疥疮有虫，时作瘙痒。

编号：107

方名：豆青膏

方剂组成与剂量

药名	用量	药名	用量	药名	用量
白降丹	3 g	巴豆油	4.5 g	青黛面	适量
羊毛脂	30 g	凡士林	120 g		

【出处】《赵炳南临床经验集》。

【制法与用法】搅匀成膏。外用薄敷。

【功用与主治】软坚，润肤，止痒。主治慢性肥厚性皮肤病、牛皮癣静止期、神经性皮炎、皮肤淀粉样变（松皮癣）等。

【忌宜】对汞过敏及急性皮肤病不宜用。

编号：108

方名：芩连平胃汤

方剂组成与剂量

药名	用量	药名	用量	药名	用量
黄芩	4.5 g	黄连	3 g	厚朴	3 g
苍术	6 g	甘草	1.5 g	陈皮	3 g

【出处】《医宗金鉴》卷六十三。

【制法与用法】水二盅，加生姜一片，煎八分，食后服。外捈碧玉散。

【功用与主治】清热燥湿。主治燕窝疮。在下颏生，如攒粟豆，痒热疼，形类黄水疮破裂。

编号：109

方名：芩栀平胃散

方剂组成与剂量

药名	用量	药名	用量	药名	用量
苍术	6 g	甘草	1.5 g	厚朴	3.6 g
陈皮	3.6 g	黄芩	4.5 g	山栀仁	4.5 g

【出处】《外科正治全书》卷一。

【制法与用法】水二盅，煎八分，食远服。外捈碧玉散。

【功用与主治】燕窝疮生子下颏，初如粟如都，色红，热微痒痛，破津黄水，颇类黄水疮，但疙瘩如攒儿，系脾胃湿热。

编号：110

方名：**赤芍药散**

方剂组成与剂量

药名	用量	药名	用量	药名	用量
赤芍药	1 g	甘草	1 g	白蔹	1 g
黄芩	15 g	黄连	15 g	黄柏	15 g

【出处】《太平圣惠方》卷九十一。

【制法与用法】上为细散。以蜜水调涂，一日三儿次。

【功用与主治】小儿王烂疮，一身尽有如麻子，有浓汁，乍痛乍痒，或时壮热。

编号：111

方名：**连翘饮**

方剂组成与剂量

药名	用量	药名	用量	药名	用量
连翘	等份	赤芍药	等份	当归	等份
荆芥	等份	防风	等份	牛蒡子	等份
川芎	等份	栀子	等份	黄芩	等份
瞿麦	等份	木通	等份	生干地黄	等份
瓜根	等份	麦门冬	等份		

【出处】《世医得效方》卷十九。

【制法与用法】上锉散。每服 12 g，水一盏半，加灯芯 20 茎，水煎，不拘时候服。

【功用与主治】诸恶疮红赤，痒痛不定，心烦口干；及妇人血风，红斑圆点，开烂成疮，痒痛流黄水汁。

编号：112

方名：**月黄膏**

方剂组成与剂量

药名	用量	药名	用量	药名	用量
川椒	9 g	藤黄末	25 g	黄蜡	6 g
白蜡	6 g	麻油	30 ml		

【出处】《朱仁康临床经验集》。

【制法与用法】剃光头发，肥皂水洗清，用药直接涂上。

【功用与主治】灭菌止痒，主治头癣。

编号：113

方名：连翘败毒膏

方剂组成与剂量

药名	用量	药名	用量	药名	用量
连翘	480 g	桔梗	360 g	甘草	360 g
木通	360 g	金银花	480 g	防风	360 g
玄参	360 g	白鲜皮	360 g	黄芩	360 g
浙贝母	360 g	地丁	360 g	白芷	360 g
天花粉	240 g	赤芍	360 g	蝉蜕	240 g
大黄	480 g	蒲公英	360 g	栀子	360 g

【出处】《天津市固有成方统一配本方》。

【制法与用法】上药洗净切碎,加水浓煎成清膏,再加炼蜜（每清膏300 g,加蜜600 g）收膏。每服30 g,日服两次,白开水送服。或制成水丸。每服90 g,日服两次,温开水送服。

【功用与主治】诸疮初期,红肿疼痛,疮疥溃烂,灼热流脓,无名肿毒,丹毒疮疹,疥疮癣疮,痛痒不止。

【忌宜】忌食荤腥及刺激之物,孕妇慎用。

编号：114

方名：皂矾丸

方剂组成与剂量

药名	用量	药名	用量	药名	用量
猪牙皂	90 g	白矾	90 g	真干蟾酥	30 g

【出处】《古方汇精》卷二。

【制法与用法】上将蟾酥用滴花烧酒浸软,加入矾、皂二末,和匀为丸,如绿豆大,晾干收贮,每服一丸,将葱白衣裹药,以好酒送下,势重者,每日两次。

【功用与主治】主治一切五色疔疮,初起或有小白头一粒,或痒或麻木,憎寒发热及疔毒走黄,黑陷昏愦呕恶。

【加减】或加麝香1 g,同捣为丸更妙。

【忌宜】此药每次只可服一粒,如服两粒,恐致呕吐,慎之。

编号：115

方名：皂荚丸

方剂组成与剂量

药名	用量	药名	用量	药名	用量
皂荚	300 g	独活	150 g	防风	60 g
天麻	150 g	干薄荷	150 g		

【出处】《太平圣惠方》卷六十六。

【制法与用法】上为末，炼蜜为丸，如梧桐子大。每服20丸，食后煎槐白皮汤送下。

【功用与主治】肝肺风毒，项生结核，痒痛，遍身顽痹。

编号：116

方名：皂荚膏

方剂组成与剂量

药名	用量	药名	用量	药名	用量
猪牙皂荚	0.3 g	腻粉	0.3 g	硫黄	0.3 g
臭黄	0.3 g	白矾灰	0.3 g	黄蜡	0.3 g
巴豆	0.3 g	乌头	0.3 g	吴茱萸	0.3 g

【出处】《太平圣惠方》卷六十五。

【制法与用法】上为末，令匀，以麻油300 g，以慢火消蜡了，搅和令匀，每日两次涂之。

【功用与主治】皮肤风热生疥，干痒。

编号：117

方名：疗毒汤

方剂组成与剂量

药名	用量	药名	用量	药名	用量
胡麻	适量	威灵仙	适量	何首乌	适量
苦参	适量	荆芥	适量	石菖蒲	适量
防风	适量	独活	适量	甘草	少量

【出处】《诚书》卷十五。

【制法与用法】白酒煎服。

【功用与主治】一切久远痛痒诸疮。

编号：118

方名：皂角苦参丸

方剂组成与剂量

药名	用量	药名	用量	药名	用量
苦参	500 g	荆芥	360 g	白芷	180 g
大枫子肉	180 g	防风	180 g	大皂角	150 g
川芎	150 g	当归	150 g	何首乌	150 g
大胡麻	150 g	枸杞子	150 g	牛蒡子	150 g
威灵仙	150 g	全蝎	150 g	白附子	150 g
蒺藜	150 g	独活	150 g	川牛膝	150 g
草乌	90 g	苍术	90 g	连翘	90 g
天麻	90 g	蔓荆子	90 g	羌风	90 g
青风藤	90 g	甘草	90 g	杜仲	90 g
白花蛇	60 g	缩砂仁	60 g	人参	30 g

【**出处**】《医宗金鉴》卷七十三。

【**制法与用法**】上为细末，醋打老米糊为丸，如梧桐子大，每服 30 ～ 40 丸，饮食前后温酒送下。

【**功用与主治**】粟疮作痒，年久肤如蛇皮者。

【**忌宜**】避风，忌口。

编号：119

方名：疔疮立效膏

方剂组成与剂量

药名	用量	药名	用量	药名	用量
松香	120 g	黄蜡	60 g	没药	18 g
乳香	18 g	百草霜	30 g	铜绿	30 g
白蜡	12 g	蟾酥	90 g	麻油	90 g
麝香	9 g				

【**出处**】《中国医学大辞典》。

【**制法与用法**】上为细末，用桑柴火先将麻油入锅煎滚；次下松香，候稍滚；三下白蜡，候滚再下黄蜡，候滚再下乳香，稍滚，下没药；滚，即下铜绿；再滚，将百草霜下于锅内，滚数次；再后搅下蟾酥、麝香，即熄火，冷透搓成条子，为丸如桂圆核大，载净瓷器内，勿令泄气。每用一丸，呵软捻扁贴之，外盖膏药，痛即止，次日肿消而愈；已走黄者用之亦效。

【**功用与主治**】主治疔疮初起，顶如粟，四围肿硬，或麻痒疼痛。

编号：120

方名：冻疮药水

方剂组成与剂量

药名	用量	药名	用量	药名	用量
樟脑	30 g	红花	30 g	酒精	450 ml

【出处】《全国中药成药处方集》。

【制法与用法】先将红花用酒精浸,滤去红花,加樟脑于酒精内使其溶开,用 30 g 装玻璃瓶装之,密封瓶口。先将患处用温水洗净,以少许涂患处,涂时应多加揉擦,使局部皮肤发暖,一日数次。

【功用与主治】冻疮痒痛,硬结未溃。

编号：121

方名：完疮散

方剂组成与剂量

药名	用量	药名	用量
赤石脂	15 g	粉甘草	90 g
滑石	30 g	枯矾	3 g

【出处】《景岳全书》卷五十一。

【制法与用法】上为末。干掺,或用麻油调敷。

【功用与主治】湿烂诸疮肉平不敛,痒。

【加减】痒甚,加水银 12 g,松香 6 g。

编号：122

方名：补脾养血汤

方剂组成与剂量

药名	用量	药名	用量	药名	用量
当归	6 g	川芎	4.5 g	白芍	4.5 g
茯苓	4.5 g	苍术	3 g	荆芥	3 g
防风	3 g	生地	3 g	熟地	3 g
牛子	3 g	红花	1.5 g	甘草	1.2 g

【出处】《点点经》卷三。

【制法与用法】姜、枣为引。

【功用与主治】脾虚血热,疥癣疼痒,通身红点如虫唔咬,或麻木肿胀。

编号：123

方名：妙应癣药酒

方剂组成与剂量

药名	用量	药名	用量	药名	用量
土槿皮	60 g	白及	45 g	槟榔	30 g
白芷	30 g	斑蝥	40 枚	白信	1.2 g
伏龙肝	120 g				

【出处】《集验良方》卷一。

【制法与用法】用高粱酒三斤，或顶香糟烧，并药入瓷瓶内封固，浸七日可用。临用时，取30～60 ml 另装小瓷瓶内，以笔扫涂患上，每日三次。如涂后肿痛起泡，系药力猛，多搽之故，不必疑惧，加新鲜香糟火酒少许和之则平矣。

【功用与主治】杀虫燥湿消毒。风热湿邪侵袭皮肤，郁久风盛化虫之干癣，搔痒白屑，湿癣搔痒出黏汁，浸淫如虫行；风癣顽癣，搔则痹顽，不知痛痒；牛皮癣，状如牛领之皮厚且坚；松皮癣，状如苍松之皮，红白斑点相连，时时作痒；刀癣、轮廓全无，纵横不定者。

编号：124

方名：鸡蛋油

方剂组成与剂量

药名	用量
鸡蛋	适量

【出处】《仙拈集》卷二。

【制法与用法】炒出油搽之。

【功用与主治】杀虫；肾囊风；诸疮破烂，痒不可忍，或不收口者；及癣疥诸疮。

编号：125

方名：祛毒散

方剂组成与剂量

药名	用量	药名	用量
轻粉	15 g	红粉	15 g
儿茶	30 g	冰片	6 g

【出处】《北京市中药成方选集》。

【制法与用法】上为细末。敷患处；或以香油调敷患处亦可。

【功用与主治】化腐生肌，除湿解毒。诸毒，疮痒，溃后流脓水，疼痛刺痒，久不生肌。

编号：126

方名：松香油

方剂组成与剂量

药名	用量	药名	用量	药名	用量
松香	15 g	明雄	3 g	苍术	6 g

【出处】《外科真诠》卷上。

【制法与用法】上为末,和匀,用棉质卷捻两个,香油浸透,火烧滴油,去火毒。搽患处。

【功用与主治】坐板疮,毒盛痒痛不止者。

编号：127

方名：松黄散（一）

方剂组成与剂量

药名	用量	药名	用量
松香	15 g	雄黄	3 g

【出处】《洞天奥旨》卷十。

【制法与用法】上药各为末。绵纸捻成条,蜡、猪油浸透,烧取油,搽患处。

【功用与主治】坐板疮。

【加减】湿痒,加苍术6 g。

编号：128

方名：松黄散（二）

方剂组成与剂量

药名	用量	药名	用量	药名	用量
雄黄	18 g	川柏	45 g	炒蛇床子	30 g
炒川椒	6 g	轻粉	6 g	水银	6 g
密陀僧	120 g	硫黄	9 g	明矾	3.6 g
烟胶	27 g	松香	39 g		

【出处】《外科方外奇方》卷三。

【制法与用法】上为极细末。湿疮,用桐油调敷;诸疮,用木鳖子煎菜油调搽。

【功用与主治】腿上湿疮,红紫流水,奇痒,久不得愈,并治一切疥癣诸疮。

【加减】如脓窠疮,去水银。

编号：129

方名：松脂贴散

方剂组成与剂量

药名	用量	药名	用量	药名	用量
水银	适量	甘草	适量	黄柏	适量
黄连	适量	松脂	适量	腻粉	适量
土蜂窠	适量				

【出处】《百一》卷十六引赵百中方。

【制法与用法】取水银放掌中，以唾杀为泥，入瓷器中，以生麻油和研，生绢滤如稀饧，和药末再研如稠饧。先以温水洗疮，帛拭干，涂之随手便干，痒不堪忍者，涂之立上，痛甚者，涂之立定，治疥尤佳，抓破敷药，合时细心不可蔑裂也。

【功用与主治】一切恶疮，医所不识者。

编号：130

方名：松香散

方剂组成与剂量

药名	用量	药名	用量	药名	用量
枫香脂	适量	大黄	适量	轻粉	适量

【出处】《御药院方》卷八。

【制法与用法】上为细末。生油调稀，搽患处。

【功用与主治】诸风毒疮，发痒，白屑起。

编号：131

方名：苦参丸（八）

方剂组成与剂量

药名	用量	药名	用量	药名	用量
苦参	120 g	玄参	60 g	栀子仁	60 g
枳壳	60 g	黄连	60 g	黄芩	30 g
独活	60 g	川大黄	60 g	防风	60 g
甘菊花	30 g				

【出处】《太平圣惠方》卷六十五。

【制法与用法】上为末，炼蜜为丸，如梧桐子大。每服三十丸，食后以温浆水送下。

【功用与主治】一切疥；风湿癣疮，痒兼肿痛。

编号：132

方名：苦参汤（二）

方剂组成与剂量

药名	用量	药名	用量
苦参	120 g	大菖蒲	60 g

【出处】《外科正宗》卷四。

【制法与用法】河水五瓢，同煮数滚，添水两瓢，盖片时，临洗和入公猪胆汁四五枚，淋洗患上。两三次即愈。

【功用与主治】痤痱疮作痒，抓之又疼，难以安睡。

【忌宜】愈后避风，忌食发物。

编号：133

方名：苦参汤（三）

方剂组成与剂量

药名	用量	药名	用量
苦参	15 g	蜀椒	4.5 g
川柏	4.5 g	地肤子	90 g

【出处】《家庭治病新书》。

【制法与用法】水煎服。

【功用与主治】风湿浸淫血脉，致生疮疥，瘙痒不绝者。

编号：134

方名：苦参酒

方剂组成与剂量

药名	用量	药名	用量	药名	用量
苦参	310 g	百部	90 g	野菊花	90 g
凤眼草	90 g	樟脑	125 g		

【出处】《朱仁康临床经验集》。

【制法与用法】将前四种药装入大口瓶内，加入 75% 酒精（或白酒）5 L，泡 7 天后去滓，加樟脑熔化后备用。用毛笔刷外涂，每日一或两次。

【功用与主治】灭菌止痒。脂溢性皮炎，皮肤瘙痒症，单纯糠疹，玫瑰糠疹等。

编号：135

方名：何首乌散（五）

方剂组成与剂量

药名	用量
何首乌	120 g

【出处】《御药院方》卷八。

【制法与用法】上为粗末，每用水一大碗，入艾叶拌炒，煎至半碗，入药末一大匙，再煎三二沸，去滓，热洗拭干。后敷贴艾煎膏。

【功用与主治】风痒疮，揉之汁出。

编号：136

方名：凤爪散

方剂组成与剂量

药名	用量
公鸡爪	适量

【出处】《良朋汇集》卷四。

【制法与用法】上为末。用真麻油调上。

【功用与主治】面上黄水痒疮，久不愈者。

编号：137

方名：苦参散（三）

方剂组成与剂量

药名	用量	药名	用量	药名	用量
苦参	30 g	人参	30 g	丹参	30 g
黄连	0.6 g	沙参	30 g	玄参	30 g
秦艽	1 g	白鲜皮	30 g	川升麻	30 g
枳壳	30 g	栀子仁	1 g	犀角屑	30 g
黄芩	30 g	赤芍药	30 g	当归	30 g
白蒺藜	30 g	防风	30 g	白花蛇	60 g

【出处】《太平圣惠方》卷六十四。

【制法与用法】上为细散。每服6 g，食后以温酒调下。

【功用与主治】身体生风毒疮，或痒痛不止。

编号：138

方名：苦参散（四）

方剂组成与剂量

药名	用量	药名	用量	药名	用量
苦参	120 g	丹参	120 g	蛇床子	250 g

【出处】《太平圣惠方》六十五。

【制法与用法】上为细散。先以温水洗疮，拭干后敷之。

【功用与主治】一切疥及风瘙痒，搔之成疮。

编号：139

方名：转神汤

方剂组成与剂量

药名	用量	药名	用量	药名	用量
人参	15 g	黄芪	15 g	当归	15 g
麦冬	15 g	熟地	15 g	天花粉	9 g
天冬	9 g	车前子	9 g	白术	12 g
甘草	6 g	荆芥	3 g	防己	1.5 g
附子	1 g	陈皮	1 g		

【出处】《青囊秘诀》卷下。

【制法与用法】水煎服。一剂知痛痒，二剂大痛，又连服数剂则溃，去附子、防己、车前子，加山茱萸 12 g、五味子 6 g，再服四剂则愈。

【功用与主治】顽疮，经年累月不愈者。

编号：140

方名：败风膏

方剂组成与剂量

药名	用量	药名	用量	药名	用量
白及	15 g	白蔹	15 g	白矾	30 g
剪草	45 g	吴茱萸	0.3 g	水银	豌豆大
麝香	少许				

【出处】《博济方》卷五。

【制法与用法】上为末，先用油半盏以下瓷碗内盛，以慢火熬令沸，更入蜡 0.3 g，同煎三五沸，却安冷处，入前药末调和自然成膏。或是疮，用盐汤洗，再以药贴在疮上。

【功用与主治】本脏风毒攻疰生疮，及热毒气流注赤痒。

编号：141

方名：佛手散（二）

方剂组成与剂量

药名	用量	药名	用量
黄丹	6 g	豆粉	60 g

【出处】《医方类聚》卷一九二。

【制法与用法】上为末。清油调扫疮上，后掺如圣散。

【功用与主治】湿痸疮癣，痒痛皮烂。

编号：142

方名：败铜散

方剂组成与剂量

药名	用量
化铜旧罐	适量

【出处】《外科正宗》卷四。

【制法与用法】洗净患上，香油调茶。

【功用与主治】收湿水；渗湿祛痒，敛疮。

【忌宜】忌鱼腥发物。

编号：143

方名：狐肝散

方剂组成与剂量

药名	用量	药名	用量	药名	用量
乌鸦	1 只	狐肝	1 具	天南星	30 g
天麻	0.3 g	腻粉	0.3 g	干蝎	0.3 g
白附子	0.3 g	僵蚕	0.3 g	牛黄	0.3 g
藿香	30 g	桑螵蛸	30 g	麝香	15 g
乌蛇	30 g				

【出处】《普济方》卷九十三引《博济方》。

【制法与用法】上为末，却与研者和匀。如中急风，豆淋酒送下 6 g；瘫痪风，再服立愈，常服除风，温酒送下 1.5 g。

【功用与主治】除风。瘫痪风，及气攻注皮肤，生疮瘙痒，赤白癜风等一切风疾。

编号：144

方名：制疮药油

方剂组成与剂量

药名	用量	药名	用量	药名	用量
雄猪油	500 g	槟榔	30 g	大黄	30 g
黄柏	30 g	麻黄	30 g		

【出处】《卫生鸿宝》卷二引《大全》。

【制法与用法】水熬，至水干油出，滤去滓，收贮调搽。

【功用与主治】一切疮痒。

编号：145

方名：垂柳膏

方剂组成与剂量

药名	用量	药名	用量	药名	用量
垂柳枝	500 g	苦参	30 g	黄芩	30 g

【出处】《小儿卫生总微论方》卷二十。

【制法与用法】上为散，每用三匙，水两碗，煎至一碗，去滓，研入好墨汁半匙搅匀，再熬成膏，以瓷盒盛，候冷。用少许涂疮上。

【功用与主治】漆疮痒痛。

编号：146

方名：黄金散

方剂组成与剂量

药名	用量	药名	用量	药名	用量
乳香	10.5 g	轻粉	3 g	瓦粉	7.5 g
白龙骨	45 g	滑石	60 g	寒水石	60 g
黄柏	6 g				

【出处】《御药院方》卷十。

【制法与用法】上为细末，再研令匀。每用药少许，时时干掺患处，或用油调之搽亦可。

【功用与主治】诸疮疡，痒极发疼。

编号：147

方名：金银散

方剂组成与剂量

药名	用量
硫黄	60 g

【出处】《外科全生集》。

【制法与用法】上入铜器熔化,加银朱 15 g 搅和,离火倒油纸上,冷取研细,醋调敷;如破烂,烂孔痒极者,白蜜调敷。

【功用与主治】恶疮极痒。

编号：148

方名：备急羊蹄根涂方

方剂组成与剂量

药名	用量	药名	用量
羊蹄根	适量	草乌头	适量

【出处】《圣济总录》卷一三七。

【制法与用法】洗拂多人行砖,上滴好醋,先磨草乌头约 0.3 g,次磨羊蹄根 0.6 g,爬令发痒,以指点药抹之,仍吃煮肾散相为表里。

【功用与主治】一切风癣及诸般癣瘙痒,搔之不已。

编号：149

方名：治风煎

方剂组成与剂量

药名	用量	药名	用量
天麻	2.3 g	荆芥穗	7.5 g
薄荷叶	7 g	白花蛇肉	12 g

【出处】《松崖医径》卷上。

【制法与用法】上为细末。用好酒两升、蜜 120 g,共纳石器内,煎成膏子。每温服一盏,一日三次,煎饼压下。

【主治】丹毒、疥癣痛痒。

编号：150

方名：治疣汤

方剂组成与剂量

药名	用量	药名	用量	药名	用量
熟地	12 g	杜仲	6 g	赤小豆	9 g
牛膝	9 g	丹皮	9 g	红花	9 g
白术	9 g	桃仁	9 g	赤芍	9 g
白芍	12 g	穿山甲	3 g	何首乌	6 g

【出处】《中医皮肤病学简编》。

【制法与用法】水煎，分两次服，每次用烧酒 30 ml 作引子。

【功用与主治】养血化瘀，脱疣止痒。青年扁平疣，瘢痕疙瘩，瘙痒症，硬皮病，银屑病，症见皮肤干燥；刺癞或扁平瘊，有厚鳞屑性皮疹，脉滑，舌质紫红，或有瘀斑。

编号：151

方名：参龟养荣汤

方剂组成与剂量

药名	用量	药名	用量	药名	用量
人参	适量	当归	适量	川芎	适量
白芍	适量	熟地黄	适量	白术	适量
白茯苓	适量	陈皮	适量	甘草	适量

【出处】《万病回春》卷五。

【制法与用法】上锉一剂。加生姜一片，大枣一个，水煎，温服。

【功用与主治】破伤风。生疮溃后受风者，因生疮溃而未合，失于调护，风邪乘虚侵入疮口，先从疮围起粟作痒，重则牙紧项软下视。

编号：152

方名：柳枝煎防风丸

方剂组成与剂量

药名	用量	药名	用量	药名	用量
倒垂柳枝	1 000 g	桑枝	1 000 g	槐枝	1 000 g
天蓼木枝	1 000 g	仙灵脾叶	1 000 g		

【出处】《太平圣惠方》卷二十四。

【制法与用法】上锉，以水七斗，于大银锅中，煎取一斗，尽滤去滓；用晚蚕沙一升，炒令香，捣罗为末，入药汁中相和，再煎稀稠得所，取出，用瓮合盛，每用酒调下后丸药：防风30 g，羌活 30 g，五味子 30 g，人参 30 g，五加皮 30 g，白蒺藜 30 g，赤茯苓 30 g，白鲜皮30 g，甘菊花 30 g，松子 30 g，乌蛇 90 g，露蜂房 30 g，上为末，炼蜜为丸，如梧桐子大。每服 30 丸，以温酒一中盏，入煎成药一茶匙调匀，食前送下。

【主治】大风疾，体生疮肿，瘙痒出脓，风毒极甚者。

编号：153

方名：胡粉散

方剂组成与剂量

药名	用量	药名	用量
胡粉	15 g	黄连	15 g
蛇床子	15 g	白蔹	15 g

【出处】《太平圣惠方》卷六十五。

【制法与用法】上为末。面脂调涂，湿即干贴之。

【功用与主治】干癣痒不止。

编号：154

方名：荆芥首乌散

方剂组成与剂量

药名	用量	药名	用量	药名	用量
胡麻	36 g	荆芥	240 g	苦参	240 g
何首乌	18 g	甘草	18 g	威灵仙	18 g

【出处】《杏苑生春》卷七。

【制法与用法】上共为细末。每服 6 g，食后薄荷汤或温酒调下。

【功用与主治】风热疮疥痒疼。

编号：155

方名：茯苓汤（二）

方剂组成与剂量

药名	用量	药名	用量	药名	用量
白茯苓	1 g	人参	1 g	麦门冬	1 g
独活	1 g	槟榔	1 g	桂心	30.3 g
防风	30.3 g	防己	30.3 g	桔梗	120 g
甘草	120 g	防葵	120 g	枳壳	120 g
地骨皮	300 g				

【出处】《圣济总录》卷九十三。

【制法与用法】上锉，如麻豆大。每服 10 g，以水一盏半，加生姜半分（切碎），大枣二个（擘破），煎取八分，去滓顿服，早晚、食后各一次。用银器煎尤妙。

【功用与主治】身痒，疮癣，脚气。

编号：156

方名：面药

方剂组成与剂量

药名	用量	药名	用量	药名	用量
夏枯草	3 g	僵蚕	3 g	羌活	3 g
海藻	3 g	白芷	3 g		

【出处】《慈禧光绪医方选议》。

【制法与用法】上为末，加冰片少许，蜜调成膏。摊于油布上贴之。

【功用与主治】皮肤疮疡，风热疥疮瘙痒者。

编号：157

方名：轻粉散

方剂组成与剂量

药名	用量	药名	用量	药名	用量
轻粉	1 g	萝卜子	3 g	桃仁	14 个

【出处】《洞天奥旨》卷十六。

【制法与用法】上为末。擦疮上，即愈。

【功用与主治】疮痛痒，流水流血。

编号：158

方名：复煎散

方剂组成与剂量

药名	用量	药名	用量	药名	用量
羌活	4.5 g	独活	4.5 g	防风	4.5 g
藁本	4.5 g	黄芩	4.5 g	黄连	4.5 g
黄柏	4.5 g	知母	4.5 g	生地黄	4.5 g
当归	4.5 g	连翘	9 g	黄芪	4.5 g
人参	3 g	甘草	3 g	甘草梢	3 g
陈皮	3 g	麦门冬	3 g	苏木	3 g
当归梢	3 g	猪苓	3 g	山栀子	3 g
五味子	3 g	防己	3 g	泽泻	3 g
桔梗	3 g	枳壳	3 g		

【出处】《普济方》卷二七五引《德生堂方》。

【制法与用法】上切片。每服 30 g，水二盏，浸一时，入酒类点，煎至三五沸，滤去滓，随病上下跟之。有神效。

【功用与主治】疮痈痒痛。痈疽发背，一切无名诸肿恶疮，赤焮肿痒，或如小豆白色，或如黍粟大，但痒而不疼，或疼而不肿，毒气内攻，渴闷不已。

编号：159

方名：追风如圣散

方剂组成与剂量

药名	用量	药名	用量	药名	用量
川乌	120 g	草乌	120 g	苍术	120 g
金钗石斛	30 g	川芎	15 g	白芷	15 g
细辛	15 g	当归	15 g	防风	15 g
麻黄	15 g	荆芥	15 g	何首乌	15 g
全蝎	15 g	天麻	15 g	藁本	15 g
甘草	9 g	人参	9 g	两头尖	6 g

【出处】《证治准绳》卷一引《医学统旨》。

【制法与用法】上为细末。每服 1 g，临睡茶清下；温酒亦可。不许多饮酒。服后忌一切热物饮食一时，恐动药力。亦可敷贴。

【功用与主治】遍身疮癣，皮肤瘙痒。

编号：160

方名：**独炼硫**

方剂组成与剂量

药名	用量
明净硫黄	若干

【出处】《疡科纲要》卷下。

【制法与用法】入铁锅，文火焙化，倾入盐卤中，凝定取出，再熔再淬数十次，俟硫色深紫为度，为细末。熬鸡子黄成油调敷．先须洗涤净，挹干敷药，每日一洗，再敷。

【功用与主治】疥疮湿疮痒者。

编号：161

方名：**疥癣膏**

方剂组成与剂量

药名	用量	药名	用量
中黄	适量	硫黄	适量

【出处】《汉药神效方》引《疡科秘录》。

【制法与用法】外用。顷刻间痛痒即止。

【功用与主治】疥癣，夏月暑夜痒甚不能安睡者。

编号：162

方名：**疯油膏**

方剂组成与剂量

药名	用量	药名	用量	药名	用量
轻粉	4.5 g	东丹	3 g	飞辰砂	3 g

【出处】《中医外科学讲义》。

【制法与用法】上为细末，先以麻油 120 g 煎微滚，入黄蜡 30 g 再煎，以无黄沫为度，取起离火，再将药末渐渐投入，调匀成膏，涂擦患处。

【功用与主治】润燥，杀虫，止痒。主治鹅掌风，牛皮癣，慢性湿疹等皮肤皲裂，干燥作痒。

编号：163

方名：疥药一扫光

方剂组成与剂量

药名	用量	药名	用量
胡桃仁	30 g	大枫子肉	30 g
水银	3 g	红砒	4.5 g

【出处】《北京市中药成方选集》。

【制法与用法】上捣成细泥，每丸 6 g 重。每用一丸，擦心口处。

【功用与主治】祛风除湿，杀虫止痒，主治干疥，脓包疥，湿疥，刺痒难受。

编号：164

方名：姜矾散

方剂组成与剂量

药名	用量	药名	用量
枯矾	等份	干姜	等份

【出处】《医宗金鉴》卷六十二。

【制法与用法】上为末，先用细茶、食盐煎汤洗之，后用此散掺之。

【功用与主治】一切诸疮发痒者。

编号：165

方名：祛风换肌丸

方剂组成与剂量

药名	用量	药名	用量	药名	用量
威灵仙	等份	石菖蒲	等份	何首乌	等份
苦参	等份	牛膝	等份	苍术	等份
大胡麻	等份	天花粉	等份	甘草	等份
川芎	等份	当归	减半		

【出处】《外科正宗》卷四。

【制法与用法】上为末，新安酒泛丸，如绿豆大。每服 6 g，白汤送下。

【功用与主治】白屑风及紫白癜风，顽癣，淫热疮疥，一切诸疮，瘙痒无度，日久不绝，愈而又发。

【临床应用】王兆孝，司民一运用祛风换肌丸治愈 26 年牛皮癣 1 例（时珍国药研究，1997，05：14 ）。

编号：166

方名：神明膏（三）

方剂组成与剂量

药名	用量	药名	用量	药名	用量
前胡	100 g	白术	100 g	白芷	100 g
川芎	100 g	川椒	100 g	吴茱萸	100 g
附子	30 枚	当归	30 g	细辛	30 g
桂心	30 g				

【出处】《外台秘要》卷三十一引《广济方》。

【制法与用法】上药以苦酒渍一宿，令渑渑然，以成炼猪膏一斗，微火煎十沸以来，九上九下，候附子、白芷色黄，绞去滓，膏成。病在外，摩之；在内，每服枣核大，酒送下。

【功用与主治】诸风顽痹，筋脉不利，疥癣，诸疮痒。

编号：167

方名：神功至宝丹

方剂组成与剂量

药名	用量	药名	用量
苦参	500 g	鹅毛	180 g

【出处】《本草纲目拾遗》卷九。

【制法与用法】上用黄米糊为丸，朱砂为衣，随病上下，茶汤送下，一日两次。

【功用与主治】遍身风癫瘾疹疥癣，瘙痒异常。

编号：168

方名：神异一搽光

方剂组成与剂量

药名	用量	药名	用量
白芷	120 g	硫黄	90 g
白矾	30 g	樟脑	30 g

【出处】《普济方》卷四〇八。

【制法与用法】上为细末，生油或猪膏调成膏。先以皂荚、葱白熬，洗净患处，再于疮上搽药，再如此三五次，刻日见效。

【功用与主治】小儿诸般疥、白秃疮、肥烂疮痒痛，如水流者。

编号：169

方名：神经性皮炎药水

方剂组成与剂量

药名	用量	药名	用量	药名	用量
羊蹄根	30 g	生半夏	30 g	生南星	30 g
生川乌	30 g	生草乌	30 g	闹洋花	24 g
莪蓤	24 g	细辛	15 g	蟾酥	24 g
土槿皮	30 g				

【出处】《中药制剂手册》。

【制法与用法】将羊蹄根至蟾酥等九味，共轧为 3 号粗末，土槿皮另外轧碎；先将土槿皮粗末用 4 倍量 85% 乙醇按渗漉法提取，收取滤液 100 ml，加蒸馏水调至含醇量为 50%，与羊蹄根等粗末搅匀；加入 50% 乙醇 1 000 ml，浸润 48 小时后进行渗漉，收集滤液为 1 000 ml，过滤静置，取上清液装瓶。用前先以温开水洗净患处，用毛笔蘸药涂抹 5～6 遍，日涂 2～3 次。

【功用与主治】去风止痒杀菌。主治顽癣，厚皮癣（神经性皮炎）及各种癣疮。

编号：170

方名：除湿膏

方剂组成与剂量

药名	用量	药名	用量	药名	用量
香油	3 120 g	白蜡	920 g	生地	90 g
黄柏	90 g	川椒	60 g	防风	60 g
甘草	60 g	大黄	60 g	当归	90 g
生马钱子	620 g	冰片面	60 g	铜绿面	90 g
轻粉面	120 g	红粉面	60 g	青黛面	120 g
煅蛤粉	90 g				

【出处】《全国中药成药处方集》。

【制法与用法】搅匀成膏，15 g 重，装盒。涂抹患处。

【功用与主治】解毒杀菌，消肿止痛。主治湿疮臁疮，黄水疮，干湿疥癣，流脓流水，疼痒不止。

编号：171

方名：除湿散

方剂组成与剂量

药名	用量	药名	用量	药名	用量
苦参	30 g	何首乌	30 g	荆芥穗	30 g
蔓荆子	30 g	薄荷	30 g	白芷	30 g
天麻	30 g	川芎	30 g	防风	15 g
乌蛇	15 g				

【出处】《医方类聚》卷一六九引《施圆端效方》。

【制法与用法】上为细末，每9 g，茶、酒调下，不拘时候，一日三次。六日一浴，令汗出血气宣通，一月肤泽如故。

【功用与主治】一切风毒疥癣，瘙痒，状如风癞。

编号：172

方名：秦艽丸（五）

方剂组成与剂量

药名	用量	药名	用量	药名	用量
秦艽	15 g	黄芪	45 g	枳壳	45 g
漏芦	45 g	防风	45 g	黄连	15 g

【出处】《圣济总录》卷一五八。

【制法与用法】上为末，炼蜜为丸，如梧桐子大。每服20丸，空腹、日午、夜卧温酒送下。

【功用与主治】妊娠疮疥，烦热瘙痒。

编号：173

方名：栝楼根散

方剂组成与剂量

药名	用量	药名	用量	药名	用量
栝楼根	60 g	赤茯苓	60 g	玄参	30 g
枳壳	30 g	苦参	1 g	甘草	1 g

【出处】《太平圣惠方》卷五十三。

【制法与用法】上为细散。每服3 g，以温浆水调下，不拘时候。

【功用与主治】渴利后心烦体热，皮肤生疮，瘙痒。

编号：174

方名：秦艽丸（六）

方剂组成与剂量

药名	用量	药名	用量	药名	用量
秦艽	60 g	黄芪	60 g	漏芦	45 g
乌蛇	120 g	防风	45 g	黄连	45 g
苦参	60 g	川大黄	60 g		

【出处】《太平圣惠方》卷六十五。

【制法与用法】上为末，炼蜜为丸，如梧桐子大。每服三十丸，食后以温酒送下。

【功用与主治】清热除痒。主治疥疮、湿疹、顽癣。

【忌宜】体弱者慎用，孕妇忌服。

【临床应用】唐毅用秦艽丸治疗湿热蕴结型慢性湿疹 35 例，疗效满意（中国中医药现代远程教育，2015，14：60-62）。

编号：175

方名：桃花散

方剂组成与剂量

药名	用量	药名	用量	药名	用量
石膏	60 g	枯矾	9 g	铅丹	18 g
官粉	24 g	松香	24 g		

【出处】《北京市中药成方选集》。

【制法与用法】上为细末，装袋，每袋重 9 g。敷患处；或香油调上。

【功用与主治】祛湿拔毒，消肿止痛。主治一般湿疹，黄水疮，流水浸淫，红肿溃烂，痛痒不止。

编号：176

方名：铁扫帚

方剂组成与剂量

药名	用量	药名	用量
硫黄	不拘多少	砒霜	少许

【出处】《古今医鉴》卷十五引徐鲤川方。

【制法与用法】上为末，入白萝卜内，火烧存性，取出为细末听用；另用香油 120 g，入鸡子三个煎熟，取鸡子不用；再用花椒 120 g，油内煎至焦黑，去椒不用。用香油调药抹患处。

【功用与主治】疥癣血风，诸疮瘙痒难当。

编号：177

方名：逐毒丸

方剂组成与剂量

药名	用量	药名	用量	药名	用量
连翘	3 g	赤药	3 g	生栀子	3 g
黄芩	3 g	银花	3 g	白芷	3 g
薄荷	3 g	大黄	3 g	乳香	90 g
没药	90 g	玄明粉	15 g	麝香	0.6 g
牛黄	0.6 g				

【出处】《北京市中药成方选集》。

【制法与用法】共研细，混合均匀，炼蜜为丸，重 3 g，蜡皮封固。每服 2 丸，温开水送下，日服二次。

【功用与主治】清热散风止痒。主治风湿疥癣，瘙痒不休。

编号：178

方名：秘方净肌散

方剂组成与剂量

药名	用量	药名	用量	药名	用量
雄黄	15 g	北黄芩	15 g	大黄	15 g
海螵蛸	15 g	生硫黄	15 g	黄柏	15 g
剪草	15 g	黄连	15 g	蛇床子	15 g
五倍子	15 g				

【出处】《普济方》卷二十七。

【制法与用法】上为细末。用真香油调抹疮上。

【功用与主治】一切疮痒。

编号：179

方名：臭黄膏

方剂组成与剂量

药名	用量	药名	用量	药名	用量
臭黄	0.6 g	硫黄	0.3 g	葱白	一茎

【出处】《太平圣惠方》卷九十一。

【制法与用法】上为细末，用青油 30 g，入锅子内，熬令熟，下小件蜡及葱白，次下硫黄、臭黄搅令匀，膏成，以瓷盒中盛。徐徐涂之。

【功用与主治】小儿身体生疥，瘙痒不止。

编号：180

方名：烟胶散

方剂组成与剂量

药名	用量	药名	用量
烟胶	等份	小槟榔	等份

【出处】《良朋汇集》卷五。

【制法与用法】上为细末，用柏油调搽。

【功用与主治】牛皮癣，四湾疮痛，痒久不愈。

编号：181

方名：酒渣粉

方剂组成与剂量

药名	用量	药名	用量	药名	用量
京红粉	等份	轻粉	等份	元明粉	等份

【出处】《中西医结合皮肤病学》。

【制法与用法】上为细末，用猪油调敷。

【功用与主治】解毒消肿，杀菌止痒。主治酒渣，痤疮，传染性湿疹样皮炎，脓疱疮。

编号：182

方名：消毒散（一）

方剂组成与剂量

药名	用量	药名	用量	药名	用量
金银花	适量	连翘	适量	白蒺藜	适量
荆芥	适量	白芷	适量	牛蒡子	适量
防风	适量	白鲜皮	适量	赤芍药	适量
甘草	适量				

【出处】《疡医大全》卷三十五。

【制法与用法】水煎服。

【功用与主治】遍身痒疥。

【加减】疙瘩日久不愈，加何首乌；干燥，加当归；有热，加黄芩；下部多，加黄柏；小便涩，加木通。

编号：183

方名：消风散（七）

方剂组成与剂量

药名	用量	药名	用量	药名	用量
当归	适量	生地	适量	何首乌	适量
防风	适量	金银花	适量	僵蚕	适量
荆芥	适量	白蒺藜	适量	苦参	适量
胡麻	适量	知母	适量	甘草	适量

【出处】《幼科金针》卷下。

【制法与用法】水煎服。

【功用与主治】消风凉血。主治脓窠疮。小儿肺经有热，脾经有湿，二气交作而发，初起作痒，搔破变作脓窠而疼。

编号：184

方名：消风玉容散

方剂组成与剂量

药名	用量	药名	用量	药名	用量
绿豆面	90 g	白菊花	30 g	白附子	30 g
白芷	30 g	熬白食盐	15 g		

【出处】《医宗金鉴》卷七十四。

【制法与用法】上为细末，加冰片 1.5 g，再研匀收贮。每日洗面，以代肥皂用之，内服疏风清热饮。

【功用与主治】桃花癣痒。

编号：185

方名：消风汤

方剂组成与剂量

药名	用量	药名	用量	药名	用量
赤芍	4.5 g	生地	6 g	荆芥	3 g
白芷	3 g	银花	3 g	羌活	3 g
独活	3 g	连翘	3 g	甘草	3 g
防风	3 g				

【出处】《会约》卷十九。

【制法与用法】水煎服。

【功用与主治】干疥极痒，及一切疮肿热疖。

【加减】如热燥，加黄柏、苦参；如面上头疮，加川芎、白附各 3 g，北细辛 1 g。

编号：186

方名：消风导赤汤

方剂组成与剂量

药名	用量	药名	用量	药名	用量
生地	3 g	赤茯苓	3 g	牛蒡	2.4 g
白鲜皮	2.4 g	金银花	2.4 g	南薄荷叶	2.4 g
木通	2.4 g	黄连	1 g	甘草	1 g

【出处】《医宗金鉴》卷七十六。

【制法与用法】上加灯芯五十寸,水煎,徐徐服。

【功用与主治】婴儿奶癣痒。痒起白屑,形如癣疥。

编号：187

方名：粉色干燥药粉

方剂组成与剂量

药名	用量	药名	用量	药名	用量
樟丹	180 g	五倍子	240 g	枯矾	120 g
上官粉	120 g	轻粉	120 g		

【出处】《赵炳南临床经验集》。

【制法与用法】与其他药粉合用撒扑或油调成糊剂用,常用量为 5% ~ 20%。

【功用与主治】祛湿收敛,固皮止痒。主治慢性湿疹（顽湿疡）神经性皮炎,头癣（秃疮）

【忌宜】本药粉有一定刺激性,凡发现湿热性（急性皮炎）皮肤病,溃烂疮面多黏膜损害慎用,对尿过敏者禁用。

编号：188

方名：诸疮一扫光（一）

方剂组成与剂量

药名	用量	药名	用量	药名	用量
蛇床子	15 g	大枫子	15 g	水银	6 g
白锡	3 g	加枯矾	3 g		

【出处】《古今医鉴》卷十五。

【制法与用法】上先将锡化开,次入水银搅匀,后入上二味研匀,用柏油调搽。

【功用与主治】风癣,疥癫,生板,血风,瘙痒疼痛。

编号：189

方名：诸疮一扫光（二）

方剂组成与剂量

药名	用量	药名	用量	药名	用量
苦参	500 g	黄柏	500 g	烟胶	600 g
木鳖肉	60 g	蛇床子	60 g	点红椒	60 g
明矾	60 g	枯矾	60 g	硫黄	60 g
枫子肉	60 g	樟冰	60 g	水银	60 g
轻粉	60 g	白砒	15 g		

【出处】《外科正宗》卷四。

【制法与用法】上为细末，熟猪油1 120 g化开，入药搅匀作丸，如龙眼大，瓷瓶收贮，用时搽擦患处。

【功用与主治】痒疮。不论新久及身上下，或干或湿，异类殊形，但多痒少痛者。

【忌宜】此方有毒，不可口服。

编号：190

方名：调荣解毒汤

方剂组成与剂量

药名	用量	药名	用量	药名	用量
山药	15 g	当归	15 g	川芎	15 g
红花	15 g	蝉蜕	15 g	苍术	15 g
玄参	15 g	防风	15 g	香附	15 g
金银花	15 g	大黄	60 g		

【出处】《续名家方选》。

【制法与用法】水煎服。

【功用与主治】痒疮血热甚，痒痛不止者。

编号：191

方名：桑螵蛸散

方剂组成与剂量

药名	用量	药名	用量	药名	用量
桑螵蛸	10 枚	腻粉	3 g	麝香	1.5 g

【出处】《圣济总录》卷一八二。

【制法与用法】上为细散。生油脚调，鸡翎扫，候干，有裂出再扫。

【功用与主治】小儿一切疮癣，痒痛不止。

编号：192

方名：**通天膏**

方剂组成与剂量

药名	用量	药名	用量	药名	用量
大枫子	2 000 g	川胡麻	60 g	蓖麻子	60 g
土木鳖	60 g	杏仁	60 g	山棘	60 g
芝麻	4 合				

【出处】《解围元薮》卷四。

【制法与用法】上捣烂，入瓶内筑实，以柳枝三四根插着瓶底，掘地潭，埋一大罐，外以水灌泥潭，将药瓶合在罐上，以炭火烤约三炷香，煨油下溜。外涂。

【功用与主治】大风疬疮痒痛，干烂疥癣。

编号：193

方名：**绣球丸**

方剂组成与剂量

药名	用量	药名	用量	药名	用量
樟冰	6 g	轻粉	6 g	川椒	6 g
枯矾	6 g	水银	6 g	雄黄	6 g
大枫子肉	100 枚				

【出处】《外科正宗》卷四。

【制法与用法】上为细末，同大枫子肉再研和匀，加柏油 30 g 化开，和药搅匀作丸，如龙眼大。于疮上擦之。

【功用与主治】一切干、湿疥疮，及脓窠烂疮，瘙痒无度者。

编号：194

方名：**樫树散**

方剂组成与剂量

药名	用量	药名	用量	药名	用量
樫树皮	120 g	白蒺藜	60 g	白矾	30 g
雄黄	30 g	白及	45 g		

【出处】《普济方》卷二八一引《德生堂方》。

【制法与用法】上为细末。凉水调，涂疮上。

【功用与主治】干湿癣，面腮发际或手背腿上痒，抓则痛而久不愈者。

编号：195

方名：黄连散（一）

方剂组成与剂量

药名	用量	药名	用量
黄连	30 g	胡粉	30 g
黄柏	30 g	雄黄	15 g

【出处】《太平圣惠方》卷六十五。

【制法与用法】上为散。先以温浆水洗疮，然后取药敷之。不过三四度即愈。

【功用与主治】癣湿痒不可忍。

编号：196

方名：黄连散（二）

方剂组成与剂量

药名	用量	药名	用量	药名	用量
黄连	60 g	蛇床子	15 g	水银	45 g
赤小豆	30 g	糯米	30 g	胡粉	30 g

【出处】《太平圣惠方》卷六十五。

【制法与用法】上为散。以生麻油和研候水银星尽如膏，旋取涂之。

【功用与主治】湿疥有黄水，皮肤发痒。

编号：197

方名：黄连膏（一）

方剂组成与剂量

药名	用量	药名	用量	药名	用量
黄连	30 g	黄柏	30 g	蛇床子	30 g
蔺茹	30 g	礜石	30 g	水银	30 g

【出处】《圣济总录》卷一八二。

【制法与用法】上捣罗前四味为末，以腊月猪脂 120 g，同入铫子内，煎四五沸，下礜石末，又煎三四沸，取下良久，下水银，搅如稀泥候冷。先以清泔皂荚汤洗，拭干，以火炙痒涂之，一日三次。

【功用与主治】小儿癣疥赤肿，及湿癣久不愈。

编号：198

方名：黄连膏（二）

方剂组成与剂量

药名	用量	药名	用量	药名	用量
黄连	15 g	黄柏	15 g	豆豉	15 g
蔓菁子	15 g	杏仁	15 g	水银	3 g

【出处】《圣济总录》卷一三七。

【制法与用法】先以水银于掌中唾研如泥，次入乳钵内，下生油一合和匀，次入药末，同研成膏，瓷盒盛。取涂癣上，一日三五次。

【功用与主治】一切久癣，积年不愈，四畔潜浸，复变成疮，疮色赤黑，痒不可忍，搔之血出。

编号：199

方名：黄连膏（三）

方剂组成与剂量

药名	用量	药名	用量	药名	用量
白矾	30 g	硫黄	30 g	黄连	45 g
雌黄	30 g	蛇床子	1 g		

【出处】《普济方》卷二八○。

【制法与用法】研令匀，以炼猪脂和如饧。每用先以盐浆洗令净，拭干涂之。

【功用与主治】诸疥干痒。

编号：200

方名：黄连膏（四）

方剂组成与剂量

药名	用量	药名	用量	药名	用量
黄连	30 g	黄芩	30 g	大黄	60 g
黄蜡	180 g	麻油	1 000 g		

【出处】《疡科捷径》卷上。

【制法与用法】先用三黄入麻油煎枯，去滓再熬。临好收入方上黄蜡，瓷杯收贮。用时先以手擦患处发热，以膏搽之。

【功用与主治】诸风痒疮。

编号：201

方名：黄芪丸（四）

方剂组成与剂量

药名	用量	药名	用量	药名	用量
黄芪	60 g	乌蛇	120 g	川乌头	60 g
附子	60 g	茵芋	60 g	石南	30 g
秦艽	30 g				

【出处】《太平圣惠方》卷六十五。

【制法与用法】上为末，炼蜜为丸，如梧桐大。每服 30 丸，食后以荆芥汤送下。

【功用与主治】干疥瘙痒久不愈。

编号：202

方名：清肤散

方剂组成与剂量

药名	用量	药名	用量	药名	用量
汗螺壳	10 个	炉甘石	60 g	黄丹	3 g

【出处】《医方类聚》卷一九二引《吴氏集验方》。

【制法与用法】上为细末，于新瓦上略煅过，以好纸一幅铺在地上，将药去火性，再罗过，用轻粉五百省合和用。先煎葱椒盐熟汤，冷了洗疮，十分净，掺药。

【功用与主治】生肌。主治恶疮脓出，痒不止。

编号：203

方名：黄芩四物汤

方剂组成与剂量

药名	用量	药名	用量	药名	用量
黄芩	30 g	当归	15 g	生干地黄	15 g
赤芍药	15 g	川芎	15 g	何首乌	4.5 g
草乌	4.5 g	玄参	4.5 g	甘草	18 g
薄荷叶	6 g				

【出处】《活幼心书》卷下。

【制法与用法】每服 6 g，水一盏，煎七分，无时温服。

【功用与主治】诸疮丹毒，赤瘤燥痒。

编号：204

方名：黄芪化毒汤

方剂组成与剂量

药名	用量	药名	用量	药名	用量
黄芪	15 g	连翘	6 g	防风	3 g
当归	3 g	何首乌	3 g	白蒺藜	3 g

【出处】《外科大成》卷四。

【制法与用法】水煎服。

【功用与主治】化毒生脓。主治干疥瘙痒，见血无脓者。

【加减】如日久不干，再加白术6 g，茯苓3 g以燥之。

编号：205

方名：黄芪萆薢大黄汤

方剂组成与剂量

药名	用量	药名	用量	药名	用量
黄芪	150 g	萆薢	150 g	当归	90 g
川芎	90 g	桂枝	90 g	防己	90 g
升麻	90 g	鲮甲	60 g	熟大黄	30 g
附子	30 g	甘草	30 g	营实	60 g

【出处】《霉疮证治》卷下。

【制法与用法】加生姜，水煎服。

【功用与主治】霉疮。发头面手足腹背，似杨梅子紫赤色，有脓疱或无脓疱，或痒或痛，而其人实者。

编号：206

方名：排风散（一）

方剂组成与剂量

药名	用量	药名	用量	药名	用量
人参	2.4 g	玄参	2.1 g	防风	2.4 g
沙参	1.5 g	天雄	2.4 g	薯蓣	3 g
丹参	2.1 g	苦参	2.4 g	秦胶	2.4 g
山茱萸	1.5 g				

【出处】《医方类聚》卷六。

【制法与用法】上为末。空腹以防风汤送下9 g。

【功用与主治】生疮，皮肤瘙痒，恶疮疥癣。

编号：207

方名：黄丹五倍子水

方剂组成与剂量

药名	用量	药名	用量	药名	用量
黄丹	12 g	枯矾	12 g	明矾	12 g
五倍子	15 g	百部	15 g	雄黄	6 g
白芷	6 g	白鲜皮	6 g	硫黄	6 g
朱砂	3 g	轻粉	3 g	蛇床子	9 g
白附子	9 g	白凤仙花	9 g	陈米醋	1 500 ml

【出处】《古今名方》。

【制法与用法】分别研末，将陈米醋放入铁锅中煮沸后，加入黄丹，用筷子搅匀，再下五倍子、百部、蛇床子、白附子、白芷、白鲜皮、白凤仙花等细末，搅匀，然后徐徐入枯矾等其余6味药末，搅匀后，离火即得。使用前，先用西杉木，或杉木叶，或松木片，或松针，选其中一种置火上烧烟，以手掌烤熏之，然后取药液 10 ～ 20 ml 擦手或泡手（泡后药液留下再用），泡后不要用水洗，每日 3 次。

【功用与主治】消风止痒，化腐消瘀，活血通络，和营消肿，清热解毒，收敛燥湿，攻毒杀虫，生肌敛疮。主治一切癣疮、鹅掌风、灰指甲等。

编号：208

方名：砲砂膏

方剂组成与剂量

药名	用量	药名	用量	药名	用量
当归	90 g	川芎	90 g	白芷	90 g
白蔹	90 g	木鳖子	90 g	蓖麻子	90 g
玄参	90 g	生苍术	90 g	生山甲	90 g
蜈蚣	10 条	银花	120 g	连翘	120 g
生地	120 g	大黄	120 g	桔梗	120 g
赤芍	120 g				

【出处】《全国中药成药处方集》。

【制法与用法】以上药料，用香油 15 斤炸枯，去滓滤净，炼至滴水成珠，再入章丹丸 300 g，搅匀成膏。每膏药油 15 斤，兑乳香面、没药面、轻粉面、血竭面、红粉面、儿茶面各 15 g，潮脑 24 g，生硇砂面 180 g，搅匀。每大张净油 1.5 g 重，每中张净油 1 g 重，每小张净油 0.45 g 重，每中盒 50 张装，每小盒 100 张装。贴于患处。

【功用与主治】散风活血，消毒止痛。主治毒疮溃脓，久不收口，或坚硬红肿，痛痒难忍。

编号：209

方名：排风散（二）

方剂组成与剂量

药名	用量	药名	用量	药名	用量
人参	90 g	丹参	1.5 g	防风	90 g
天雄	90 g	秦艽	90 g	山茱萸	90 g
沙参	6 g	虎骨	15 g	山药	15 g
天麻	18 g	羌活	90 g		

【出处】《遵生八笺》卷九。

【制法与用法】上为末。食前米饮调服9 g。为丸亦可。

【功用与主治】皮肤疮癣疥癫，皮肤燥痒。

编号：210

方名：接骨丹

方剂组成与剂量

药名	用量	药名	用量	药名	用量
麒麟竭	30 g	没药	30 g	骨碎补	30 g
自然铜	120 g	海桐皮	30 g	狼毒	30 g
沙苑蒺藜	30 g	川附子	30 g	白附子	30 g
天南星	30 g	何首乌	30 g	仙灵脾	30 g
川芎	30 g	羌活	30 g	川乌头	30 g
虎头骨	120 g	地龙	30 g	牛膝	30 g
天麻	30 g	草乌头	30 g	乳香	30 g
防风	30 g	青盐	120 g	赤小豆	120 g

【出处】《鸡峰普济方》卷二十五。

【制法与用法】上为细末，酒煮面糊为丸，如梧桐子大。每服15丸，茶、酒任下，空腹、临卧各一服。

【功用与主治】助筋骨，轻利气血，冲壮手足，冬月不冷。主治肾脏风毒下注，疮癣痒痛不可忍者。

编号：211

方名：蚰蛇胆散

方剂组成与剂量

药名	用量	药名	用量	药名	用量
蚰蛇胆	三大豆许	黄矾	3 g	白矾灰	3 g
芦荟	3 g	麝香	3 g		

【出处】《朱氏集验方》卷十五。

【制法与用法】上为细散。若头面身有疮，以清泔洗，裹干，敷一大豆许，良久水出即止，如在口齿中，宜频贴之。

【功用与主治】小儿急疳痒，随爪作疮，瞬息大如钱。

编号：212

方名：蛇床子散（一）

方剂组成与剂量

药名	用量	药名	用量	药名	用量
蛇床子	0.3 g	吴茱萸	0.3 g	腻粉	3 g
硫黄	0.3 g	芜荑	0.3 g		

【出处】《太平圣惠方》卷九十一。

【制法与用法】为细散。入硫黄研匀，用油一合，葱一茎，切，入油内，煎葱黄黑色，去葱，候油冷，调散涂之。

【功用与主治】小儿疥，瘙痒不止。

编号：213

方名：蛇床子散（二）

方剂组成与剂量

药名	用量	药名	用量	药名	用量
蛇床子	30 g	独活	30 g	苦参	30 g
防风	30 g	荆芥穗	30 g	枯矾	15 g
铜绿	15 g				

【出处】《外科发挥》卷八。

【制法与用法】上为末。麻油调搽。

【功用与主治】风癣疥癞瘙痒，脓水淋漓。

编号：214

方名：猪秽散

方剂组成与剂量

药名	用量	药名	用量	药名	用量
猪粪	15 g	槟榔	15 g	樟脑	1.5 g
花椒	0.3 g	龙骨	0.3 g		

【出处】《疡科选粹》卷四。

【制法与用法】上为末。湿疮干疮，香油调敷。

【功用与主治】脚上生疮，肿痛作痒，抓破水流不止。阴疮肾中虚火炎炽，疮生遍身，脓水淋漓，作痒难熬，或至经年不愈。

【加减】如有脓水，加轻粉 3 g。

编号：215

方名：蛇床子散（三）

方剂组成与剂量

药名	用量	药名	用量	药名	用量
蛇床子	30 g	大枫子肉	30 g	松香	30 g
枯矾	30 g	黄丹	15 g	大黄	15 g
轻粉	9 g				

【出处】《外科正宗》卷四。

【制法与用法】上为细末，麻油调搽；湿烂者干掺之。

【功用与主治】脓窠疮。生于手足遍身，根硬作胀，痒痛非常。

编号：216

方名：停抓散

方剂组成与剂量

药名	用量	药名	用量	药名	用量
硫黄	0.3 g	芜荑仁	0.3 g	剪草	0.3 g
焰硝	0.3 g	蛇床子	0.3 g	黄连	0.3 g
吴茱萸	0.3 g	藜芦	0.3 g	槟榔	1 枚
鳅鱼	1 条				

【出处】《杨氏家藏方》卷十二。

【制法与用法】上为细末。生麻油调敷之。

【功用与主治】疥疮瘙痒。

编号：217

方名：蛇床子散（四）

方剂组成与剂量

药名	用量
蛇床子	60 g

【出处】《圣济总录》卷一八二。

【制法与用法】上为散。以猪白膏和敷之。

【功用与主治】小儿诸癣及瘙痒。

编号：218

方名：清心解毒饮

方剂组成与剂量

药名	用量	药名	用量	药名	用量
当归	适量	生地	适量	赤芍	适量
川芎	适量	升麻	适量	干葛	适量
连翘	适量	山栀	适量	蝉蜕	适量
黄芩	适量	桔梗	适量	羌活	适量
木通	适量	青皮	适量	枳壳	适量
玄参	适量	天花粉	适量		

【出处】《疮疡经验全书》卷六。

【制法与用法】水煎服。当头以磁锋刺破，挤出毒血，其红丝中亦宜刺之。

【功用与主治】红丝疮痛痒并作。

【宜忌】戒酒数日。

编号：219

方名：绿云膏

方剂组成与剂量

药名	用量	药名	用量	药名	用量
黄蜡	15 g	白蜡	15 g	铜青	15 g
童女发	30 g	猪鸡冠油	500 g		

【出处】《医学集成》卷三。

【制法与用法】先将猪油熬去渣，入头发，煎枯取起，下二蜡，微火熔化，离火乘温下铜青，搅匀，贮瓷器，埋土中，出火毒。凡遇溃烂诸疮，先用陈艾、花椒煎洗，油纸摊贴。

【功用与主治】提脓，去腐生肌。主治一切疮毒，紫黑红肿，痛痒非常，溃烂日久不愈。

编号：220

方名：清脾甘露饮

方剂组成与剂量

药名	用量	药名	用量	药名	用量
生地黄	适量	牡丹皮	适量	茯苓	适量
滑石	适量	甘草	适量	白术	适量
山栀	适量	茵陈	适量	苡仁	适量
黄柏	适量	萆薢	适量	淡竹叶	适量

【出处】《疡科捷径》卷中。

【制法与用法】水煎服。

【功用与主治】坐板疮。暑湿热毒，凝于肉里，在臀腿外生疮，形如黍豆，痛痒连绵。

编号：221

方名：清肌燥湿解毒汤

方剂组成与剂量

药名	用量	药名	用量	药名	用量
苍术	等分	白术	等分	防风	等分
芥穗	等分	胡麻子	等分	白蒺藜	等分
苦参	等分	当归	等分	白芍	等分
羌活	等分	薄荷	等分	白芷	等分
川芎	等分	石菖蒲	等分	甘草	等分

【出处】《疮疡经验全书》卷三。

【制法与用法】上为末，水和为丸。每服 6 g，白沸汤送下。

【功用与主治】紫疥疮痒。

编号：222

方名：黄蛤散

方剂组成与剂量

药名	用量	药名	用量	药名	用量
黄柏	60 g	蛤粉	120 g	轻粉	60 g

【出处】《北京市中药成方选集》。

【制法与用法】上为细末，过筛。用花椒油调敷患处。

【功用与主治】祛热燥湿，解毒止痒。主治皮肤湿疮，瘙痒溃烂，破流黄水。

编号：223

方名：斑蝥醋

方剂组成与剂量

药名	用量	药名	用量	药名	用量
土槿皮	180 g	蛇床子	125 g	百部	125 g
斑蝥	3 g	硫黄	125 g	樟脑	18 g
百信	18 g	轻粉	18 g		

【出处】《朱仁康临床经验集》。

【制法与用法】先将土槿皮、蛇床子、百部、斑蝥加入米醋5 000 ml内,浸泡一月后去滓,再加入硫黄、樟脑、白信、轻粉。用时振荡,毛笔水涂上。

【功用与主治】灭菌止痒。主治神经性皮炎,头癣,脚癣,体癣。

编号：224

方名：散血疏风汤

方剂组成与剂量

药名	用量	药名	用量	药名	用量
荆穗	适量	牛蒡	适量	乌药	适量
甘草	适量	防风	适量	金银花	适量
羌活	适量	血竭	适量	红花	适量
白芷	适量	升麻	适量	黄柏	适量
地黄	适量				

【出处】《外科百效》卷一。

【制法与用法】水煎,入盐、酒服。

【功用与主治】血风黄疱诸疮,肿热痛痒。

编号：225

方名：硫黄散（一）

方剂组成与剂量

药名	用量	药名	用量
硫黄	15 g	斑蝥	15 g
龙脑	30 g	腻粉	0.3 g

【出处】《太平圣惠方》卷六十五。

【制法与用法】上药细研如粉,以面脂调如泥。痒痛时,抓破后以药涂患处。

【功用与主治】湿癣,痒痛不可忍。

编号：226 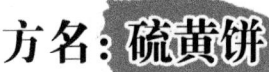 方名：硫黄饼

方剂组成与剂量

药名	用量
矾制硫黄	30 g

【出处】《医学入门》卷八。

【制法与用法】上为末，用水调成饼，贴瓷碗底，覆转，用蕲艾 30 g，川椒 90 g，为末，火燃熏干硫黄。临用先以柳、桃、桑、槐、楮五枝煎汤洗拭，然后用麻油调硫黄末搽之；如干疮，用猪油调搽。

【功用与主治】杀虫止痒。虫疮及冷疮。

【加减】如退热，治干痒出血，须用黄芩、黄连、大黄，或松香、樟脑；退肿止痛，须用寒水石、白芷；止痒杀虫，用狗脊、蛇床子、枯矾；杀虫，用芫荑、水银、硫黄，甚者加藜芦、斑蝥；干脓，用无名异、松皮炭；头疮，加黄连、方解石；脚上疮，加黄柏；阴囊痒，加吴萸。

编号：227 方名：硫黄散（二）

方剂组成与剂量

药名	用量	药名	用量	药名	用量
硫黄	0.3 g	雄黄	0.3 g	朱砂	0.3 g
麝香	0.3 g	巴豆	0.3 g	川椒	0.3 g
吴茱萸	0.3 g	附子	0.3 g		

【出处】《太平圣惠方》卷六十五。

【制法与用法】上为细散，都研令匀，先用新布揩癣令水出，便以醋调涂之。不过 90g 上愈。

【功用与主治】风毒癣，遍身皆生，瘙痒。

编号：228 方名：硫黄散（三）

方剂组成与剂量

药名	用量	药名	用量
硫黄	0.3 g	硝石	15 g
腻粉	15 g	白矾	15 g

【出处】《太平圣惠方》卷六十五。

【制法与用法】上细研如粉，以生麻油调膏涂之。

【功用与主治】风癣久不愈，皮肤痒痛。

编号：229

方名：硫黄膏（一）

方剂组成与剂量

药名	用量	药名	用量	药名	用量
硫黄	90 g	樟脑	3 g	大枫子油	30 g

【出处】《家庭治病新书》。

【制法与用法】上研末，调和成膏。外涂之。

【功用与主治】风湿浸淫血脉，致生疮疥，瘙痒不绝。

【临床应用】芩少兰用硫黄膏治疗疮疥引起瘙痒 80 例，有效率 97%（中医药导报，2009，07：65）

编号：230

方名：硫黄膏（二）

方剂组成与剂量

药名	用量	药名	用量
硫黄	20 g	猪脂	80～100 g

【出处】《中医皮肤病学简编》。

【制法与用法】将硫黄研细，与猪脂或凡士林调匀成膏。搽擦患处。

【功用与主治】杀虫止痒。

【功用与主治】头癣；疥疮；玫瑰糠疹。

编号：231

方名：雄黄散（一）

方剂组成与剂量

药名	用量	药名	用量
雄黄	1 g	白矾	15 g
井盐	0.3 g	莽草	15 g

【出处】《太平圣惠方》卷九十。

【制法与用法】上为细散。以生油调，可涂疮，日三用之。

【功用与主治】小儿头面、身体生疮，皮肤赤燉，瘙痒。

编号：232

方名：雄黄散（二）

方剂组成与剂量

药名	用量	药名	用量	药名	用量
雄黄	3 g	水银	3 g	轻粉	1.5 g
烟胶	15 g	枯矾	1.5 g		

【出处】《外科启玄》卷十二。

【制法与用法】上为细末，用隔年腊月猪脂油调搽，或用马脂油更妙。

【功用与主治】秃疮有虫，作痒痛者。

编号：233

方名：雄黄膏（一）

方剂组成与剂量

药名	用量	药名	用量	药名	用量
雄黄	15 g	雌黄	15 g	乌头	1 枚
松脂	一鸡子许	乱发	一鸡子许	猪脂	150 g

【出处】《外台秘要》卷三十六引《范汪方》。

【制法与用法】和煎之，候发消，乌头色黄黑，膏成，去滓。以敷涂之。

【功用与主治】疥癣遍身痒。

编号：234

方名：雄黄膏（二）

方剂组成与剂量

药名	用量	药名	用量	药名	用量
雄黄末	3 g	黄丹	3 g	腻粉	0.3 g
蜡	1 块	巴豆	10 粒	葱	5 根

【出处】《小儿卫生总微论方》卷十九。

【制法与用法】用油 30 g，入葱、巴豆煎黑焦，滤去滓，入余药搅匀，候蜡熔取下，器中盛，放冷成膏。每用抓破疥疮涂擦。

【功用与主治】小儿遍身疥癣痒。

编号：235

方名：雄黄膏（三）

方剂组成与剂量

药名	用量	药名	用量	药名	用量
槟榔	15 g	雄黄	15 g	轻粉	15 g
枯矾	15 g	黄蜡	15 g	蛇床子	15 g
黄柏	30 g	吴茱萸	30 g	苦参	30 g
黄连	30 g	五倍子	18 g	海桐皮	18 g
蔺茹	60 g				

【出处】《医方类聚》卷一六九。

【制法与用法】上为细末，先将腊月猪肪脂 500 g，入皂角五条，带须葱五茎，全蝎十个，巴豆三十粒去壳，蓖麻仁四十粒去壳，川椒 90 g，同煎黑色，去滓，入前药末，再熬成膏子，方入轻粉。腊月内合者，瓷盒内收贮，可留十年余。若治疥疮，加入舶上硫黄与雄黄同分两。

【功用与主治】顽恶疮疥癣，小儿奶癣，头疮痒。

编号：236

方名：雄黄解毒散

方剂组成与剂量

药名	用量	药名	用量	药名	用量
雄黄	30 g	白矾	120 g	寒水石	45 g

【出处】《痈疽神秘验方》。

【制法与用法】上为末。用滚水二三碗，趁热入前药 30 g，熏洗患处。

【功用与主治】解毒，主治诸风疮痒。

编号：237

方名：紫灵散

方剂组成与剂量

药名	用量	药名	用量	药名	用量
牛烟膏	500 g	松香	60 g	净东丹	150 g
黄芩	120 g	黄柏	120 g	樟冰	60 g
尖槟	90 g	西丁	60 g	明矾	240 g
铜坭	90 g	生大黄	120 g		

【出处】《疡科心得集·家用膏丹丸散方》。

【制法与用法】上为末，用麻油调搽。

【功用与主治】一切疥癞，疯癣，瘙痒难忍。

编号：238

方名：黑红软膏

方剂组成与剂量

药名	用量	药名	用量	药名	用量
黑豆油	6 g	京红粉	6 g	利马锥	6 g
羊毛脂	42 g	凡士林	240 g		

【出处】《赵炳南临床经验集》。

【制法与用法】外用薄敷。

【功用与主治】软坚杀虫,润肤,脱厚皮,收敛止痒。主治淀粉样变(松皮癣)、牛皮癣(白疕)、神经性皮炎(顽癣)等慢性肥厚性皮肤病。

【宜忌】急性皮肤病、对汞过敏不宜用,因含汞剂不宜大面积使用。全身性用药时可分区交替外用,或间日外用。

编号：239

方名：鹅黄散（一）

方剂组成与剂量

药名	用量	药名	用量
绿豆粉	30 g	滑石	15 g
黄柏	90 g	轻粉	6 g

【出处】《外科正宗》卷四。

【制法与用法】上为细末。以软绢帛蘸药扑之。

【功用与主治】痤痱疮。作痒,抓之皮损,随后又疼。

编号：240

方名：鹅黄散（二）

方剂组成与剂量

药名	用量	药名	用量	药名	用量
煅石膏	等份	黄柏	等份	薄荷叶	等份

【出处】《全国中药成药处方集》。

【制法与用法】上为极细末。先用双花、甘草汤洗患处,再以药面擦患处。

【功用与主治】燥湿止痒。主治梅疮溃烂,湿疮浸淫,痛痒难忍,脓水淋漓。

编号: 241

方名: 鹅梨煎丸

方剂组成与剂量

药名	用量	药名	用量	药名	用量
鹅梨	10 个	薄荷	500 g	皂荚	十梃
防风	60 g	白蒺藜	60 g	天麻	60 g
威灵仙	30 g	甘草	30 g		

【出处】《博济方》卷二。

【制法与用法】上五味为细末,入前膏内,搜和为丸,如梧桐子大。每服 15 ～ 20 丸,食后用温浆水送下,临卧时再服。

【功用与主治】大化痰涎,解壅热。主治脾肺风攻皮肤成疮癣,瘙痒。

编号: 242

方名: 滋阴解毒汤

方剂组成与剂量

药名	用量	药名	用量	药名	用量
生地	适量	当归	适量	白芍	适量
丹皮	适量	黄芩	适量	连翘	适量
防风	适量	荆芥	适量	木通	适量
银花	适量				

【出处】《治疹全书》卷下。

【制法与用法】加淡竹叶七张,灯芯 20 条,水煎,温服。

【功用与主治】疹收后余邪未清,微发热,头目不清,小便黄少,大便燥结,口渴颊红,手足心热,或夜卧不宁,或口疮咽痛,或咳嗽生痰,或盗汗惊悸;兼治细疮无脓瘙痒。

编号: 243

方名: 普济丹

方剂组成与剂量

药名	用量	药名	用量	药名	用量
硫黄	6 g	川椒	6 g	樟水	6 g
明矾	9 g	枯矾	9 g		

【出处】《青囊秘传》。

【制法与用法】上为末,猪板油调,布包擦。

【功用与主治】疥疮脓窠作痒。

编号：244

方名：鹅掌风药水

方剂组成与剂量

药名	用量	药名	用量	药名	用量
土荆皮	250 g	蛇床子	125 g	大枫子仁	125 g
百部	125 g	防风	50 g	当归	100 g
凤仙透骨草	125 g	侧柏叶	100 g	吴茱萸	50 g
花椒	125 g	蝉蜕	75 g	斑蝥	3 g

【出处】《中国药典》。

【制法与用法】将斑蝥粉碎成细粉，其余土荆皮等十一味粉碎成粗粉，与斑蝥粉末混匀，照流浸膏剂与浸膏剂项下的渗漉法，用乙醇与冰醋酸3：1的混合液作溶剂，浸渍48小时后，缓缓渗漉，收集渗漉液670 ml，静置，取上清液，加入香精适量搅匀，即得。用时将患处洗净，一日搽三至四次。灰指甲应先除去空松部分，使药易渗入。

【功用与主治】祛风除湿，杀虫止痒。治湿癣，脚癣痒。

【宜忌】外用药切忌入口，严防触及眼、鼻、口腔等黏膜处。

编号：245

方名：疏风解毒散

方剂组成与剂量

药名	用量	药名	用量	药名	用量
白芷	等份	细辛	等份	蒺藜	等份
麻黄	等份	鸡心	等份	槟榔	等份
当归须	等份	生干地黄	等份	川芎	等份
赤芍药	等份	川独活	等份	牵牛	等份
苍术	等份	桑白皮	等份	枳壳	等份
甘草	等份				

【出处】《仁斋直指方论》卷二十四。

【制法与用法】上为散。每服9 g，加黑豆70粒，紫苏五叶，生姜五片，水煎服。

【功用与主治】诸恶疮顽痒烘热，及妇人血风，遍身红斑圆点，斑中渐发疹痱，开烂成疮痒痛。

【加减】如大便秘，加些生大黄。次用贝母膏敷疮。

编号: 246

方名: 普癣水

方剂组成与剂量

药名	用量	药名	用量
生地榆	50 g	苦楝子	50 g
川槿皮	95 g	斑蝥	1.5 g

【出处】《朱仁康临床经验集》。

【制法与用法】将上列三药打成粗末,装入大口瓶中,加入 75% 酒精(或白酒)1 000 ml,密封,浸泡两周后去滓备用。外搽每日 1 ～ 2 次。

【功用与主治】杀虫止痒。主治体癣,神经性皮炎,花斑癣。

编号: 247

方名: 槐枝膏

方剂组成与剂量

药名	用量	药名	用量
槐枝	60 g	黄连	60 g
黄柏	60 g	巴豆	15 g

【出处】《杨氏家藏方》卷十二。

【制法与用法】上用好麻油 500 g,入诸药煮成黄色,绵子滤去滓,次入黄蜡 120 g,熬作膏子,取出,更入腻粉 15 g,搅匀。搽之。

【功用与主治】疥疮瘙痒。

第三章 痘 痒

编号：001

方名：二物汤

方剂组成与剂量

药名	用量	药名	用量
蝉蜕	21 枚	甘草	30 g

【出处】《医学正传》卷八。

【制法与用法】上为末。水煎，时时服之。

【功用与主治】小儿患痘疹，因不能忌口，食毒物而作痒者。

编号：002

方名：十二味异功散

方剂组成与剂量

药名	用量	药名	用量	药名	用量
木香	10.5 g	官桂	6 g	当归	10.5 g
人参	7.5 g	茯苓	3 g	陈皮	7.5 g
厚朴	7.5 g	白术	6 g	半夏	3 g
丁香	7.5 g	肉豆蔻	7.5 g	附子	4.5 g

【出处】《陈氏小儿痘疹方论》。

【制法与用法】上为粗散。每服 10 g，水一大盏半，加生姜五片，肥枣三个，煎至六分，去滓，空腹温服。三岁儿作三服，五岁儿作两服，一周两岁儿作三五服。

【功用与主治】痘出不光泽，不起胀，根窠不红，表虚痒塌。溃疡阴盛阳虚，发热作渴，手足并冷，脉虚无力，大便自利，至饮沸汤而不知其热者。

编号：003

方名：七星散

方剂组成与剂量

药名	用量	药名	用量	药名	用量
黄芪	6 g	芍药	6 g	人参	3 g
桂心	3 g	黑鱼	1 条		

【出处】《证治准绳·幼科》卷六。

【制法与用法】上前四味，共研为末。置黑鱼肚内，升麻酒煮熟，连药食之。凡上焦痒，吃头；中焦痒，吃身；下焦痒，吃尾。

【功用与主治】主治小儿痘疮身痒。

编号：004

方名：人参透肌饮

方剂组成与剂量

药名	用量	药名	用量	药名	用量
人参	等份	紫草	等份	白术	等份
茯苓	等份	当归	等份	芍药	等份
木通	等份	蝉蜕	等份	甘草	等份
糯米	等份				

【出处】《明医杂著》卷六。

【制法与用法】每服 10 g，水煎服。

【功用与主治】痘疮虽出不齐，隐于肌肤间者。痘发迟作痒，大便不实。

编号：005

方名：芍药汤

方剂组成与剂量

药名	用量	药名	用量	药名	用量
白芍	等份	甘草	等份	忍冬	等份
茯苓	等份	黄芩	等份	薏苡仁	倍用

【出处】《张氏医通》卷十五。

【制法与用法】水煎，热服。

【功用与主治】水痘将好时微痒者。

编号：006

方名：三清快斑红蜡丸

方剂组成与剂量

药名	用量	药名	用量	药名	用量
当归	60 g	熟地	60 g	生地	60 g
人参	21 g	白茯苓	24 g	犀角	10 g
川芎	30 g	白术	30 g	荆芥穗	21 g
牛蒡子	15 g	牛黄	4.5 g	烧人粪	15 g
人中黄	10 g	甘草	18 g	玄参	18 g

【出处】《救产全书》。

【制法与用法】上为极细末，炼蜜为丸，如皂角子大。三岁儿一丸，一岁儿半丸，薄荷、灯芯汤调下，时常以胡荽酒些须与饮更妙。

【功用与主治】益血，补气，化毒。主治痘起而脓不全，全而不苍厚，烦满不宁，或遍身塌痒，间有干黑者。

编号：007

方名：夺痒散

方剂组成与剂量

药名	用量	药名	用量
花椒	30 g	滑石	60 ～ 90 g

【出处】《医方易简》卷三。

【制法与用法】上为细末，和匀，用生绢袋盛之，摩按痒处。

【功用与主治】痘疮发痒。

编号：008

方名：百花膏

方剂组成与剂量

药名	用量
白蜜	不拘多少

【出处】《普济方》卷四〇四。

【制法与用法】涂于疮上，或用羊筒骨髓30 g，炼入蜜滚 2 ～ 3 沸，入轻粉少许，研成膏，瓷盒内盛之。

【功用与主治】痘痂易落，且无瘢痕，亦不臭秽。主痘疮痒甚，误搔成疮，及疮痂欲落不落者。

编号：009

方名：托里散

方剂组成与剂量

药名	用量	药名	用量	药名	用量
陈皮	适量	贝母	适量	桔梗	适量
人参	适量	黄芪	适量	甘草	适量
当归	适量	川芎	适量	连翘	适量
山楂	适量	肉桂	适量	白芍药	适量

【出处】《痘疹金镜录》卷下。

【制法与用法】加生姜三片，水煎服。

【功用与主治】解毒，补气血，补虚托里。主治痘疮痒。

【加减】气滞，加木香磨入。

编号：010

方名：安痘汤

方剂组成与剂量

药名	用量	药名	用量	药名	用量
玄参	15 g	当归	10 g	连翘	3 g
白芍	6 g	丹皮	6 g	荆芥	6 g
甘菊花	6 g	升麻	1.5 g	天花粉	3 g

【出处】《辨证录》卷十四。

【制法与用法】水煎服。

【功用与主治】散风热。痘症发全，痘毒全无，收痂大愈之后，放心纵欲，饮食过伤，又兼风热，而致数日之后身复发热，通身发出红斑，痒甚，愈抓愈痒，先出大小不一如粟米之状，渐渐长大如红云片。

编号：011

方名：灭瘢救苦散

方剂组成与剂量

药名	用量	药名	用量	药名	用量
密陀僧	60 g	滑石	60 g	白芷	15 g

【出处】《痘疹心法》卷二十二。

【制法与用法】上为细末。湿则干掺之，干则白蜜调敷。

【功用与主治】痘疮痒破者。

编号：012　　　　　　　　　　　　　　　　　　方名：平和汤

方剂组成与剂量

药名	用量	药名	用量	药名	用量
人参	1.2 g	当归	1.2 g	桔梗	1.2 g
白芍	1.2 g	紫苏	1.2 g	黄芪	1.2 g
防风	1 g	白芷	1 g	甘草	1 g
官桂	1 g	沉香	1 g	檀香	1 g
乳香	1 g	藿香	1 g		

【出处】《活幼心法》卷末。

【制法与用法】加生姜一片,水煎,温服。

【功用与主治】痘症。因邪秽所触,伏陷而出不快,其豆痒者。

编号：013　　　　　　　　　　　　　　　　方名：四圣化毒汤

方剂组成与剂量

药名	用量	药名	用量	药名	用量
木通	适量	归尾	适量	赤芍	适量
官桂	适量	防风	适量		

【出处】《痘疹全书》卷下。

【制法与用法】水煎服。

【功用与主治】痘疮至成浆时,其人清爽,瘙痒不住。

编号：014　　　　　　　　　　　　　　　　方名：加味四圣散

方剂组成与剂量

药名	用量	药名	用量	药名	用量
紫草	等份	木通	等份	枳壳	等份
黄芪	等份	桂枝	等份	大黄	等份

【出处】《种痘新书》卷十二。

【制法与用法】水煎服。

【功用与主治】痘痒。

编号：015

方名：天元二仙丹

方剂组成与剂量

药名	用量	药名	用量
浑元散	30 g	人参（乳浸）	30 g
黄芪	30 g	生附子（面煨）	30 g

【出处】《证治准绳·幼科》卷六。

【制法与用法】上药各为细末，方和合一处，白蜜调匀。每服十岁以上 3 g，十五岁以上 6 g，服后随以振元汤连进。

【功用与主治】小儿痘疮痒塌。

编号：016

方名：木香归蝉散

方剂组成与剂量

药名	用量	药名	用量	药名	用量
木香	等份	大腹皮	等份	人参	等份
赤茯苓	等份	青橘皮	等份	诃黎勒皮	等份
桂心	等份	前胡	等份	半夏	等份
丁香	等份	甘草	等份	白芷	等份
当归	等份	蝉蜕	等份		

【出处】《医林纂要》卷九。

【制法与用法】上锉散。每服 10 g 或 15 g，水煎，空腹服。

【功用与主治】痘疮痒。

编号：017

方名：风火并治汤

方剂组成与剂量

药名	用量	药名	用量	药名	用量
荆芥	适量	防风	适量	升麻	适量
白芍	适量	桂枝	适量	葛根	适量
牛蒡	适量				

【出处】《医部全录》卷四九一引《幼科全书》。

【制法与用法】淡竹叶为引，水煎服。

【功用与主治】小儿痘疮作痒。

编号：018

方名：六气煎

方剂组成与剂量

药名	用量	药名	用量	药名	用量
黄芪	适量	肉桂	适量	人参	适量
白术	适量	当归	适量	炙甘草	适量

【出处】《景岳全书》卷五十一。

【制法与用法】上切片。水煎服。

【功用与主治】痘疮气虚，痒塌倒陷，寒战咬牙。并治男妇阳气虚寒等证。

【加减】如发热不解，或疽未出之先，宜加柴胡以疏表，或加防风佐之，如见点后，痘不起发，或起而不贯，或贯而浆薄，均宜单用此汤，或加糯米、人乳、好酒、肉桂、川芎以助营气；如气虚痒塌不起，加穿山甲（炒用）如红紫血热不起，宜加紫草，或犀角。

编号：019

方名：六物煎

方剂组成与剂量

药名	用量	药名	用量
炙甘草	1.2 g	当归	1.2 g
熟地	1.2 g	川芎	1.2 g

【出处】《景岳全书》卷五十一。

【制法与用法】上切片。水煎服。

【功用与主治】痘疹痒，血气不充，并治男女气血俱虚。

编号：020

方名：花露膏

方剂组成与剂量

药名	用量	药名	用量
蝉蜕（炙干，细研为末）	适量	白蜜（生用）	适量

【出处】《医林纂要》卷九。

【制法与用法】和匀涂疮上。

【功用与主治】痘痂甚痒，搔抓成疮，而痂不落者。

编号：021

方名：连翘解毒汤

方剂组成与剂量

药名	用量	药名	用量	药名	用量
赤芍	等份	连翘	等份	甘草节	等份
牛蒡子	等份	白芷	等份	当归	等份
木通	等份	川芎	等份	穿山甲	等份

【出处】《万氏家抄方》卷六。

【制法与用法】水煎服。

【功用与主治】痘疹余毒发痒。

【加减】毒在太阳经，加羌活、防风；少阳经，加柴胡、黄芩；少阴经，加黄连；太阴经，加官桂、防风；阳明经，加升麻、葛根；厥阴经，加柴胡、青皮。

编号：022

方名：助阳丹

方剂组成与剂量

药名	用量	药名	用量	药名	用量
黄芪	3 g	人参	3 g	白芍	3 g
甘草	1 g	川芎	3 g	当归	3 g
红花	1.5 g	陈皮	2.4 g	官桂	0.6 g

【出处】《赤水玄珠》卷二十八。

【制法与用法】加生姜、大枣，水煎服。

【功用与主治】妇人痘疮痒塌不起，根窠不红。

【加减】如食少，加山楂、厚朴各 1.5 g。

编号：023

方名：助阳止痒汤

方剂组成与剂量

药名	用量	药名	用量	药名	用量
黄芪	30 g	桃仁	6 g	红花	6 g
皂刺	3 g	赤芍	3 g	山甲	3 g

【出处】《医林改错》卷下。

【制法与用法】水煎服。

【功用与主治】痘疮六七日后，作痒不止，抓破无血，兼治失音声哑。

编号：024

方名：快斑散

方剂组成与剂量

药名	用量	药名	用量	药名	用量
紫草茸	30 g	蝉蜕	30 g	人参	30 g
白芍药	30 g	木通	0.3 g	甘草	0.3 g

【出处】《杨氏家藏方》卷十九。

【制法与用法】上切片。每服 6 g,水一小盏,煎至五分,去滓温服,不拘时候。

【功用与主治】主治气虚而血不和,痘疹见点,或隐或现,起发迟而作痒。

编号：025

方名：参芪四圣散

方剂组成与剂量

药名	用量	药名	用量	药名	用量
人参	1.5 g	黄芪	1.5 g	白术	1.5 g
茯苓	1.5 g	芍药	1.5 g	川芎	1.5 g
紫草	1 g	木通	1 g	防风	1 g
糯米	200 粒				

【出处】《小儿痘疹》。

【制法与用法】上用水一盏,煎半盏,

【功用与主治】痘疹有热,出至六七日,不能长,不生脓,或作痒。

编号：026

方名：荆芥散（三）

方剂组成与剂量

药名	用量
荆芥	少许

【出处】《奇效良方》卷六十五。

【制法与用法】烂研,用新井水以布帛滤过,入麻油一滴许打匀,令饮之,便不乱闷;麻豆已出,用黄蜡煎青胶(即牛皮胶)饮,即安。

【功用与主治】麻痘子兼瘙痒或瘾疹。

编号：027

方名：参芪实表汤

方剂组成与剂量

药名	用量	药名	用量	药名	用量
蜜炙黄芪	4.5 g	人参	3 g	炙甘草	2.4 g
官桂	2.4 g	防风	2.4 g	白芷	2.4 g
当归	1.8 g	川芎	1.8 g	桔梗	1.8 g
厚朴	1.8 g	广木香	1 g		

【出处】《活幼心法》卷五。

【制法与用法】加生姜一片，同煎，温服。外治痘痒，用荆芥穗为末，纸裹紧搓，糊贴纸头，令不散，仍焙干，灯上燃之，却于桌上敲去灰，指定痒痘头，用荆芥火点痒处一下。

【功用与主治】表虚痘症作痒者。

编号：028

方名：茯苓桂枝参甘芪附麻黄汤

方剂组成与剂量

药名	用量	药名	用量	药名	用量
人参	10 g	茯苓	10 g	黄芪	10 g
紫苏	10 g	桂枝	6 g	附子	6 g
甘草	3 g	升麻	3 g		

【出处】《医学金针》卷八。

【制法与用法】流水煎，温服。

【功用与主治】痘疹痒塌黑陷者。

编号：029

方名：保痘汤

方剂组成与剂量

药名	用量	药名	用量	药名	用量
人参	3 g	白术	6 g	黄芪	6 g
当归	6 g	麦冬	6 g	陈皮	1.5 g
荆芥	3 g	白芷	1 g	蝉蜕	0.6 g

【出处】《辨证录》卷十四。

【制法与用法】水煎服。

【功用与主治】大补脾胃之气，佐以补血。痘疮痒。

编号：030

方名：独参汤（一）

方剂组成与剂量

药名	用量	药名	用量	药名	用量
好人参	30 g	生姜	五片	大枣	五枚

【出处】《保婴撮要》卷十七。

【制法与用法】以水两盅，煎八分，徐徐温服，婴儿乳母亦服。

【功用与主治】阳气虚弱，痘疮不起发，不红活，时作痒。

编号：031

方名：独参汤（二）

方剂组成与剂量

药名	用量
白花蛇（焙干，为末）	若干

【出处】《种痘新书》卷十二。

【制法与用法】上以人参煎汤调服。

【功用与主治】止痒。痘痒塌陷。

编号：032

方名：通气饮

方剂组成与剂量

药名	用量	药名	用量	药名	用量
甘菊	适量	幽兰	适量	木香	适量
归尾	适量	川芎	适量	红花	适量
山楂	适量	通草	适量	藿香	适量
桔梗	适量	前胡	适量	陈皮	适量
荆芥	适量	玄参	适量	连翘	适量
丹参	适量				

【出处】《痘科金镜赋集解》卷六。

【制法与用法】水煎服。

【功用与主治】痘疮发胖时，触冒作痒。

编号：033

方名：祛阴救痘丹

方剂组成与剂量

药名	用量	药名	用量	药名	用量
人参	3 g	当归	10 g	白术	10 g
附子	1 g	荆芥	3 g	黄芪	10 g

【出处】《辨证录》卷十四。

【制法与用法】水煎服。

【功用与主治】小儿阴症之痘疮，痘疮虚空，而色又清白，发痒中塌。

编号：034

方名：结靥散

方剂组成与剂量

药名	用量	药名	用量	药名	用量
白芷	3 g	何首乌	2.1 g	川芎	1.5 g
甘草	2.5 g	木通	1 g	蝉蜕	1 g
白术	0.6 g	荷叶	0.6 g		

【出处】《疡医大全》卷三十三。

【制法与用法】水煎服。

【功用与主治】痘不收，作痒。

编号：035

方名：桃梅丹

方剂组成与剂量

药名	用量	药名	用量	药名	用量
梅花	150 g	桃仁	6 g	丝瓜	15 g
辰砂	6 g	甘草	6 g		

【出处】《痘疹仁端录》卷十四。

【制法与用法】每服 1.5 g，参苏汤下。

【功用与主治】痘已出，不起不发，隐在皮肤，并麻痒杂证。

编号：036

方名：消毒饮

方剂组成与剂量

药名	用量	药名	用量	药名	用量
荆芥	适量	防风	适量	桔梗	适量
枳壳	适量	牛蒡子	适量	升麻	适量
苏叶	适量	甘草	适量	石膏	适量

【出处】《麻疹备要方论》。

【制法与用法】引用生姜,水煎服。

【功用与主治】小儿痘后余毒未尽,更兼不戒口腹,外感风寒,以致遍身出疹,色赤作痒,始如粟米,渐成云片。

编号：037

方名：消风化毒散

方剂组成与剂量

药名	用量	药名	用量	药名	用量
防风	等份	黄芪	等份	白芍药	等份
荆芥穗	等份	桂枝	等份	牛蒡子	等份
升麻	等份	甘草	减半		

【出处】《痘疹心法》卷二十一。

【制法与用法】上锉。加薄荷叶七片,水一盏,煎七分,去滓温服,不拘时候。

【功用与主治】痘疮成脓时发痒者;痘疮里虚,痒塌黑陷,发热。

编号：038

方名：消风去火化毒汤

方剂组成与剂量

药名	用量	药名	用量	药名	用量
防风	适量	升麻	适量	白芍	适量
桂枝	适量	荆芥穗	适量	葛根	适量
牛蒡子	适量				

【出处】《片玉痘疹》卷七。

【制法与用法】淡竹叶为引,水煎服,

【功用与主治】痘初出之时,遍身作痒,爬搔不止者,此因火邪留于肌肉皮肤之间,不能即出所致。

编号：039

方名：调元托里汤

方剂组成与剂量

药名	用量	药名	用量	药名	用量
人参	等份	炙黄芪	等份	当归	等份
诃子肉	等份	陈皮	等份	桂枝	等份
羌活	等份	防风	等份	荆芥	等份
赤芍	等份	木香	等份	红花	等份

【出处】《种痘新书》卷十二。

【制法与用法】水煎服。

【功用与主治】痘痒塌，泄泻。

编号：040

方名：盒脾散

方剂组成与剂量

药名	用量	药名	用量	药名	用量
炒术	适量	芍药	适量	生地黄	适量
甘草	适量	升麻	适量	荆芥	适量
防风	适量	陈皮	适量	大腹皮	适量
僵蚕	适量	蝉蜕	适量		

【出处】《证治准绳·幼科》卷六。

【制法与用法】水煎服。

【功用与主治】痘至八九日期，倏然身中枭痒，此痘证之最急者。

编号：041

方名：麻黄桂枝汤

方剂组成与剂量

药名	用量	药名	用量	药名	用量
麻黄	适量	桂枝	适量	赤芍	适量
杏仁	适量	甘草	适量	当归	适量
牛蒡	适量	黄连	适量	黄芩	适量
川芎	适量	蝉蜕	适量		

【出处】《痘疹仁端录》卷十三。

【制法与用法】水煎服。

【功用与主治】发汗。主治痘疹，身痒。

编号：042

方名：清风去火化毒汤

方剂组成与剂量

药名	用量	药名	用量	药名	用量
北防风	适量	绿升麻	适量	杭白芍	适量
柳桂枝	适量	荆芥穗	适量	粉干葛	适量
牛蒡子	适量	淡竹叶	适量		

【出处】《幼幼集成》卷五。

【制法与用法】水煎服。

【功用与主治】小儿痘初出，表未解，风热作痒。

编号：043

方名：紫草木香汤

方剂组成与剂量

药名	用量	药名	用量	药名	用量
紫草	适量	木香	适量	茯苓	适量
白术	适量	人参	适量	甘草	适量
糯米	适量				

【出处】《名医杂著》卷六。

【制法与用法】每次 10 g，水煎服。

【功用与主治】痘疮里虚，痒塌黑陷，闷乱。

编号：044

方名：紫草透肌散

方剂组成与剂量

药名	用量	药名	用量	药名	用量
紫草	等份	蝉蜕	等份	木通	等份
芍药	等份	甘草	等份		

【出处】《保婴撮要》卷十七。

【制法与用法】每服 10 g，水煎服。

【功用与主治】痘疮痒。痘疮色赤，或痒塌。

第四章 痱子瘙痒

编号：001 方名：二仙扫痱汤

方剂组成与剂量

药名	用量	药名	用量
枣叶	600 g	好滑石末	60 g

【出处】《鲁府禁方》卷四。

【制法与用法】用水数碗，共合一处，熬二炷香，趁热浴洗。两三次即愈。

【功用与主治】伏热遍身痱痒。

编号：002 方名：玉女英（一）

方剂组成与剂量

药名	用量	药名	用量
绿豆粉	120 g	滑石	15 g

【出处】《百一》卷十。

【制法与用法】拌匀如粉。棉扑子扑之。

【功用与主治】夏月痱子痒痛。

编号：003 方名：玉女英（二）

方剂组成与剂量

药名	用量	药名	用量
青蒿汁	适量	蛤粉	适量

【出处】《百一》卷十。

【制法与用法】新汲水挪青蒿汁调蛤粉，敷之。雪水尤妙。

【功用与主治】夏月痱子痒痛。

编号：004

方名：龙脑粉

方剂组成与剂量

药名	用量	药名	用量
龙脑	3 g	粟米粉	150 g

【出处】《圣济总录》。

【制法与用法】上为细末，先用枣叶汤洗。后用棉檫。

【功用与主治】痱疮痒。

编号：005

方名：楝花粉

方剂组成与剂量

药名	用量	药名	用量	药名	用量
川芎	30 g	藁本	30 g	楝花	30 g
丁香	60 g	英粉	100 g		

【出处】《鸡峰普济方》卷四。

【制法与用法】上同为细末。粉身。

【功用与主治】止汗，固阳气，御风寒雾湿。止痱子风疹瘙痒。

编号：006

方名：楝花粉敷方

方剂组成与剂量

药名	用量
苦楝花	不拘多少

【出处】《圣济总录》卷一三八。

【制法与用法】上为细末，入蚌粉、滑石末各少许，研匀。日频敷之。

【功用与主治】痱子瘙痒。

第五章　虫（蛇、蝎、蚊）叮咬瘙痒

编号：001　　　　　　　　　　　　　　　　　　方名：**大枣膏**

方剂组成与剂量

药名	用量	药名	用量
蒸大枣	二枚	水银	0.15 g

【出处】《太平圣惠方》卷九十一。

【制法与用法】上药研令水银星尽，捻为挺子，长一寸。以绵裹，宿纳下部中。明旦虫出为效。

【功用与主治】小儿蛲虫，蚀下部中痒。

编号：002　　　　　　　　　　　　　　　　　　方名：**五倍子粉**

方剂组成与剂量

药名	用量
五倍子（研粉）	适量

【出处】《赵炳南临床经验集》。

【制法与用法】直接外扑。

【功用与主治】杀虫止痒，收干护肤。

编号：003　　　　　　　　　　　　　　　　　　方名：**止痒散**

方剂组成与剂量

药名	用量
活虾蟆	一个

【出处】《洞天奥旨》卷十五。

【制法与用法】剥去皮，趁热贴之，连换两三次，其虫自出。

【功用与主治】有虫痒臁疮。

编号：004

方名：**万灵油**

方剂组成与剂量

药名	用量	药名	用量	药名	用量
冰片	3 g	麝香	0.06 g	薄荷冰	4.5 g
蒌仁霜	1 g	樟脑	15 g	硼砂	3 g
白蜡	54 g	香油	54 g		

【**出处**】《全国中药成药处方集》。

【**制法与用法**】先将油、蜡化开，再加入上六味即成。均抹患处。

【**功用与主治**】蚊咬作痒。

【**忌宜**】眼内忌用。

编号：005

方名：**豆豉汤**

方剂组成与剂量

药名	用量
好豆豉	一碗

【**出处**】《普济方》卷三〇六。

【**制法与用法**】用清油半盏，拌豉捣烂。厚敷痛上并痒处。经一时久，豉气透骨，则引出虫毛，纷纷可见，取下豉，埋在土中；煎香白芷汤敷痛处；如肉已烂，用海螵蛸为末敷之愈。

【**功用与主治**】春夏月树木强间，有一等杂色毛虫极毒，凡人触着者，则放小毛入手足上，自皮至肉，自肉入骨，其初则皮肉微痒，以渐生痛，经数十日，痒在外而痛在内，用手抓搔，或痛或痒，必至骨肉皆烂，有性命之忧，此名中舍，诸药不能治之者。

编号：006

方名：**附子散（一）**

方剂组成与剂量

药名	用量	药名	用量
附子	2.4 g	藜芦	0.6 g

【**出处**】《隐居效方》。

【**制法与用法**】上为末，敷之虫自然出。

【**功用与主治**】羊疽疮，有虫痒。

编号：007

方名：酥雄丹

方剂组成与剂量

药名	用量	药名	用量	药名	用量
朱砂	36 g	真茅	36 g	苍术	36 g
母丁香	36 g	明雄黄	36 g	真蟾酥	36 g

【出处】《同寿录》卷末。

【制法与用法】将各药入酥内擂匀，为丸如粟米大。蝎蜂叮螫，发痒疮疖，每用一丸水浸化，敷患处。

【功用与主治】蝎螫、蜂叮发痒。

【宜忌】忌生冷、辛辣、油腻。

第六章　头面瘙痒

编号：001　　　　　　　　　　　　　　方名：一扫光（六）

方剂组成与剂量

药名	用量	药名	用量
细茶	10 g	水银	3 g
牙皂	6 g	花椒	6 g

【出处】《万病回春》。

【制法与用法】上为细末。香油调搽。

【功用与主治】小儿头上肥疮，或多生虱子，瘙痒成疮，脓水出不止。

编号：002　　　　　　　　　　　　　　方名：大黄汤

方剂组成与剂量

药名	用量	药名	用量	药名	用量
大黄	15 g	芒硝	15 g	莽草	30 g
黄芩	30 g	蒺藜子	160 g		

【出处】《千金翼方》卷十七。

【制法与用法】上切。以水七升，煮取三升半，去滓；纳芒硝令烊，以帛揾肿上数百遍，日五夜三。

【功用与主治】头面风瘙肿痒。

【忌宜】不要接触眼睛。

编号：003

方名：大黄拓洗方

方剂组成与剂量

药名	用量	药名	用量	药名	用量
大黄	0.6 g	芒硝	0.6 g	莽草	0.3 g
黄连	0.9 g	黄芩	1.2 g	蒺藜子	160 g

【出处】《备急千金要方》卷二十二。

【制法与用法】上切片。以水七升，煮取三升，去滓，下消，以帛染拓之，每日一次。

【功用与主治】头面风，癟肿痒。

【忌宜】洗时不要靠近眼睛。

编号：004

方名：山茱萸散

方剂组成与剂量

药名	用量	药名	用量	药名	用量
山茱萸	15 g	甘菊花	15 g	荆芥穗	15 g
秦艽	1 g	川芎	30 g	茯神	1 g
蔓荆子	0.6 g	山栀子	15 g	羚羊角屑	15 g
汉防己	15 g	藁本	1 g	甘草	15 g

【出处】《太平圣惠方》。

【制法与用法】上为粗散。每服10 g，以水一中盏，加薄荷三七叶，煎至六分，去滓温服，不拘时候。

【功用与主治】头面风，皮肤癟痒。

【忌宜】忌湿面、油腻。

编号：005

方名：小儿秃疮敛疮油药

方剂组成与剂量

药名	用量	药名	用量	药名	用量
轻粉	240 g	枯矾	240 g	香油	960 g
黄柏	90 g	大黄	90 g	生栀子	90 g

【出处】《北京市中药成方选集》。

【制法与用法】用香油将黄柏、大黄、生栀子三味炸枯，过罗去滓，再兑黄蜡120 g，和前药粉搅匀，敷患处。

【功用与主治】清血祛毒，润肤杀虫。主治小儿血热胎毒，秃疮起皮，干燥刺痒，经年不愈。

编号：006

方名：扫雪散

方剂组成与剂量

药名	用量	药名	用量
独核肥皂	分开去核	巴豆仁	每片加两粒半

【出处】《外科全生集》卷四。

【制法与用法】将皂仍旧合好，扎紧泥裹，入火煅，取出，去泥，研细，加入轻粉、槟榔末各八分，再研，剃头后，以滚灰汤洗，以香油调敷，至愈乃止。

【功用与主治】秃疮痒。

编号：007

方名：回生至圣丹

方剂组成与剂量

药名	用量	药名	用量	药名	用量
生甘草	15 g	金银花	250 g	玄参	90 g
蒲公英	90 g	天花粉	10 g	川芎	30 g

【出处】《辨证录》卷十三。

【制法与用法】水煎服，一剂而头轻，青紫之色淡，再服两剂，青紫之色尽消而疮亦尽愈，不必三剂也。

【功用与主治】无名肿毒。人头面无端忽生小疖，痒甚，第二日即头重如山，第三日面目青紫。

编号：008

方名：防风一字散

方剂组成与剂量

药名	用量	药名	用量	药名	用量
川乌	15 g	川芎	10 g	荆芥	10 g
羌活	7.5 g	防风	7.5 g		

【出处】《医学入门》卷七。

【制法与用法】为末，每服 6 g，薄荷煎汤送下。

【功用与主治】胆受风热，瞳仁连眦头痒极，不能收睑。

编号：009　　　　　　　　　　　　　　　**方名：防风荆芥散**

方剂组成与剂量

药名	用量	药名	用量	药名	用量
荆芥穗	250 g	莎草根	250 g	甘草	105 g
甘菊花	15 g	川芎	90 g	白芷	90 g
羌活	90 g	防风	90 g		

【出处】《圣济总录》卷一〇一。

【制法与用法】上为细末，炼蜜和匀，每 30 g 分作 30 饼，每服一饼，细嚼，茶、酒任下，不拘时候。

【功用与主治】诸风及沐发未干，致头皮肿痒，多生白屑。

编号：010　　　　　　　　　　　　　　　**方名：甘菊丸**

方剂组成与剂量

药名	用量	药名	用量	药名	用量
天南星	120 g	鸡苏	120 g	荆芥穗	60 g
细辛	60 g	川芎	45 g	防风	45 g
甘草（炙）	45 g	白僵蚕	30 g	菊花	30 g

【出处】《杨氏家藏方》卷二。

【制法与用法】上件除天南星外，并为细末，次入天南星膏子，并炼蜜和丸，如梧桐子大。每服 20 丸，食后生姜汤吞下。

【功用与主治】风痰壅盛，头目昏痛，肢节拘倦，鼻塞耳鸣，头皮肿痒。

编号：011　　　　　　　　　　　　　　　**方名：归命膏**

方剂组成与剂量

药名	用量
野生茄子	不拘多少

【出处】《百一》卷十六。

【制法与用法】茄子烂研取汁，用绢过滤渣滓，置于大银盂内，慢火熬成稀膏，以细青竹枝子（去皮）五七茎扎聚，不停地用手搅拌，等成稀面糊状后，收之。如无头无异色，或热不热，一发从外敷，渐渐敷入；如有赤脉有头，先从赤脉敷之，渐渐敷出，一日上三四度，不可轻易。

【功用与主治】发背，或赤不赤，有头无头，或痒或痛。

编号：012

方名：**龙脑膏**

方剂组成与剂量

药名	用量	药名	用量	药名	用量
龙脑	30 g	沉香	30 g	白檀香	30 g
苏合香	30 g	鸡舌香	30 g	零陵香	30 g
丁香	30 g	甘松	30 g	木松	30 g
藿香	30 g	白芷	30 g	白附子	30 g
细辛	30 g	当归	30 g	川芎	30 g
天雄	30 g	辛夷	30 g	甘菊花	30 g
乌喙	30 g	防风	30 g	蔓荆实	30 g
杏仁	30 g	秦椒	30 g	乌麻油	2.5 kg

【出处】《圣济总录》卷一〇一。

【制法与用法】上述药物除油以外，锉成细末，以新棉包裹，放入锅中入油同煎，候白芷黄色药成，去滓，用瓷盒收纳。用时以手摩涂在头顶发际处。

【功用与主治】乌发止痒。

编号：013

方名：**松叶膏**

方剂组成与剂量

药名	用量	药名	用量	药名	用量
松叶	100 g	天雄	60 g	松脂	60 g
杏仁	60 g	白芷	60 g	莽草	15 g
甘松香	15 g	零陵香	15 g	甘菊花	15 g
秦艽	30 g	独活	30 g	辛夷仁	30 g
香附子	30 g	藿香	30 g	乌头	45 g
蜀椒	45 g	川芎	45 g	沉香	45 g
青木香	45 g	牛膝	45 g	踯躅花	23 g

【出处】《外台秘要》卷三十二引《延年秘录》。

【制法与用法】上药以苦酒三升浸一宿，生麻油一斗，微火煎三上三下，苦酒气尽，膏成，滤去滓，盛贮。以涂发根，日三度摩之。

【功用与主治】头风鼻塞，头旋发落，白屑风痒。

编号：014

方名：生发膏（一）

方剂组成与剂量

药名	用量	药名	用量	药名	用量
乌喙	30 g	莽草	30 g	石南草	30 g
细辛	30 g	皂荚	30 g	续断	30 g
泽兰	30 g	白术	30 g	辛夷	30 g
白芷	30 g	防风	30 g	柏叶	200 g
松叶	200 g	猪脂	400 g		

【出处】《外台秘要》卷三十二引《集验方》。

【制法与用法】上以苦酒浸一宿，以脂煎三上三下。膏成去滓，滤收。涂之。

【功用与主治】头风痒，白屑。

编号：015

方名：白附子散

方剂组成与剂量

药名	用量	药名	用量
白附子	60 g	青木香	60 g
由跋	60 g	麝香	0.6 g

【出处】《外台秘要》卷三十二引《古今录验》。

【制法与用法】上为散，以水和，涂面。

【功用与主治】面痒肿。

编号：016

方名：白蒺藜丸（一）

方剂组成与剂量

药名	用量	药名	用量	药名	用量
白蒺藜	1 g	独活	1 g	羚羊角屑	1 g
防风	1 g	枳壳	1 g	薯蓣	1 g
地骨皮	1 g	莽草	30 g	葳蕤	15 g
苦参	30 g	枫香	30 g	蝉壳	15 g

【出处】《太平圣惠方》卷二十二。

【制法与用法】上述药物锉成细末，炼蜜为丸，如梧桐子大。每服三十丸，以温酒送下，不拘时候。

【功用与主治】热毒风攻，头面瘙痒，如似虫行，时发风疹。

【忌宜】忌猪、鱼肉。

编号：017

方名：生发膏（二）

方剂组成与剂量

药名	用量	药名	用量	药名	用量
蔓荆子	30 g	附子	30 g	细辛	30 g
皂荚	30 g	泽兰	30 g	零陵香	30 g
防风	30 g	杏仁	30 g	藿香	30 g
白芷	30 g	松叶	45 g	石南	45 g
莽草	15 g	松膏	600 g	马鬐膏	600 g
猪脂	600 g	熊脂	600 g		

【出处】《备急千金要方》卷十三。

【制法与用法】上切片。用清醋三升浸泡药物过夜,第二天早晨以马膏等微火煎三上三下,以白芷色黄膏成。用以泽发。

【功用与主治】头中风痒,白屑。

编号：018

方名：五香膏

方剂组成与剂量

药名	用量	药名	用量	药名	用量
藿香	0.8 g	甘松香	0.8 g	甲香	0.8 g
鸡舌香	0.8 g	附子	0.8 g	续断	0.8 g
乌喙	0.8 g	泽兰	0.6 g	防风	0.6 g
细辛	0.6 g	白术	0.6 g	白芷	1 g
松叶	1 g	莽草	1 g	柏叶	1.2 g
大皂荚	2 寸	甘草	0.5 g	猪膏	400 g

【出处】《外台秘要》卷十六引《㧮方》。

【制法与用法】上切片,绵裹,以苦酒二升渍一宿,用青煎之,取附子黄为度,去滓。睡前沐头了,将膏敷用,手揩头皮,令膏翕翕着皮。

【功用与主治】乌发止痒。头风,头中痒,搔之白屑起。

编号：019

方名：白蒺藜丸（二）

方剂组成与剂量

药名	用量	药名	用量	药名	用量
白蒺藜	30 g	黄芪	1 g	独活	1 g
白芷	15 g	防风	15 g	薯蓣	1 g
枳实	30 g	人参	90 g	黄连	30 g
葳蕤	15 g	地骨皮	15 g	桂心	15 g

【出处】《太平圣惠方》卷二十四。

【制法与用法】上述药物锉成细末，炼蜜为丸，如梧桐子大。每服二十丸，以温酒送下，不拘时候。

【功用与主治】风毒上冲，头面瘙痒如虫行，身上时有风疹，心神烦闷。

编号：020

方名：白僵蚕散

方剂组成与剂量

药名	用量	药名	用量	药名	用量
白僵蚕	15 g	粉草	15 g	细辛	15 g
旋复花	15 g	荆芥	0.3 g	木贼	15 g
黄桑叶	30 g				

【出处】《世医得效方》卷十六。

【制法与用法】上述药物锉成细末。每服 10 g，水一盏半煎，食后温服。

【功用与主治】暴伤风热，白睛遮覆黑珠，脸肿痛痒。

编号：021

方名：牛膝酒

方剂组成与剂量

药名	用量	药名	用量	药名	用量
牛膝	30 g	石南	30 g	乌头	30 g
天雄	30 g	茵芋	30 g	细辛	0.8 g

【出处】《千金翼方》卷十六。

【制法与用法】上切，以酒一斗二升渍之，春、秋 五日，夏三日，冬七日。初服半合，强人一日三次，老小一日一次，不知稍加。

【功用与主治】风着人，头面肿痒。

【忌宜】忌房事，忌猪肉。

编号：022

方名：长发膏（一）

方剂组成与剂量

药名	用量	药名	用量	药名	用量
蔓荆子	30 g	附子	30 g	细辛	30 g
石南草	30 g	续断	30 g	皂荚	30 g
泽兰	30 g	防风	30 g	杏仁	30 g
白芷	30 g	零陵香	30 g	藿香	30 g
马鬐膏	30 g	熊脂	30 g	猪脂	30 g
松叶	50 g	莽草	30 g		

【出处】《外台秘要》卷三十二。

【制法与用法】上切片，以苦酒渍一宿，明旦以脂膏等煎，微微火，三上三下，以白芷色黄膏成，用以涂头中，甚妙。

【功用与主治】头风痒，白屑风头。

编号：023

方名：长发膏（二）

方剂组成与剂量

药名	用量	药名	用量	药名	用量
蔓荆子	30 g	附子	30 g	泽兰	30 g
防风	30 g	杏仁	30 g	零陵香	30 g
藿香	30 g	川芎	30 g	天雄	30 g
辛夷	30 g	沉香	30 g	松脂	30 g
白芷	30 g	马鬐膏	15 g	松叶	15 g
熊脂	15 g	生麻油	800 ml		

【出处】《外台秘要》卷三十二引《延年方》。

【制法与用法】上药以苦酒渍一宿，以脂等煎，缓火三上三下，白芷色黄膏成，去滓滤收贮，涂发及肌中摩之，一日两三度。

【功用与主治】头风白屑风痒。

编号：024

方名：丹参汤（三）

方剂组成与剂量

药名	用量	药名	用量	药名	用量
丹参	30 g	紫参	30 g	蒺藜子	30 g
黄芩	30 g	防风	30 g	黄芪	30 g
羌活	30 g	白鲜皮	1 g	连翘	1 g
甘草	15 g				

【出处】《圣济总录》卷十一。

【制法与用法】上为粗末。每服6 g，水一盏，煎至七分，去滓，食后温服。

【功用与主治】风热，头面生瘖癗痒痛。

编号：025

方名：麦饯散

方剂组成与剂量

药名	用量	药名	用量	药名	用量
小麦	650 g	硫黄	120 g	白砒	30 g
烟胶	250 g	川椒	90 g	生枯矾	60 g

【出处】《外科正宗》卷四。

【制法与用法】小麦炒枯黄色，趁热入钵内，和硫黄、白砒为细末，搅匀，待冷取起，加烟胶，与川椒、生枯矾共碾细末。临用，用葱汤洗净，用麻油调捈，油纸盖扎，三日一换。三次愈。

【功用与主治】秃疮、头毛脱落，白斑如癣，疮痂垒垒叠起，痒甚犹若虫行。小儿痘风作痒，叠叠成片，甚则顽麻不知痛。

【忌宜】忌诸发物。

编号：026

方名：沐头汤

方剂组成与剂量

药名	用量	药名	用量	药名	用量
大麻仁	300 g	秦椒	30 g	皂荚	75 g

【出处】《外台秘要》卷十六。

【制法与用法】上为末，纳米泔汁中一宿渍，去滓，米泔搅之三五百遍，取劳，乃用沐发，燥讫，别用皂荚汤洗之，通理，然后敷膏。

【功用与主治】肺热劳损伤肺，气冲头顶，而致头风，不问冬夏老少，头生白屑，搔之痒起。

编号：027

方名：远年大风煎

方剂组成与剂量

药名	用量	药名	用量	药名	用量
升麻	90 g	枳壳	90 g	川芎	90 g
陈皮	90 g	天麻	90 g	黄连	120 g
黄芩	120 g	前胡	120 g	连翘	120 g
地骨皮	120 g	麻黄	150 g	全蝎	60 g
薄荷	60 g	木香	90 g	丢子	500 g
白附子	30 g				

【出处】《解围元薮》卷四。

【制法与用法】上均作十贴,水煎服。

【功用与主治】大风。面痒如虫行。

编号：028

方名：补气泻荣汤

方剂组成与剂量

药名	用量	药名	用量	药名	用量
升麻	1.8 g	连翘	1.8 g	苏木	1 g
当归	1 g	全蝎	1 g	黄连	1 g
地龙	1 g	黄芪	1 g	生黄芩	1.2 g
甘草	4.5 g	人参	0.6 g	生地黄	1.2 g
桃仁	3 个	桔梗	1.5 g	麝香	少许
胡桐泪	0.3 g	虻虫	2 个	水蛭	2 个

【出处】《东垣试效方》卷九。

【制法与用法】上锉,如麻豆大,除连翘另锉,梧桐泪研白豆蔻 0.6 g 为细末,二味另放;麝香、虻虫、水蛭三味为细末另放外,都作一服,水二大盏,酒一匙,入连翘煎至一盏六分,再入白豆蔻二味并麝香等三味,再上火煎一两沸,去滓,早饭后、午饭前稍热服。

【功用与主治】疠风,满面连须极痒,眉毛脱落。

【忌宜】忌酒、湿面、生冷硬物。

编号：029

方名：牡丹膏

方剂组成与剂量

药名	用量	药名	用量	药名	用量
牡丹皮	0.9 g	当归	0.9 g	川芎	0.9 g
防风	0.9 g	升麻	0.9 g	防己	0.9 g
芒硝	0.9 g	芍药	0.9 g	细辛	0.6 g
干蓝犀角	0.6 g	漏芦	0.6 g	蒴藋	0.6 g
零陵香	0.6 g	杏仁	0.5 g	栀子黄	0.5 g
黄芩	0.5 g	大黄	0.5 g	青木香	0.5 g
竹沥	400 ml				

【出处】《外台秘要》卷十五引《延年方》。

【制法与用法】上切，以竹沥渍一宿，醍醐三升半，煎于火上三下三上，候芍药黄，膏成，绞去滓。以摩病上。

【功用与主治】项强痛，头风，瘟疹痒，风肿。

编号：030

方名：皂荚煎丸

方剂组成与剂量

药名	用量	药名	用量	药名	用量
皂荚	500 g	乌蛇肉	90 g	枳壳	30 g
川大黄	30 g	防风	30 g	苦参	30 g
牛蒡子	30 g	天麻	30 g	荆芥	30 g

【出处】《太平圣惠方》卷二十二。

【制法与用法】上为末，入皂荚煎和丸，如梧桐子大，每服三十丸，以温浆水送下，不拘时候。

【功用与主治】主治头面风，瘟痒如虫行，上焦痰滞，脏腑壅塞。

编号：031

方名：鸡子沐汤

方剂组成与剂量

药名	用量
新生乌鸡子	3 枚

【出处】《外台秘要》卷三十二引《集验方》。

【制法与用法】上以五升沸汤扬之，使温温，破鸡子纳中，搅令匀，分为三次沐。

【功用与主治】令发生，去白屑风痒。头风，搔之白屑起。

编号：032

方名：羌活散（三）

方剂组成与剂量

药名	用量	药名	用量	药名	用量
羌活	等份	防风	等份	川芎	等份
荆芥穗	等份	麻黄	等份	甘草	等份
木通	等份	鼠粘子	等份		

【出处】《普济方》卷三十二引《博济方》。

【制法与用法】上为末。每服 10 g,茶汤或酒调服,不拘时候。

【功用与主治】肾脏风上攻下疰,头面浮肿,及有疮者；妇人血风攻注；风热头面生疮；热毒风,头面肿痒,心胸烦闷。

编号：033

方名：辰砂天麻丸

方剂组成与剂量

药名	用量	药名	用量	药名	用量
川芎	75 g	麝香	30.3 g	白芷	30.3 g
辰砂	150 g	白附子	150 g	天麻	300 g
天南星	600 g				

【出处】《太平惠民和剂局方》卷一。

【制法与用法】上为细末,面糊为丸,如桐子大。每服二十丸,温荆芥汤送下,不拘时候。

【功用与主治】除风化痰,清神思,利头目。主治诸风痰盛,头痛目眩,眩晕欲倒,呕吐恶心,恍惚健忘神思昏愦,肢体疼倦,颈项拘急,头面肿痒,手足麻痹。

编号：034

方名：青黛散（三）

方剂组成与剂量

药名	用量	药名	用量	药名	用量
青黛	等份	朱砂	等份	雄黄	等份
附子	等份	藜芦	等份	胡黄连	等份

【出处】《太平圣惠方》卷九十三。

【制法与用法】上为细散。每服 1.5 g,以粥饮调下,早晨、晚后各一服。

【功用与主治】小儿疳痢,脊臂如锯,眼口鼻痒,自咬指甲,头发干焦,下部急痛。

编号：035

方名：松脂膏

方剂组成与剂量

药名	用量	药名	用量	药名	用量
松脂	30 g	石盐	30 g	杏仁	30 g
蜜	30 g	蜡	15 g	熏陆香	30 g
蓖麻仁	45 g				

【出处】《备急千金要方》卷十三。

【制法与用法】上熟倒作饼。剃净百会上发，贴膏，膏上安纸，三日一易。若痒，刺药上，不久风定。

【功用与主治】头面上风；面上风疮，黄水流出，或痒或痛。

编号：036

方名：苦参汤（四）

方剂组成与剂量

药名	用量	药名	用量	药名	用量
苦参	4.5 g	生地	6 g	黄柏	1.5 g
当归	3 g	秦艽	3 g	蒡子	3 g
赤芍	3 g	白蒺藜	3 g	丹参	3 g
丹皮	3 g	银花	3 g	贝母	3 g
甘菊	3 g				

【出处】《医学心悟》卷三。

【制法与用法】水煎服。

【功用与主治】清湿热，祛风邪。疠风，肌肉生虫，白屑重叠，瘙痒顽麻，甚则眉毛脱落，鼻柱崩坏。

编号：037

方名：枳壳丸（一）

方剂组成与剂量

药名	用量	药名	用量	药名	用量
枳壳	90 g	天门冬	45 g	独活	45 g
白蒺藜	45 g	牛蒡子	30 g	薏苡仁	45 g

【出处】《太平圣惠方》卷二十四。

【制法与用法】上为末，炼蜜为丸，如梧桐子大。每服 30 丸，食后以温水送下。

【功用与主治】风热，头面皮肤瘙痒，烦闷。

编号：038

方名：苦楝子膏

方剂组成与剂量

药名	用量	药名	用量
川楝子	40%	猪油（板油）	60%

【出处】《中医外科学讲义》。

【制法与用法】先将川楝子炕黄（不要炕得过老，以能研末为准），研成细末，与猪板油拌成糊状药膏。先将患者头部残发剪光，以后明矾水将患者头部脓痂洗净，再将川楝子药膏敷在溃伤面上，用力摩敷，每天或间日换药一次，每次换药时需用明矾水洗头，彻底除去旧油垢。

【功用与主治】杀虫灭菌。头癣奇痒，结血或脓痂。

【忌宜】涂药后不要用绷带或戴帽子，以免影响新肌肉组织的生长。

编号：039

方名：金钗石斛丸

方剂组成与剂量

药名	用量	药名	用量	药名	用量
川椒	120 g	胡芦巴	120 g	巴戟天	120 g
地龙	120 g	苍术	40 g	乌药	480 g
川乌头	240 g	羌活	240 g	茴香	240 g
赤小豆	240 g	马蔺子	240 g	金铃子	240 g
石斛	240 g	青盐	240 g		

【出处】《太平惠民和剂局方》卷五。

【制法与用法】上为细末，酒煮面糊为丸，如梧桐子大。每服二十丸，空腹、食前温酒送下，或盐汤亦得。

【功用与主治】补五脏，和血脉，驻颜色，润发进食，肥肌，大壮筋骨。肌体羸瘦，面色黄黑，鬓发脱落，头皮肿痒。

编号：040

方名：润肌膏

方剂组成与剂量

药名	用量	药名	用量	药名	用量
麻油	120 g	当归	15 g	紫草	3 g

【出处】《外科正宗》卷四。

【制法与用法】上同熬，药枯滤清，将油再熬，加黄蜡 15 g，化尽，倾入碗内，顿冷。搽擦患处。

【功用与主治】秃疮干枯，白斑作痒，发脱。

编号：041

方名：金锁正元丹

方剂组成与剂量

药名	用量	药名	用量	药名	用量
五倍子	240 g	茯苓	240 g	紫巴戟	480 g
补骨脂	300 g	肉苁蓉	500 g	胡芦巴	500 g
龙骨	90 g	朱砂	90 g		

【出处】《太平惠民和剂局方》卷五。

【制法与用法】上为细末，入研药令匀，酒糊为丸，如梧桐子大。每服 15 ～ 20 丸，空腹食前温酒吞下；或盐汤亦得。

【功用与主治】真气不足，元脏虚弱，四肢倦怠，百节酸疼，头昏眩痛，目暗耳鸣，面色黄黑，鬓发脱落，头皮肿痒，精神昏困。

编号：042

方名：细辛膏

方剂组成与剂量

药名	用量	药名	用量	药名	用量
细辛	60 g	乌喙	60 g	莽草	60 g
续断	60 g	石南	60 g	辛夷仁	60 g
皂荚	60 g	泽兰	60 g	白芷	60 g
防风	60 g	白术	60 g	松叶	60 g
竹叶	60 g	猪脂	250 g	生麻油	500 g

【出处】《圣济总录》卷一〇一。

【制法与用法】上除脂油外，锉细，以醋五升，入瓷瓶中，水浸一宿取出，用大铛先下脂油，微火煎一二沸，次下诸药，煎候白芷黄，即膏成，去滓，以瓷盒盛。临卧时，先以热浆水洗头后用药涂匀。如痒，勿搔动。经宿即洗去，再涂。

【功用与主治】头疮有虫，变成白秃。

编号：043

方名：枳壳丸（二）

方剂组成与剂量

药名	用量	药名	用量	药名	用量
枳壳	45 g	天门冬	45 g	白蒺藜	30 g
独活	30 g	黄连	30 g	防风	30 g
乌蛇	60 g	苦参	30 g	菌桂	30 g

【出处】《太平圣惠方》卷二十四。

【制法与用法】上为末，炼蜜为丸，如梧桐子大。每服 30 丸，以温水送下，不拘时候。

【功用与主治】热毒风冲头面，痒如虫行。

编号：044

方名：枳实丸（三）

方剂组成与剂量

药名	用量	药名	用量	药名	用量
枳实	45 g	天门冬	30.3 g	独活	30.3 g
蒺藜子	30.3 g	人参	30.3 g	防风	30.3 g
桔梗	30.3 g	黄连	30 g	薏苡仁	30 g
桂枝	15 g				

【出处】《圣济总录》卷十一。

【制法与用法】上为末，炼蜜为丸，如梧桐子大。每服 15 丸，粟米饮或温酒送下，一日两次，不拘时候。

【功用与主治】风瘙瘾疹，头面肿痒。

编号：045

方名：毡根煎

方剂组成与剂量

药名	用量	药名	用量	药名	用量
僵蚕	90 g	蝉壳	60 g	柴胡	60 g
天麻	90 g	皂角	一挺	牛黄	2 g
脑子	2 g				

【出处】《鸡峰普济方》卷十八。

【制法与用法】上为细末，炼蜜为丸，如梧桐子大。每服 30 丸，食后荆芥汤送下。

【功用与主治】肺经风热上冲，面生痤痱及赤痒渣刺。

编号：046

方名：独活散

方剂组成与剂量

药名	用量	药名	用量	药名	用量
独活	30 g	蔓荆子	15 g	人参	30 g
黄芩	1 g	玄参	1 g	秦艽	1 g
沙参	1 g	枳壳	1 g	羚羊角屑	1 g
白鲜皮	1 g	防风	1 g	甘菊花	1 g

【出处】《太平圣惠方》卷六。

【制法与用法】上为细散。每服 3 g，以温浆水调下，不拘时候。

【功用与主治】肺脏风毒，面痒生疮。

编号：047

方名：洗面药

方剂组成与剂量

药名	用量	药名	用量	药名	用量
皂角	1 500 g	好升麻	240 g	楮实子	150 g
白及	30 g	甘松	21 g	缩砂	1.5 g
白丁香	1.5 g	三奈子	1.5 g	绿豆	500 g
糯米	780 g				

【出处】《兰室秘藏》卷下。

【制法与用法】上为细末。洗面。

【功用与主治】去皮肤燥痒，去垢腻，润泽肌肤。主治面有瘖𪒠，或生疮，或生痤痱及粉刺之类。

编号：048

方名：祛涎丸

方剂组成与剂量

药名	用量	药名	用量	药名	用量
天南星	120 g	半夏	285 g	白附子	78 g
川乌头	22.5 g	白花蛇	30 g	剑背乌梢蛇	30 g
白僵蚕	30 g	全蝎	30 g	川芎	60 g
天麻	60 g				

【出处】《杨氏家藏方》卷八。

【制法与用法】上为细末，生姜自然汁煮糊为丸，如绿豆大，以飞研细朱砂 30 g，麝香末 6 g 为衣，风干，密器中盛之。每服 30 丸，食后生姜、薄荷汤送下。

【功用与主治】风痰壅盛，头目昏痛，头面肿痒，手足不举，或时麻痹。

编号: 049

方名: 莹肌如玉散

方剂组成与剂量

药名	用量	药名	用量	药名	用量
白丁香	30 g	白及	30 g	白牵牛	30 g
白蔹	30 g	白芷	21 g	当归梢	15 g
白蒺藜	15 g	升麻	15 g	白茯苓	10 g
楮实子	10 g	麻黄	6 g	白附子	4.5 g
连翘	4.5 g	小椒	3 g		

【出处】《兰室秘藏》卷下。

【制法与用法】上为细末。用之如常。

【功用与主治】面部疮,痤痱,及粉刺,皮肤瘙痒。

编号: 050

方名: 狼毒散

方剂组成与剂量

药名	用量	药名	用量	药名	用量
白附子	15 g	黄丹	15 g	蛇床子	15 g
羌活	11.5 g	独活	11.5 g	狼毒	11.5 g
白鲜皮	11.5 g	硫黄	11.5 g	枯白矾	11.5 g
轻粉	11.5 g				

【出处】《良朋汇集》卷四。

【制法与用法】上为细末。干用香油调,湿用干掺。

【功用与主治】小儿胎毒,月子内头上赤红痒极,头摇出血,痒后大哭不睡,遍身无皮,一片血肉,其痒非常。

编号: 051

方名: 消毒散(二)

方剂组成与剂量

药名	用量	药名	用量	药名	用量
藜芦	30 g	大黄	30 g	黄柏	30 g
黄连	30 g	当归	30 g	甘草	30 g

【出处】《圣济总录》卷一二九。

【制法与用法】上切片,如麻豆大。以水一斗,煮至五升,去滓,浸淋疮处,即愈。

【功用与主治】赤痛面痒。

编号：052

方名：**海艾汤**

方剂组成与剂量

药名	用量	药名	用量	药名	用量
海艾	6 g	菊花	6 g	薄荷	6 g
防风	6 g	藁本	6 g	藿香	6 g
甘松	6 g	蔓荆子	6 g	荆芥穗	6 g

【出处】《外科正宗》卷四。

【制法与用法】上用水五六碗,同药煎数滚,连滓共入敞口钵内,先将热气熏面,候汤温,蘸洗之,留药照前再洗。

【功用与主治】油风。血虚,肌肤失养,风热乘虚攻注,毛发脱落成片,皮肤光亮,痒如虫行;斑秃。

【临床应用】单敏洁用海艾汤治疗头皮溢脂性皮炎有效率81%,止痒效果好(江西中医药,2006,04:31)。

编号：053

方名：**涂顶膏**

方剂组成与剂量

药名	用量	药名	用量	药名	用量
乌喙	60 g	莽草	60 g	石南	60 g
细辛	60 g	皂荚	60 g	续断	60 g
泽兰	60 g	白术	60 g	辛夷	60 g
防风	60 g	柏叶	500 g	松叶	1 000 g
猪脂	2 000 g				

【出处】《太平圣惠方》卷四十一。

【制法与用法】上为细末,以酒一升,浸一宿,滤出,以猪脂煎药焦黄,膏成,去滓。沐发了,以涂之。

【功用与主治】头风痒,白屑。

编号：054

方名：**黄柏散(一)**

方剂组成与剂量

药名	用量	药名	用量
黄柏	30 g	熏陆香	30 g

【出处】《太平圣惠方》卷九十一。

【制法与用法】上为细末。以生麻油调稀稠得所,涂之,干即更涂。不过四五度。

【功用与主治】小儿白秃疮,发落苦痒。

编号：055

方名：黄芪丸（五）

方剂组成与剂量

药名	用量	药名	用量	药名	用量
黄芪	等份	乌药	等份	茴香	等份
地龙	等份	川椒	等份	防风	等份
川楝子	等份	赤小豆	等份	白蒺藜	等份
海桐皮	等份	威灵仙	等份	陈皮	等份

【出处】《外科精义》卷下。

【制法与用法】上为细末，酒糊为丸，如梧桐子大。每服 30 丸，空腹以温酒送下。

【功用与主治】肾脏风虚，攻注手足，头面麻痹痛痒，或生疥癣肿㿏。

编号：056

方名：蛇床子散（五）

方剂组成与剂量

药名	用量	药名	用量	药名	用量
蛇床子	500 g	烟胶	240 g	白明矾	30 g
枯矾	30 g	大枫子仁	250 g	硫黄	60 g
铜绿	30 g	雄黄	150 g	川椒	30 g

【出处】《疡科纲要》卷下。

【制法与用法】上为细末，另研枫子仁，渐渐以诸药末和之，研极匀，每取 30 g，和樟冰 6 g。痒疮成片者，麻油调；干痒者，干搽之。

【功用与主治】秃疮，疥疮，湿注游风，瘙痒水多者。

编号：057

方名：野葛膏

方剂组成与剂量

药名	用量	药名	用量	药名	用量
野葛末	30 g	猪脂	30 g	羊脂	30 g

【出处】《太平圣惠方》卷九十。

【制法与用法】水煎三五沸，搅令匀，滤去滓，盛于瓷器中。候冷涂之。不过三上愈。

【功用与主治】小儿白秃疮，无发苦痒。

编号：058

方名：银杏膏

方剂组成与剂量

药名	用量	药名	用量
白果	二十个	水银	3 g

【出处】《人己良方汇集》。

【制法与用法】上药共研如泥。搽患处。

【功用与主治】小儿胎热，头上损烂日久，或头发多虱，瘙痒难当。

编号：059

方名：蛤粉散

方剂组成与剂量

药名	用量	药名	用量
蛤粉	30 g	石膏	30 g
轻粉	15 g	黄柏	15 g

【出处】《外科正宗》卷四。

【制法与用法】上为细末。凉水调搽；冬月麻油调亦好。

【功用与主治】头面黄水疮痒。

【临床应用】陈玉林用蛤粉散治疗脓包疮瘙痒，治疗 254 例，效果 98%。（中药材，1997，07：374-375）

编号：060

方名：疏风清热饮

方剂组成与剂量

药名	用量	药名	用量	药名	用量
苦参	6 g	全蝎	3 g	皂刺	3 g
猪牙	3 g	皂角	3 g	防风	3 g
荆芥穗	3 g	金银花	3 g	蝉蜕	3 g

【出处】《医宗金鉴》卷七十四。

【制法与用法】酒、水各一盅，加葱白三寸，煎一盅，去滓热服。

【功用与主治】面上风癣，初如痞癗，或渐成细疮时作痛痒者。

编号：061

方名：疏风散郁汤

方剂组成与剂量

药名	用量	药名	用量	药名	用量
藁本	适量	羌活	适量	白芷	适量
荆芥	适量	川芎	适量	防风	适量
柴胡	适量	知母	适量	青黛	适量
芦根	适量	竹叶	适量	木通	适量
泽泻	适量	甘草	适量	前胡	适量
黄芩	适量				

【出处】《陈素庵妇科补解》卷三。

【制法与用法】水煎服。

【功用与主治】妊娠血虚，头面赤，肿胀大，头发疙瘩，成块连片，或痛或痒。

第七章　眼部瘙痒

编号：001

方名：一扫光（七）

方剂组成与剂量

药名	用量	药名	用量	药名	用量
炉甘石	15 g	艾叶灰	1 g	梅片	1 g

【出处】《眼科临症笔记》。

【制法与用法】上为末，香油和抹。即愈。

【功用与主治】两眼周围赤烂，惟小眦为甚，疼轻痒重，羞明流泪，常结成黄色痂，将睫毛胶粘成束，迎风为甚。

【忌宜】避风，忌辣。

编号：002

方名：十大将军冲翳散

方剂组成与剂量

药名	用量	药名	用量	药名	用量
文蛤	15 g	苦参	12 g	升麻	6 g
草决明	6 g	薄荷	4.5 g	防风	4.5 g
荆芥	4.5 g	白芷	2.4 g	小川芎	2.4 g
羌活	2.4 g				

【出处】《眼科秘诀》卷一。

【制法与用法】上药作一剂，要足分两，依法加减，用三次。熏法则在口授，其疾极重者冲四十剂，中者三十剂，轻者二十剂，或十五剂，或六七剂。

【功用与主治】翳眼。肝气上冲，脑汁下坠，翳障遮睛，内则垂帘，外则蒙蔽。乌风内障，脑汁下浸瞳神，瞳神歪小，瞳神下陷，瞳神倒侧，瞳神不动。青光内障，红丝缠绕黑白，大小角上风痒，拳毛倒睫，赤眼烂弦，羞日怕光。

【临床报道】孙河等利用十大将军冲翳散治疗睑缘炎有很好的止痒效果（中医药信息，2003，05：49）。

编号：003

方名：丁香黄连点方

方剂组成与剂量

药名	用量	药名	用量	药名	用量
丁香	27 枚	黄连	15 g	黄柏皮	15 g
蕤仁	27 枚	五铢钱	十文		

【出处】《圣济总录》卷一八三。

【制法与用法】以水二盏，煎至六分，绵滤去滓，点目大眦，频点取愈。

【功用与主治】乳石发，目赤痒。

编号：004

方名：七宝散（二）

方剂组成与剂量

药名	用量	药名	用量	药名	用量
石决明	1 g	龙脑	1 g	真朱砂	1 g
琥珀	1 g	象胆	0.3 g	乌贼骨	0.6 g
曾青	0.6 g				

【出处】《医方类聚》卷六十五。

【制法与用法】上为极细末。点目中。

【功用与主治】眼翳障，赤痒热烂。

编号：005

方名：八宝眼药

方剂组成与剂量

药名	用量	药名	用量	药名	用量
炉甘石	510 g	梅片	90 g	硼砂	12 g
炙珠子	0.6 g	牛黄	0.6 g	琥珀	10 g
麝香	0.6 g				

【出处】《北京市中药成方选集》。

【制法与用法】上为极细末，过罗成粉剂，装瓶，每瓶重 1 g。锭剂另加炼老蜜，制成形长条。用玻璃针蘸药少许，点于大眼角内，每日点四五次。

【功用与主治】明目退翳，消肿止痒。新久眼疾，眼角刺痒，红肿溃烂，迎风流泪。

编号：006

方名：山芋散

方剂组成与剂量

药名	用量	药名	用量	药名	用量
山芋	30 g	白芷	30 g	桔梗	30 g
防风	30 g	羌活	30 g	石膏	30 g
寒水石	30 g	石决明	30 g	当归	30 g
赤茯苓	30 g	藿香叶	30 g	零陵香	30 g
大黄	30 g	牛膝	30 g	人参	30 g
决明子	30 g	郁金	30 g	栀子仁	30 g
桑根白皮	30 g	葛根	30 g	狗脊	30 g
甘草	60 g	生干地黄	60 g	木贼	60 g
蒺藜子	60 g	陈橘皮	60 g	玄参	60 g
沙参	60 g	木香	30 g	苍术	120 g

【出处】《圣济总录》。

【制法与用法】上为散。每服 4 g，食后、临卧用麦门冬熟水调下。

【功用与主治】风毒冲目，睑眦赤肿，痒痛难任。

编号：007

方名：广大重明汤（一）

方剂组成与剂量

药名	用量	药名	用量
龙胆草	3 g	防风	3 g
生甘草	3 g	细辛	3 g

【出处】《兰室秘藏》。

【制法与用法】上锉切片，纳甘草不锉，只作一锭。先以水一大碗半，煎龙胆一味，至一半，再入余三味，煎至少半碗，滤其滓，用清带热洗，以重汤坐令热，日用五七次。但洗毕，合眼一时。

【功用与主治】两目睑赤烂，热肿疼痛，及眼睑痒痛，抓之至破，眼弦生疮，目多眵泪，隐涩难开；胬肉泛长而痒。

【加减】风邪盛者，加荆芥、蝉衣；湿邪偏重者，加苦参、白鲜皮；热邪偏重者，加红藤、大青叶。

【临床报道】卞玉蓉利用广大重明汤湿敷治疗过敏性眼睑皮炎 46 例，效果满意（中医外治杂志，2001，06：47）。

编号：008

方名：三白散（二）

方剂组成与剂量

药名	用量	药名	用量	药名	用量
白矾	10 g	硼砂	6 g	冰片	1.5 g

【出处】《眼科临症笔记》。

【制法与用法】上为细末。秋梨一个去皮核,捣涂之。

【功用与主治】炎性睑肿,暴发赤痒。

编号：009

方名：川芎丸（二）

方剂组成与剂量

药名	用量	药名	用量	药名	用量
川芎	等份	荆芥	等份	天麻	等份
川乌	等份	乌药	等份	羌活	等份
黑牵牛	等份	川当归	等份	金钗石斛	等份

【出处】《续本事》。

【制法与用法】上为细末,炼蜜为丸,如豆大,朱砂为衣。每服一丸,薄荷茶送服。

【功用与主治】肾经虚冷,眼目昏暗,或赤痛肿痒。

编号：010

方名：广大重明汤（二）

方剂组成与剂量

药名	用量	药名	用量	药名	用量
防风	等份	川花椒	等份	龙胆草	等份
甘草	等份	细辛	等份		

【出处】《审视瑶函》卷三。

【制法与用法】上锉如麻豆大,纳甘草不锉,只作一挺,先以水一大碗半,煎龙胆草一味,干一半,再入余三味,煎小半碗,去滓。用清汁带热洗,以重汤炖令极热,日用五七次,洗毕,合眼须臾,痒亦减矣。

【功用与主治】两目睑赤烂热肿痛,并梢赤,及眼睑痒极,抓至破烂,眼楞生疮痂,目多眵痛,隐涩难开。

编号：011

方名：广大重明汤（三）

方剂组成与剂量

药名	用量	药名	用量	药名	用量
防风	等份	北细辛	等份	甘草	等份
龙胆草	等份	菊花	等份		

【出处】《疡医大全》卷十一。

【制法与用法】水煎，趁热洗。

【功用与主治】眼痒。

编号：012

方名：马兜铃丸

方剂组成与剂量

药名	用量	药名	用量	药名	用量
马兜铃	45 g	柴胡	45 g	茯苓	45 g
黑参	30 g	桔梗	30 g	细辛	30 g

【出处】《秘传眼科龙木论》卷五。

【制法与用法】上为末，炼蜜为丸，如梧桐子大。每服 10 丸，空腹茶送下。

【功用与主治】眼痒极难忍，外障。

编号：013

方名：马应龙眼药

方剂组成与剂量

药名	用量	药名	用量	药名	用量
甘石粉	2 700 g	麝香	45 g	珍珠	36 g
熊胆	51 g	生硇砂	27 g	冰片	720 g
硼砂	54 g	琥珀	45 g		

【出处】《北京市中药成方选集》。

【制法与用法】粉剂：上为极细末，过罗装瓶，每瓶 0.3 g。膏剂：每 120 g 药末，加凡士林油 480 g，冬季和春季，按天气冷热情况，加适量液体石蜡，装小瓶软锡筒。同时将盖取下，将膏挤出点于大眼角内。粉剂，用玻璃针蘸凉开水，蘸药粉少许，点于大眼角内，每日用三次，点后稍休息。

【功用与主治】明目止痛，退蒙化翳，红肿刺痒，胬肉攀睛，迎风流泪，暴发火眼，眼边赤烂。

编号：014

方名：地黄散（一）

方剂组成与剂量

药名	用量	药名	用量
生地黄	30 g	芍药	15 g
土当归	15 g	甘草	15 g

【出处】《世医得效方》卷十六。

【制法与用法】上为散每服 10 g，水一盏半煎，食后温服。

【功用与主治】混睛外障，因毒风积热，白睛先赤而后痒痛，迎风有泪，闭涩难开，或时无事，不久又发。年深则睛变成碧色，满目如凝脂，横赤如丝。

编号：015

方名：地骨皮汤（一）

方剂组成与剂量

药名	用量
地骨皮	1 500 g

【出处】《圣济总录》卷一〇六。

【制法与用法】上以水 6 000 ml，煮取 600 ml，绞去滓，更钠盐 60 g，煎取 200 ml，洗目。或加干姜 30 g。

【功用与主治】时行，目暴肿痒痛。

编号：016

方名：地骨皮汤（二）

方剂组成与剂量

药名	用量	药名	用量	药名	用量
地骨皮	45 g	甘菊花	30 g	升麻	30 g
黄连	30 g	防风	30 g	木通	30 g
玉竹	30 g	大黄	30 g	甘草	30 g
蕤仁	30 g				

【出处】《圣济总录》卷一〇七。

【制法与用法】上为粗末，每服 10 g，水一盏半，煎至七分，去滓，食后临卧温服。

【功用与主治】心肺风热，目干涩痛痒。

编号：017

方名：芎羌散

方剂组成与剂量

药名	用量	药名	用量
荆芥穗	等份	牛蒡子	等份
木贼	等份	苍术	等份

【出处】《王氏博济方》卷三。

【制法与用法】上为末。每服6g，煎荆芥汤点腊茶调下，空腹、日午、临卧各一次。

【功用与主治】男女血风毒眼，昏涩赤烂；丈夫肾脏风毒气，眼痒肿疼。

编号：018

方名：当归饮（二）

方剂组成与剂量

药名	用量	药名	用量	药名	用量
当归	适量	黄连	适量	生地	适量
熟地	适量	郁金	适量	杏仁	适量
栀子	适量	黄柏	适量	赤芍	适量

【出处】《眼科全书》卷六。

【制法与用法】上分作两眼，水煎，趁热洗眼。

【功用与主治】目涩痛痒，羞明怕日。

编号：019

方名：当归活血汤

方剂组成与剂量

药名	用量	药名	用量	药名	用量
当归	12 g	川芎	6 g	白鲜皮	6 g
银花	10 g	白芍	10 g	蒺藜	10 g
防风	6 g	大贝	10 g	荆芥穗	6 g
白芷	10 g	青皮	6 g	甘草	3 g
地肤子	10 g				

【出处】《眼科临症笔记》。

【制法与用法】水煎服。

【功用与主治】眼睑瘙痒，犹如虫行，不红不疼，痒无定时，两眼胞带黑暗色，视力稍减。

编号：020

方名：光明散

方剂组成与剂量

药名	用量	药名	用量	药名	用量
川连	10 g	黄柏	10 g	黄芩	10 g
炉甘石	10 g	梅片	1 g	辰砂	1 g
荸荠粉	6 g				

【出处】《青囊秘传》。

【制法与用法】先以三黄浸,煮汁,入后药研至无声,澄清晒干,白蜜调,点于眼中。

【功用与主治】目疾湿痒。

编号：021

方名：光明眼药

方剂组成与剂量

药名	用量	药名	用量	药名	用量
海螵蛸	3 g	西玉石	4.5 g	浮水甘石	18 g
熊胆	1 g	冰片	0.6 g	野荸荠粉	1.8 g
朱砂	1 g				

【出处】《青囊立效秘方》卷一。

【制法与用法】以人乳和,点眼角。

【功用与主治】新久眼珠赤肿、痒痛、羞明。

编号：022

方名：光明水眼药

方剂组成与剂量

药名	用量	药名	用量	药名	用量
甘石	30 g	琥珀	3 g	地栗粉	8 g
当门子	0.6 g	熊胆	2.4 g	元明粉	2.4 g
冰片	2.4 g	飞硼砂	0.6 g	辰砂	1.8 g
海螵蛸	30 g				

【出处】《全国中药成药处方集》。

【制法与用法】上为细末。用黄连青 60 g 调匀,每用少许,点于眼角,合眼静坐半小时。

【功用与主治】风热目疾,红肿作痛,痒而多泪,畏光羞明,翳障胬肉,烂眼,一切新久风热目疾。

编号：023

方名：光明银药水

方剂组成与剂量

药名	用量	药名	用量	药名	用量
乌梅	30 g	铜绿	30 g	归尾	30 g
甘石	30 g	苦参	15 g	胆矾	15 g

【出处】《北京市中药成方选集》。

【制法与用法】开水泡之，水绿即可过滤澄清，兑冰片粉 15 g，瓶装，重 15 g，用药水点入眼内，每日点三次。

【功用与主治】明目退翳，散风消肿。暴发火眼，眼目红肿，云翳火蒙，眼边刺痒。

编号：024

方名：竹叶饮子

方剂组成与剂量

药名	用量	药名	用量	药名	用量
竹叶	一握	干葛	45 g	地骨白皮	75 g
荠苨	75 g	甘草	45 g		

【出处】《外台秘要》卷二十一引《近效方》。

【制法与用法】上切，以水二大升，煎取半升，去滓，纳车前子 90 g，分三次食后服，一日令尽。

【功用与主治】肝膈实热，肾藏已虚而致热风暴赤，睑烂生疮，或痒或痛。

编号：025

方名：决明散（一）

方剂组成与剂量

药名	用量	药名	用量	药名	用量
石决明	60 g	麦门冬	30 g	菊花	30 g
白附子	15 g	枸杞子	1 g	沉香	1 g
秦皮	1 g	巴戟天	1 g	肉桂	1 g
牛膝	1 g	栀子仁	1 g	羌活	1 g

【出处】《圣济总录》卷一一〇。

【制法与用法】上为散。每服 6 g，空腹菊花汤调下，临卧再服。

【功用与主治】眼内生疮，烂赤，痒，畏风。

编号：026

方名：决明散（二）

方剂组成与剂量

药名	用量	药名	用量	药名	用量
黄芩	10 g	甘菊花	10 g	木贼草	10 g
决明子	10 g	石膏	10 g	赤芍药	10 g
川芎	10 g	川羌活	10 g	甘草	10 g
蔓荆子	10 g	石决明	10 g		

【**出处**】《世医得效方》卷十六。

【**制法与用法**】上锉散,每服 10 g,水一盏半,生姜五片煎,食后服。

【**功用与主治**】热毒气上攻,眼目肿痛,涩痒羞明多泪。

编号：027

方名：羊肝丸

方剂组成与剂量

药名	用量	药名	用量	药名	用量
白羖羊肝	45 g	熟地黄	45 g	车前子	30 g
麦门冬	30 g	菟丝子	30 g	蕤仁	30 g
决明子	30 g	泽泻	30 g	地肤子	30 g
防风	30 g	黄芩	30 g	白茯苓	30 g
五味子	30 g	枸杞子	30 g	茺蔚子	30 g
杏仁	30 g	细辛	30 g	苦葶苈	30 g
桂心	30 g	青葙子	30 g		

【**出处**】《普济本事方》卷五。

【**制法与用法**】上为细末,炼蜜为丸,如梧桐子大。每服 30 ～ 40 丸,温水送下,一日三次,不拘时候。

【**功用与主治**】镇肝明目。瞳仁散大,眼边赤痒。

编号：028

方名：龙砂

方剂组成与剂量

药名	用量	药名	用量
蚕砂	0.01 立方米	炉甘石	60 g

【**出处**】《眼科阐微》卷四。

【**制法与用法**】上药入铜锅内,桑柴火徐徐煮至汁尽为度,煅红,冷成腻粉;入朱砂 4.5 g,听用。饭后点大眼角,不可近黑珠,每日点十余次。

【**功用与主治**】目赤肿痛疴痒;云膜胬肉,赤白翳障。

编号：029

方名：羊肝散

方剂组成与剂量

药名	用量	药名	用量	药名	用量
青羊肝	一具	人参	等份	羌活	等份
白术	等份	蛤粉	等份		

【出处】《医宗金鉴》卷五十二。

【制法与用法】上为细末，令匀听用。将药置荷叶上，如钱厚一层，铺肝一层包固，外以新青布包裹蒸熟，任儿食之。如不食者，及夏月恐腐坏，则晒干为末，早、晚白汤调服。服完再合以好为度。

【功用与主治】小儿疳热上攻于眼，故发时痒涩赤烂，眼胞肿疼，白睛生翳，渐渐遮满，不时流泪，羞明闭目，日久不愈。

【加减】若热者，减人参。

编号：030

方名：防风汤（四）

方剂组成与剂量

药名	用量	药名	用量	药名	用量
防风	1 g	甘菊花	1 g	川芎	15 g
赤芍药	15 g	黄芩	30 g	羚羊角	15 g
细辛	1 g	枳壳	15 g	黄连	1 g
甘草	15 g	石膏	30 g	人参	15 g

【出处】《圣济总录》卷一〇七。

【制法与用法】上为粗末，每服10 g，水一盏半，煎至一盏，去渣滓，食后、临卧温服。

【功用与主治】风热眼赤，痛痒不定。

编号：031

方名：石胆散（一）

方剂组成与剂量

药名	用量	药名	用量	药名	用量
石胆	15 g	石盐	30 g	朱砂	30 g
盐绿	15 g	龙脑	0.3 g	腻粉	3 g

【出处】《太平圣惠方》卷三十三。

【制法与用法】上为细末。每以铜箸头取如小豆大，点目中，一日三四次。

【功用与主治】眼生肤翳，目赤痛，痒涩。

编号：032

方名：甘露膏

方剂组成与剂量

药名	用量	药名	用量	药名	用量
黄连	60 g	黄丹	21 g	铜青	21 g
当归	12 g	白丁香	6 g	白矾	10 g
没药	3 g	轻粉	3 g	硼砂	6 g
水银	1.5 g	龙脑	少许	麝香	少许

【出处】《经验普济加减方》。

【制法与用法】上为细末，入前膏搅匀。每点三箸至五箸，觉涩便睡十日。

【功用与主治】一切眼病，昏晕翳膜，赤肿痒痛。

编号：033

方名：甘菊花丸

方剂组成与剂量

药名	用量	药名	用量	药名	用量
甘菊花	30 g	决明子	45 g	车前子	60 g
防风	60 g	葵仁	45 g	黄连	60 g
川升麻	30 g	子芩	30 g	川大黄	90 g
玄参	30 g	玉竹	60 g		

【出处】《太平圣惠方》卷三十二。

【制法与用法】上为末。炼蜜为丸，如梧桐子大。每服 20 丸，食后以温浆水送下。

【功用与主治】风毒攻眼，涩痒肿疼，久赤不愈。

编号：034

方名：石胆膏

方剂组成与剂量

药名	用量	药名	用量	药名	用量
石胆	1.5 g	乌贼鱼骨	1.5 g	乳糖	3 g
蜜	1 g	龙脑	少许 g		

【出处】《圣济总录》卷一〇七。

【制法与用法】上为末，入新汲水半盏相和，以帛子滤过，入瓷瓶内，用新汲水浸瓶十日。每用点眼，点了，用青盐汤热洗。洗时不得犯铜铁箸，只用鸡翎沥在眼内。

【功用与主治】退翳膜，去风痒。治风毒眼。

编号：035

方名：生芪灵仙汤

方剂组成与剂量

药名	用量	药名	用量	药名	用量
生黄芪	4.5 g	当归	10 g	川芎	4.5 g
酒芍	4.5 g	生地	8 g	藁本	3 g
茯苓	4.5 g	苍耳	4.5 g	明麻	3 g
薄荷	4.5 g	蔓荆	4.5 g	西党	12 g
白菊	4.5 g	蒺藜	4.5 g		

【出处】《青囊全集》卷上。

【制法与用法】水煎服。

【功用与主治】头痛眼痒流泪。

编号：036

方名：瓜子眼药（一）

方剂组成与剂量

药名	用量	药名	用量	药名	用量
炉甘石	510 g	梅片	13 g	硼砂	12 g
牛黄	0.6 g	琥珀	24 g	珍珠	0.6 g
熊胆	3 g	麝香	0.6 g	黄连	0.6 g

【出处】《北京市中药成方选集》。

【制法与用法】上为极细末，过箩，炼老蜜和匀，制瓜子形锭剂，重 0.3 g。用药蘸凉开水少许，点于大眼角内，每日四五次。

【功用与主治】明目退翳，消肿止痒。风火目疾，老眼昏花，暴发火眼，红肿赤烂。

编号：037

方名：瓜子眼药（二）

方剂组成与剂量

药名	用量	药名	用量
炉甘石	500 g	冰片	30 g
麝香	0.6 g	熊胆（化水）	6 g

【出处】《全国中药成药处方集》。

【制法与用法】上为极细末，和匀，用荸荠 180 g 拧汁，和冰糖 60 g 化水，作成瓜子式，每个干重 0.3 g。以药蘸凉水点眼角。

【功用与主治】消炎明目，退翳止痒。

编号：038

方名：**玄参丸**

方剂组成与剂量

药名	用量	药名	用量	药名	用量
玄参	30 g	决明子	30 g	黄芪	30 g
黄连	30 g	青葙子	30 g	露蜂房	30 g
漏芦	30 g	羚羊角屑	30 g	蕤仁	45 g
珍珠粉	30 g	雄黄	30 g	朱砂	30 g

【出处】《太平圣惠方》卷三十三。

【制法与用法】上为末，入研为药，一时研令匀，炼蜜为丸，如梧桐子大，每服20丸，食后以温浆水送下，临卧再服。

【功用与主治】眼脓漏，眦头赤痒，日夜出脓水不止。

编号：039

方名：**云开敢**

方剂组成与剂量

药名	用量	药名	用量	药名	用量
白蒺藜	90 g	石决明	60 g	炙甘草	60 g
防风	60 g	栀炭	60 g	羌活	60 g
茯苓	60 g	蔓荆子	60 g	当归	45 g
川芎	45 g	赤芍	45 g	苍术	30 g
花粉	30 g	甘菊	30 g	茺蔚子	30 g
淡黄芩	24 g	蝉衣	15 g	蛇蜕	15 g

【出处】《鸡鸣录》。

【制法与用法】上为末。每服6 g，空腹开水调服。小儿减半。

【功用与主治】明目止痒。目疾不论远近，或痒或痛。

编号：040

方名：**乌金膏（一）**

方剂组成与剂量

药名	用量	药名	用量
明矾	30 g	米醋	一碗半

【出处】《疡医大全》卷十。

【制法与用法】共入铜锅内，文武火熬干；如湿，翻调焙干，取出去火气，研细末。用时不拘多少，再研至无声，入生蜜调匀，盛瓷罐内。涂点患处，久闭。

【功用与主治】诸般外障风痒，血缕瘀疮，胬肉扳睛，鸡冠蚬肉，漏睛疮。

编号：041

方名：开光复明丸

方剂组成与剂量

药名	用量	药名	用量	药名	用量
石决明	45 g	菊花	60 g	黄连	30 g
草红花	30 g	桃仁	30 g	当归尾	30 g
黄芩	30 g	胆草	30 g	石燕	30 g
大黄	30 g	白蒺藜	120 g	朱砂	6 g
琥珀	6 g	猪苦胆	五个		

【**出处**】《北京市中药成方选集》。

【**制法与用法**】朱砂、琥珀除外，共为细末，过罗；再兑入朱砂、琥珀，炼蜜为丸，重 5 g。每服两丸，一日两次，温开水送下。

【**功用与主治**】清热明目止痒。

编号：042

方名：五胆膏

方剂组成与剂量

药名	用量	药名	用量	药名	用量
熊胆	等份	鲭胆	等份	鲤胆	等份
猪胆	等份	羊胆	等份	川蜜	等份

【**出处**】《摄生秘剖》卷四。

【**制法与用法**】上将胆、蜜入银铫或铜铫中，微火熬成膏，取起用瓷盒藏之，出火毒。点眼。

【**功用与主治**】一切眼红赤痛或痒。

编号：043

方名：化腐生肌散

方剂组成与剂量

药名	用量	药名	用量	药名	用量
煅甘石	15 g	轻粉	0.6 g	血竭	6 g
制乳香	6 g	制没药	6 g	梅片	1 g
麝香	0.3 g	珍珠	0.6 g		

【**出处**】《眼科临证笔记》。

【**制法与用法**】上为极细末。点眼大眦内。

【**功用与主治**】急性泪囊炎初期，肿胀赤痒，大眦清黄液常流。

编号：044

方名：升麻散（一）

方剂组成与剂量

药名	用量	药名	用量	药名	用量
升麻	2.4 g	栀子	3 g	决明子	3 g
苦瓠	1.5 g	车前子	3 g	黄芩	2.4 g
茺蔚子	2.4 g	干姜	3 g	龙胆	1.5 g

【出处】《医方类聚》卷六。

【制法与用法】上为散。每服 3 g，暖浆水调下，一日两次。

【功用与主治】眼膜膜视物不明，胬肉漫睛，冷泪下，两角赤痒。

【忌宜】忌炙煿、热面。

编号：045

方名：升麻散（二）

方剂组成与剂量

药名	用量	药名	用量	药名	用量
升麻	15 g	山栀子仁	30 g	决明子	30 g
车前子	30 g	地肤子	30 g	茺蔚子	30 g
黄芩	60 g	龙齿	60 g	干姜	15 g

【出处】《圣济总录》卷一〇七。

【制法与用法】上为细散。每服 4 g，食后米饮调下，一日三次。

【功用与主治】目昏，下泪赤痒。

编号：046

方名：乌蛇汤（一）

方剂组成与剂量

药名	用量	药名	用量	药名	用量
乌蛇	30 g	藁本	30 g	防风	30 g
芍药	30 g	羌活	30 g	川芎	45 g
细辛	15 g				

【出处】《圣济总录》卷一〇七。

【制法与用法】上为末。每服 10 g，水一盏半，煎取一盏，去滓，食后、临卧温服。

【功用与主治】眼风热赤痒。外障。

编号：047

方名：乌蛇汤（二）

方剂组成与剂量

药名	用量	药名	用量	药名	用量
乌蛇	45 g	赤芍药	45 g	枳壳	45 g
黄芪	45 g	地骨白皮	30 g		

【出处】《圣济总录》卷一〇七。

【制法与用法】上为末。每服 10 g，水一盏半，煎至八分，下无灰酒一合，更煎令沸，空腹温服。服后眼中微觉痛，即是酒气所攻，宜取葛根煎汤服。

【功用与主治】眼痒急，似赤不赤。

编号：048

方名：乌蛇散（七）

方剂组成与剂量

药名	用量	药名	用量	药名	用量
乌蛇	60 g	藁本	30 g	防风	30 g
赤芍药	30 g	羌活	30 g	芎䓖	15 g
细辛	15 g	甘菊花	15 g	枳壳	15 g

【出处】《太平圣惠方》卷三十二。

【制法与用法】上为细散。每服 6 g，以温水调下，不拘时候。

【功用与主治】风热眼赤痒急，日夜不止。

编号：049

方名：乌犀丸（二）

方剂组成与剂量

药名	用量	药名	用量	药名	用量
乌犀	30 g	茯苓	30 g	芍药	30 g
细辛	30 g	黑参	30 g	人参	30 g
干山药	60 g	羌活	60 g		

【出处】《秘传眼科龙木论》卷三。

【制法与用法】上为末，炼蜜为丸，如梧桐子大，每服十丸，空腹茶送下。

【功用与主治】两睑粘睛外障。此眼初患之时，或痒或痛，年多风赤，睑中有疮。

编号：050

方名：丹砂散

方剂组成与剂量

药名	用量	药名	用量
丹砂	60 g	贝齿	60 g
干姜	15 g	衣内白鱼	四十枚

【出处】《圣济总录》卷一一一。

【制法与用法】上药于净乳钵中，为极细末，以熟帛三度罗过。点时仰卧，令人以小指甲点少许。

【功用与主治】虚热目赤生肤翳，眦痒风泪，白翳。

编号：051

方名：月蟾丸

方剂组成与剂量

药名	用量	药名	用量	药名	用量
干蟾	一枚	蛇蜕皮	一条	谷精草	60 g
胡黄连	0.3 g	甜瓜蒂	0.3 g	丁香	0.3 g
熊胆	0.3 g	芦荟	0.3 g	天竺黄	0.3 g
牛黄	0.3 g	丹砂	0.3 g	龙脑	0.3 g
麝香	0.3 g	雄黄	0.3 g	青黛	15 g

【出处】《圣济总录》卷一七三。

【制法与用法】上为末，再研匀，用猪猪胆汁煮面糊为丸，如绿豆大。每服三五丸，米泔送下。后以桃、柳汤浴儿，着青衣盖。

【功用与主治】小儿五疳，眼鼻多痒，寒热往来，腹脏不调，或泻脓血，肌体瘦弱，饮食不化，多困少力，眼涩饶睡。

编号：052

方名：六神开瞖散

方剂组成与剂量

药名	用量	药名	用量
五烹	30 g	龙砂	30 g
虎液	30 g	冰片	10 g

【出处】《眼科阐微》卷四。

【制法与用法】凡目赤肿痛疳痒，俱系内症、重者，虎液为主，用七分。饭后，点大眼角，不可近黑珠，每日点十余次。

【功用与主治】目睛赤肿痛痒，云膜胬肉，赤白翳障。

编号：053

方名：水银丸

方剂组成与剂量

药名	用量	药名	用量	药名	用量
水银	1 g	硫黄	15 g	砒霜	15 g
芦荟	15 g	朱砂	15 g	蝉壳	0.3 g
天灵盖	0.3 g	鼓皮中蛀灰	0.3 g	白猪粪灰	0.3 g
蝉灰	0.3 g	蛤蚧	一枚	乌驴蹄灰	0.3 g
雄黄	0.3 g				

【出处】《普济方》卷三八三。

【制法与用法】上为末，入研了药令匀，以苦参半斤锉碎，用水五升，浸一宿，煮至一升，去苦参，候熬成膏，入诸药为丸，如绿豆大，后入去却汁倾猪胆内盛，悬于舍东阴七日，候干。以麝香蜜水下。三天后便煎桃柳汤浴儿了，以青衣盖遍身，虫出，或泄恶气，并泻恶物，便是病源已出，小儿每三岁加一丸，宜粥饮送下，一日三次。

【功用与主治】小儿五疳，四肢黄瘦，腹胀气粗，发干作穗，眼鼻多痒，精神昏闷，不欲饮食。

编号：054

方名：芦根汤（一）

方剂组成与剂量

药名	用量	药名	用量	药名	用量
芦根	45 g	木通	45 g	栀子仁	30 g
桔梗	30 g	黄芩	30 g	甘草	30 g

【出处】《圣济总录》卷一〇五。

【制法与用法】上为粗末，每服 10 g，水一盏半，煎至七分，去滓，入地黄汁半合，芒硝 1 g，放温食后服。

【功用与主治】脾肺热，目赤痒，小眦赤磣涩痛。

编号：055

方名：杏子膏

方剂组成与剂量

药名	用量	药名	用量
初生杏子仁	一升	古五铢钱	七文

【出处】《圣济总录》卷一〇九。

【制法与用法】入瓶盛密封，埋门根下，经一百日，化为水。每夕点两眦头。

【功用与主治】眼中赤脉痒痛，时见黑花。

编号：056

方名：麦门冬汤（一）

方剂组成与剂量

药名	用量	药名	用量	药名	用量
麦门冬	45 g	葳蕤	45 g	秦皮	45 g
赤茯苓	45 g	大黄	30 g	升麻	30 g

【出处】《圣济总录》卷一〇二。

【制法与用法】上锉，如麻豆大。每服 10 g，水一盏半，加竹叶十片，煎至八分，去滓，下朴硝末 2 g，更令煎沸，空腹温服。

【功用与主治】肝实热，毒气上熏，目赤痒痛。

编号：057

方名：麦门冬散

方剂组成与剂量

药名	用量	药名	用量	药名	用量
麦门冬	30 g	防风	30 g	玄参	30 g
地骨皮	30 g	远志	30 g	大黄	30 g
车前子	30 g	茺蔚子	30 g	决明子	30 g
蔓荆子	30 g	细辛	30 g	黄芩	30 g
黄连	30 g	犀角屑	30 g	甘草	30 g

【出处】《圣济总录》卷一〇三。

【制法与用法】上为粗末。每服 6 g，水一盏，煎至七分去滓，食后温服。

【功用与主治】眼赤痛，生障翳，乍差乍发，多泪羞明，隐涩肿痒，心神烦躁。

编号：058

方名：花草膏

方剂组成与剂量

药名	用量
羖羊胆（饭上蒸熟）	一枚

【出处】《仁斋直指方论》卷二十。

【制法与用法】上药以冬蜜研和，入朱砂末少许，频研成膏。食后、临卧匙抄少许含咽，亦可点目。

【功用与主治】患眼肿痛涩痒，昏泪羞明。火眼烂弦，风眼痛痒羞明，及眼胞皮肉有似胶凝，肿如桃李，时出热泪。

编号：059

方名：芦根汤（二）

方剂组成与剂量

药名	用量	药名	用量	药名	用量
芦根	45 g	木通	45 g	栀子仁	30 g
桔梗	30 g	黄芩	30 g	甘草	30 g

【出处】《圣济总录》卷一〇五。

【制法与用法】上为粗末，每服 10 g，水二盏，煎至一盏，去滓，入地黄汁少许，再煎汤温服，不拘时候。

【功用与主治】宣畅头面清窍，苏脾醒胃，疏利三焦，清燥利湿。脾肺热，目眦痒，生瘀肉翳晕。

编号：060

方名：杏仁汤

方剂组成与剂量

药名	用量	药名	用量
杏仁	十四枚	黄连	七枚
腻粉	6 g	砂糖	3 g

【出处】《圣济总录》卷一〇四。

【制法与用法】于晨朝睡觉未语时，口内将杏仁与黄连同嚼烂，并余药，尽入生绢内，线系，以沸汤浸洗之；冷，重汤再暖，遇夜露之，每用可洗五次。

【功用与主治】暴赤眼，涩痛肿痒。

编号：061

方名：杏核眼药

方剂组成与剂量

药名	用量	药名	用量	药名	用量
甘石	30 g	黄丹	30 g	硼砂	6 g
海螵蛸	6 g	青盐	2.4 g	没药	6 g
麝香	0.3 g	乳香	0.3 g	梅片	1 g

【出处】《全国中药成药处方集》。

【制法与用法】上为极细末，生蜜蜂作成膏，涂于眼内，一日两三次。

【功用与主治】止痛，消炎，消毒。主治结膜炎，红肿痛痒。

编号：062

方名：杏仁龙胆草泡散

方剂组成与剂量

药名	用量	药名	用量	药名	用量
龙胆草	3 g	当归尾	3 g	滑石	3 g
黄连	3 g	杏仁	3 g	赤芍药	3 g

【出处】《原机启微》卷下。

【制法与用法】以白沸汤泡,蘸洗,冷热任意,不拘时候。

【功用与主治】风攻上,眦躁赤痒。

编号：063

方名：还睛丸（一）

方剂组成与剂量

药名	用量	药名	用量	药名	用量
白术	等份	菟丝子	等份	青葙子	等份
防风	等份	甘草	等份	羌活	等份
白蒺藜	等份	蜜蒙花	等份	木贼	等份

【出处】《太平惠民和剂局方》卷七。

【制法与用法】上为细末,炼蜜为丸,如弹子大。每服一丸,空腹,食前细嚼,白汤送下,一日三次。

【功用与主治】男子、女人风毒上攻,眼目赤肿,怕日羞明,多饶眵泪,隐涩难开,眶痒赤痛,睑眦红烂,瘀肉浸睛;或患暴赤眼,睛疼不可忍者。

编号：064

方名：还睛汤

方剂组成与剂量

药名	用量	药名	用量	药名	用量
栀子仁	30 g	黄连	30 g	黄柏	30 g
细辛	60 g	龙胆	60 g	杜仲	60 g
秦皮	120 g	甘草	15 g		

【出处】《圣济总录》卷一〇四。

【制法与用法】上为粗末。每服 10 g,水三盏,加竹叶七片、灯芯 20 茎,煎 10 ～ 20 沸,澄去滓,早晨、临夜,卧热洗,洗了避风,一日三次,冷则再暖洗,每剂可用两日。

【功用与主治】主治风赤暴赤痒,浮翳睛目,胎赤眦烂,涩痒肿疼。

编号：065

方名：还晴丸（二）

方剂组成与剂量

药名	用量	药名	用量	药名	用量
当归	68 g	薄荷	41.2 g	枸杞	41.2 g
生地	41.2 g	决明	41.2 g	蒺藜	41.2 g
木贼	41.2 g	菊花	41.2 g	夜明砂	30 g
故纸	30 g	黄柏	30 g	蒙花	30 g
蝉蜕	20 g	黄芩	20 g	苏梗	20 g
知母	20 g	荆芥	20 g	茯苓	20 g
青葙	20 g	沙参	20 g	蛇蜕	10 g
黄连	10 g	琥珀	10 g		

【出处】《全国中药成药处方集》。

【制法与用法】上为细末，炼蜜为小丸，用瓷坛存贮。每服 6 g，用清茶水送下。

【功用与主治】清风火，去云翳。主治眼赤目肿，翳痒赤痛，爆发火眼等症。

【忌宜】忌食发物。

编号：066

方名：灵圆丹

方剂组成与剂量

药名	用量	药名	用量	药名	用量
甘菊花	30 g	川芎	30 g	白附子	30 g
柴胡	30 g	远志	30 g	羌活	30 g
独活	30 g	青葙子	30 g	仙灵脾	30 g
石膏	30 g	防风	30 g	全蝎	30 g
青皮	30 g	陈皮	30 g	荆芥	30 g
楮实	30 g	木贼	30 g	甘草	30 g
黄芩	30 g	苍术	120 g		

【出处】《普济方》卷七十八。

【制法与用法】上为末，水浸蒸饼为丸，如弹子大。每服一粒，食后细嚼，荆芥汤或茶清送下，一日三次。

【功用与主治】男子、妇人攀睛翳膜，痒涩羞明，赤筋碧晕，内外障瘀肉。风热赤眼。

【忌宜】忌酒、面。

编号：067

方名：还睛散（一）

方剂组成与剂量

药名	用量	药名	用量	药名	用量
人参	60 g	茯苓	60 g	车前子	60 g
黑参	60 g	防风	60 g	茺蔚子	60 g
知母	60 g	黄芩	45 g		

【出处】《秘传眼科龙木论》卷一。

【制法与用法】上为末。每服 3 g，以水一盏，煎至六分，去滓温服。此状宜令针治诸穴脉，然后宜服本方。

【功用与主治】枣花翳内障，初患之时，微有头眩眼涩，渐渐昏暗，时时痒痛，脑热有花，黄黑不定。

编号：068

方名：还睛散（二）

方剂组成与剂量

药名	用量	药名	用量	药名	用量
防风	30 g	车前子	30 g	黑参	30 g
石决明	30 g	五味子	30 g	细辛	30 g
知母	15 g				

【出处】《秘传眼科龙木论》卷五。

【制法与用法】上为末。每服 3 g，食后米汤调下。切宜镰洗出瘀血，火针针阳白、太阳二穴，后服本方。

【功用与主治】眼痒极难忍外障，处患之时，忽然痒极难忍，此乃肝脏有风，胆家壅热冲上所使。

编号：069

方名：沙参散

方剂组成与剂量

药名	用量	药名	用量	药名	用量
沙参	30 g	防风	30 g	甘草	15 g
甘菊花	30 g	赤芍药	30 g	地骨皮	30 g
枳壳	30 g	黄芪	45 g		

【出处】《太平圣惠方》卷三十。

【制法与用法】上为散。每服 12 g，以水一中盏，煎至六分，去滓温服，不拘时候。

【功用与主治】风气攻睑眦，致眼痒急，似赤不赤。

编号：070

方名：**坠膈丸**

方剂组成与剂量

药名	用量	药名	用量	药名	用量
五味子	30 g	干山药	30 g	知母	30 g
泽泻	30 g	车前子	30 g	石决明	30 g
防风	45 g				

【出处】《秘传眼科龙木论》卷五。

【制法与用法】上为末，炼蜜为丸，如梧桐子大。每服 10 丸，空腹茶送下。

【功用与主治】风赤疮痍外障。眼初患之时，或即痒痛，作时发歇不定，或出多泪，遂合睑肉疮出，四眦如朱砂色相似，然后渐生膜翳，障闭瞳人。

编号：071

方名：**祛风散**

方剂组成与剂量

药名	用量	药名	用量	药名	用量
防风	15 g	龙胆草	15 g	铜青	10 g
五倍子	6 g	淡竹叶	一握		

【出处】《世医得效方》卷十六。

【制法与用法】上为末，每服 1.5 g，热汤一合泡，停冷澄清，洗眼。

【功用与主治】烂眩风赤浮翳，努肉攀睛，涩痒眵泪。

编号：072

方名：**青金丹**

方剂组成与剂量

药名	用量	药名	用量	药名	用量
真铜青	30 g	蕤仁	30 g	生犀角	30 g
真珠母	30 g	生龙脑	1.5 g	海螵蛸	1.5 g
白丁香	1.5 g				

【出处】《王氏博济方》卷三。

【制法与用法】以上药各为末，将铜青与蕤仁同杀研如糊，次入下三味，后又杀研令匀细，用细香墨浓研汁，于净器中相度和熟为度，丸如绿豆大。每丸用儿孩子乳汁化点之。未用者，常以生脑子养在瓷器中存贮。

【功用与主治】丈夫、女人一切风毒上攻，眼目赤肿昏涩，时发痒疼；或缘眶赤烂，冷泪频多；及气毒上攻，外障翳膜，赤筋瘀肉；小可暴赤眼肿痛。

编号：073

方名：谷精草散

方剂组成与剂量

药名	用量	药名	用量
谷精草	30 g	苍术	0.3 g
蛇蜕皮灰	0.3 g	铅粉	3 g

【出处】《太平圣惠方》卷八十七。

【制法与用法】上为细散,每服3 g,用羊子肝一具,以竹刀劈开,掺药在内,用钱缠定,米泔煮熟。趁热先熏过眼,次服其汁,后食其肝。

【功用与主治】小儿眼疳,赤痒者。

编号：074

方名：祛风一字散

方剂组成与剂量

药名	用量	药名	用量	药名	用量
川乌	15 g	羌活	0.3 g	防风	0.3 g
川芎	10 g	荆芥	10 g		

【出处】《世医得效方》卷十八。

【制法与用法】上为末。每服6 g,食后薄荷汤调下。

【功用与主治】清净腑先受风热,眼痒极甚,瞳子连眦皆痒,不能收睑。或者眼痛痒,翳膜。

编号：075

方名：表里双解汤

方剂组成与剂量

药名	用量	药名	用量	药名	用量
薄荷	6 g	荆芥	3 g	桑皮	9 g
银花	18 g	酒黄芩	12 g	石膏	12 g
酒大黄	6 g	赤芍	9 g	牡丹皮	6 g

【出处】《张皆春眼科证治》。

【制法与用法】水煎服。

【功用与主治】内清外解。风热并重,白睛红赤肿胀,高出风轮,胞肿如桃,痛痒间作者。

编号：076

方名：青金散（二）

方剂组成与剂量

药名	用量	药名	用量
铜青	等份	滑石	等份
蚌粉	等份	轻粉	少许

【出处】《普济方》卷七十三。

【制法与用法】上为末。桑叶煎，少许青盐，泡洗。

【功用与主治】烂眩风眼，赤肿热痒。

【加减】去胬肉翳膜，少加真白矾。

编号：077

方名：青铜散

方剂组成与剂量

药名	用量
大铜钱	一百文

【出处】《医心方》卷二十五引《产经》。

【制法与用法】以好酒三升煎钱，令干爆，刮取屑，下筛。稍以纳眼眦。

【功用与主治】小儿伤风，眦间赤烂痒，经年不愈。

编号：078

方名：拨云散（一）

方剂组成与剂量

药名	用量	药名	用量
羌活	500 g	防风	500 g
柴胡	500 g	甘草	500 g

【出处】《太平惠民和剂局方》卷七。

【制法与用法】上为细末。每服 6 g，水一盏半，煎至七分，食后、临睡时薄荷汤调下；菊花苗汤下亦得。

【功用与主治】风毒上攻，眼目昏暗，翳膜遮障，怕日羞明，多生热泪，隐涩难开，眶痒赤痛，睑眦红烂，瘀肉侵睛；并治一切风毒眼疾。

【忌宜】忌腌藏、虾酱、湿面、炙煿，发风毒物。

编号：079

方名：取虫膏

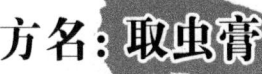

方剂组成与剂量

药名	用量
覆盆子叶	若干

【出处】《眼科阐微》卷三。

【制法与用法】上为末。水调成膏,摊纱绢上,贴眼。片时其虫即出。

【功用与主治】烂眼有虫,其痒不可当。

编号：080

方名：拨云散（二）

方剂组成与剂量

药名	用量	药名	用量
炉甘石	500 g	冰片	30 g
麝香	0.6 g	熊胆	6 g

【出处】《全国中药成药处方集》。

【制法与用法】上为极细末,1 g重装瓶。用玻璃棍蘸药,点眼角内。

【功用与主治】明目退翳。暴发火眼,气蒙昏花,红肿痛痒,流泪怕光,外障云翳,眼边红烂。

编号：081

方名：明水膏

方剂组成与剂量

药名	用量	药名	用量	药名	用量
乌头	15 g	青盐	15 g	白矾	15 g
附子	一枚	乳香	0.15 g	铜青	0.3 g
硇砂	0.3 g	黄连	45 g		

【出处】《圣济总录》卷一〇七。

【制法与用法】上锉,如麻豆大。用井花水五盏,入瓷石锅子内,以慢火熬至七分,绵滤去滓,入研了龙脑1.5 g,临卧点之。

【功用与主治】风毒眼,痒痛赤涩,生瘀肉。

编号：082

方名：拨云散（三）

方剂组成与剂量

药名	用量	药名	用量	药名	用量
当归尾	10 g	防风	10 g	胆草	10 g
黄连	10 g	连翘	10 g	黄芩	10 g
黄柏	10 g	硼粉	10 g	石决	10 g
蒙花	10 g	车前	10 g	赤芍	10 g
花粉	10 g	谷精	10 g	柴胡	10 g
玄参	10 g	川大黄	10 g	菊花	10 g
山栀	10 g	木通	10 g	蝉蜕	10 g
荆芥	10 g	木贼	10 g	蒺藜	10 g
生地	10 g	羌活	10 g	川芎	10 g
甘草	10 g	薄荷	10 g	草决明	10 g
炉甘石	1 560 g				

【出处】《全国中药成药处方集》。

【制法与用法】将前药熬水煅甘石，研面，用水飞过，再研极细面，按每 30 g 兑梅片 1.2 g 即成，装眼药瓶内严封。用银簪蘸冷水点药，上于眼内或眼角。

【功用与主治】除翳清蒙，收瞳明目，解痒止痛。云蒙翳睛，暴发火眼，烂眼边，瞳目散大，迎风流泪。

编号：083

方名：明眼金波膏

方剂组成与剂量

药名	用量	药名	用量
宣连	120 g	蕤仁	15 g
杏仁	四十九粒	金州柏	90 g

【出处】《王氏博济方》卷三。

【制法与用法】上先将杏仁去尖双仁，以蕤仁于口内退皮，同杏仁研如粉，入前药汁内同熬，及一大盏，更滤过，入好蜜及药九分，入麝香 3 g、白矾 2 g（飞过）、硇砂 2 g、空青 10 g（如无，只以生青代之，略捶碎）、龙脑 6 g（以绢袋子盛），在药内又熬及一半许，于冷水内滴，直候药在水上不散即成，用小瓶子一个，封闭令密，于饭甑上蒸三度，逐度于井内拔过，及冷为妙，瓷银器内收贮。点之如常法。

【功用与主治】瘀肉，洗翳膜。睑眦赤烂，迎风泪出，或痒或痛。

编号：084

方名：明上膏

方剂组成与剂量

药名	用量	药名	用量	药名	用量
白沙蜜	500 g	黄丹	120 g	硇砂	6 g
脑子	6 g	乳香	6 g	青盐	6 g
轻粉	6 g	硼砂	6 g	麝香	1.5 g
金星石	30 g	银星石	30 g	井泉石	30 g
云母	30 g	黄连	15 g	乌贼	15 g
鱼骨	15 g				

【出处】《杨氏家藏方》卷十一。

【制法与用法】上药于净室中用银石器慢火先炒黄丹令紫色；次下蜜，候熬得沫散，其色皆紫；次入腊雪水 600 ml，再熬 20 余沸，将其余药碾成末，一处同熬，用箸滴，在指甲上，成珠不散为度。以厚皮纸三张铺在筲箕内，倾药在纸上，滤过，用瓶子盛放，在新水内浸三昼夜，浸去火毒，其水日一易之。看病眼轻重，临晚用箸蘸药点大眦头，眼涩时为度。若治内障眼，用生面水和成条，捏成圈子，临睡置眼上，倾药在内。如此用之，一月见效。

【功用与主治】远年日近不睹光明，内外障眼，攀睛瘀肉，翳膜侵睛，时发痒疼。

编号：085

方名：珍珠拨云散

方剂组成与剂量

药名	用量	药名	用量	药名	用量
飞甘石	60 g	朱砂	6 g	珍珠	1 g
麝香	1 g	荸荠粉	24 g	琥珀	1.5 g
熊胆	1.5 g	云黄连	1.5 g	正梅片	3.6 g
末砂	1 g				

【出处】《全国中药成药处方集》。

【制法与用法】上为极细末，装小玻璃瓶内，严密封固，勿使药性挥发。用消毒牙签尖端蘸凉开水一滴，再蘸药末少许，点入大小眼角。每日约点二或三次。点药后闭目休养。

【功用与主治】风热上壅，结膜发炎，目红肿痛，热泪羞明，翳障遮睛，睑痒赤烂。

编号：086

方名：明睛散

方剂组成与剂量

药名	用量	药名	用量
赤芍药	150 g	当归	150 g
黄连	150 g	滑石	150 g

【出处】《太平惠民和剂局方》卷七（吴直阁增诸家各方）。

【制法与用法】上为细末，入研滑石拌匀。每用 1.5 g，沸汤点，澄清去滓，热洗。

【功用与主治】退翳膜。外障。风毒上攻，眼疼赤肿，或睑眦痒烂，时多热泪昏涩。

【忌宜】忌一切腌藏、鱼鲊、酒、面等毒物。

编号：087

方名：明目蒺藜丸

方剂组成与剂量

药名	用量	药名	用量
白蒺藜	500 g	鸡子清	十枚

【出处】《饲鹤亭集方》。

【制法与用法】谷精草煎汤泛丸。每服 10 g，开水送下。

【功用与主治】内外翳障，视物昏花，迎风流泪，怕日羞月，眼边赤烂，不时举发，天行时眼，久患风疾，或痒或痛。

编号：088

方名：明目熊胆膏

方剂组成与剂量

药名	用量	药名	用量	药名	用量
黄连	120 g	苦参	60 g	菊花	60 g
归尾	15 g	红花	30 g	荷叶	30 g
熊胆	4.5 g	冰片	30 g	白蜂蜜	45 g

【出处】《全国中药成药处方集》。

【制法与用法】熬膏，熊胆、冰片另兑。竹箸或骨簪蘸凉水和药少许，点眼角。

【功用与主治】新久眼疾，云蒙障翳，迎风流泪，红肿痛痒，眼睑肿痛，眼边溃烂。

【忌宜】忌刺激性食物。

编号：089

方名：乳汁煎

方剂组成与剂量

药名	用量	药名	用量	药名	用量
黄连	0.5 g	蕤仁	0.3 g	干姜	0.6 g

【出处】《外台秘要》卷二十一。

【制法与用法】上为散，以乳汁一升渍药一宿，明旦于微火上煎得三合，绵绞去滓。取如米，纳眦中。

【功用与主治】目中风寒泪出，眦赤痒。

编号：090

方名：乳香散

方剂组成与剂量

药名	用量	药名	用量	药名	用量
乳香	6 g	铜绿	30 g	马牙硝	30 g
龙脑	1.5 g	轻粉	1.5 g		

【出处】《圣济总录》卷一〇九。

【制法与用法】上为末。每用 1 g，新汲并水调洗之。

【功用与主治】一切眼疾，昏涩热泪，赤脉胬肉，遮蔽光明，及风痛痒不止。

编号：091

方名：金丝膏（一）

方剂组成与剂量

药名	用量	药名	用量	药名	用量
川黄连	15 g	宣连	15 g	青盐	6 g
黄丹	6 g	乳香	6 g	黄柏皮	15 g
大枣	24 个	白丁香	20 个	蜜	120 g
灯芯	300 茎				

【出处】《普济方》卷八十六引《卫生家宝方》。

【制法与用法】上除蜜外，并捣碎，汤浴洗净，不须铁器，用井花水 200 ml，砂石器中熬，切勿令火紧，候至十数沸，用生绢袋滤过放冷，至五七分，再熬令成膏。每日以绵缠箸头，点眦上。

【功用与主治】一切年深日近，风毒眼目，内外翳障攀睛，瘀血贯瞳入，或痒或疼。

编号：092

方名：金丝膏（二）

方剂组成与剂量

药名	用量	药名	用量	药名	用量
龙脑	2 g	牛黄	2 g	硼砂	2 g
青盐	1 g	麝香	1 g		

【出处】《鸡峰普济方》卷二十一。

【制法与用法】上为细末，用乳汁并乳香少许，砂糖少许，三味先研匀细，次入余药，调和，当以金银竹柱点。

【功用与主治】眼目热痒。

编号：093

方名：炉甘石点眼药

方剂组成与剂量

药名	用量	药名	用量	药名	用量
炉甘石	120 g	黄连末	6 g	硼砂	3 g
青盐	1.5 g	乳香	1.5 g	黄丹	10 g
轻粉	少许	硇砂	少许	麝香	少许

【出处】《鸡峰普济方》卷二十一。

【制法与用法】上为细末。柱子点之。

【功用与主治】大小眦破痒痛。

编号：094

方名：泻肝散（一）

方剂组成与剂量

药名	用量	药名	用量
郁李仁	0.3 g	荆芥	0.3 g
甘草	15 g	大黄	15 g

【出处】《世医得效方》卷十六。

【制法与用法】上锉散。每服 10 g，水一盏半煎，食后温服。

【功用与主治】乌风，眼虽痒痛，而头不眩，但渐渐昏暗，如物遮定，全无翳障，或时生花，此肝有实热。

编号：095

方名：泻肝散（二）

方剂组成与剂量

药名	用量	药名	用量	药名	用量
生地黄	适量	当归	适量	赤芍	适量
川芎	适量	连翘	适量	栀子	适量
龙胆草	适量	大黄	适量	羌活	适量
甘草	适量	防风	适量		

【出处】《医宗金鉴》卷五十二。

【制法与用法】引用灯芯，水煎服。

【功用与主治】疳热上攻，眼疳成痒湿赤烂，胞肿疼，白睛生翳，渐遮满，流泪羞明，目不睁。

编号：096

方名：定心丸

方剂组成与剂量

药名	用量	药名	用量	药名	用量
石菖蒲	15 g	甘菊	15 g	枸杞子	15 g
辰砂	6 g	远志	0.3 g	麦门冬	30 g

【出处】《世医得效方》卷十六。

【制法与用法】上为末，炼蜜为丸，如梧桐子大。每服三十丸，食后熟水送下。

【主治】胬肉攀睛，或先赤烂多年，肝经为风热所冲而成，或痒或痛，或起筋膜，心气不宁，忧思不已。

编号：097

方名：珍珠散

方剂组成与剂量

药名	用量	药名	用量
炉甘石	500 g	黄连	500 g

【出处】《济阳纲目》卷一〇一。

【制法与用法】上将黄连煎汤，以火煅炉甘石通红，入黄连汤内淬之，如此七次，去黄连不用，将炉甘石研令极细，用水飞过，澄取沙脚，阴干再入乳钵内复研过，每炉甘石末30 g，入片脑3 g，研匀。每用少许，先以井花水洗眼净，用金银簪点入眼大小眦头，若多年风烂眼，只入麝香少许，点之。

【功用与主治】暴赤热眼，肿胀痒痛，羞涩。

编号：098

方名：珊瑚散

方剂组成与剂量

药名	用量	药名	用量	药名	用量
珊瑚	1 g	龙脑	1.5 g	朱砂	0.3 g

【出处】《太平圣惠方》卷三十三。

【制法与用法】上先研珊瑚、朱砂如粉，次入龙脑，更研令匀。每以铜箸取一米许点之，每日三四次。

【主治】眼赤痛，后生肤翳，远视不明，痒涩。

编号：099

方名：春雪膏（一）

方剂组成与剂量

药名	用量	药名	用量
龙脑	7.5 g	蕤仁	60 g

【出处】《太平惠民和剂局方》类七（淳佑新添方）。

【制法与用法】用生蜜 18 g，将蕤仁、脑子同和。每用铜箸和金银钗股，大小眦时复少许点之。治连眶赤烂，以油纸涂药贴。

【功用与主治】肝经不足，内受风热，上攻眼目，昏暗痒痛，隐涩难开，昏眩赤肿，怕日羞明，不能远视，迎风流泪，多见黑花。

编号：100

方名：枳实汤

方剂组成与剂量

药名	用量	药名	用量	药名	用量
半夏	150 g	前胡	120 g	枳实	60 g
细辛	30 g	乌梅	七个		

【出处】《普济方》卷七十三。

【制法与用法】上锉，如麻豆大。每服 15 g，用水二盏，加生姜二片，煎取一盏，去滓，食后温服，一日两次。

【功用与主治】目暴肿痛痒者。

编号：101

方名：春雪膏（二）

方剂组成与剂量

药名	用量	药名	用量	药名	用量
蕤仁	120 g	冰片	3 g	炉甘石	30 g

【出处】《集验良方》卷四。

【制法与用法】先将蕤仁研细，再入冰片研之，又入炉甘石，再研半日，收贮点眼。

【功用与主治】眼目红赤羞明，沙涩痒痛。

编号：102

方名：荆芥散（四）

方剂组成与剂量

药名	用量	药名	用量
荆芥穗	45 g	当归	45 g
赤芍药	45 g	黄连	30 g

【出处】《圣济总录》卷十〇七。

【制法与用法】上为散。每服 4 g，水一盏半，煎至一盏，滤去滓，热洗泪出为度。

【功用与主治】肝气壅滞，热毒不得宣通，目急痒痛。

编号：103

方名：荆芥散（五）

方剂组成与剂量

药名	用量	药名	用量	药名	用量
荆芥	等份	蔓荆子	等份	白菊	等份
香附	等份	苍术	等份	草决明	等份
甘草	等份				

【出处】《异授眼科》。

【制法与用法】上为细末。每服 3g，黑豆汤送下。另点虎液膏。

【功用与主治】肝经风邪，致目遇风作痒。

编号：104

方名：点眼杏仁膏

方剂组成与剂量

药名	用量	药名	用量
杏仁（去皮尖）	0.3 g	腻粉	1.5 g

【出处】《太平圣惠方》卷三十二。

【制法与用法】上合研如膏。每取少许点浮膜。不过四五度愈。

【功用与主治】风赤眼睑肉痒痛。

编号：105

方名：点眼黄连膏

方剂组成与剂量

药名	用量	药名	用量	药名	用量
黄连	30 g	黄柏	30 g	升麻	30 g
蕤仁	30 g	细辛	1 g	石胆末	1.5 g
龙脑（研细）	30 g	蜜	30 g		

【出处】《圣济总录》卷一〇九。

【制法与用法】上除龙脑、石胆外，为粗末，以水二升，煎至一升，滤去滓，两遍澄清，次下白蜜 30 g，煎令稀稠得所，后入石胆、龙脑搅匀，纳瓷盒中蜜封。每点如黍米大。

【功用与主治】风赤眼睑肉痒痛。

编号：106

方名：点眼雪花丸

方剂组成与剂量

药名	用量	药名	用量
杏仁	四十九粒	蕤仁	一百粒
青盐	五块	砂糖	弹子大

【出处】《圣济总录》卷一〇四。

【制法与用法】上为末，为丸如黍米大。每用一丸，入腻粉少许，生绢包，沸汤调，去滓，趁热洗，冷即止。

【功用与主治】风毒赤眼，昏涩痒痛，翳膜瘀肉。

编号：107

方名：点眼铜绿膏

方剂组成与剂量

药名	用量	药名	用量	药名	用量
铜绿	1.5 g	龙脑	1.5 g	麝香	1.5 g
乌贼鱼骨	0.3 g	马牙消	0.3 g	蕤仁	0.3 g
水银	30 g				

【出处】《太平圣惠方》卷三十二。

【制法与用法】上为细末。每用药 2 g，入人乳中，调和如膏。每以铜箸头取少许点之，每日三五次。

【功用与主治】风赤眼及痒痛。

编号：108

方名：点眼蕤仁膏

方剂组成与剂量

药名	用量	药名	用量
蕤仁	15 g	好酥	一粟子大

【出处】《圣济总录》一○五。

【制法与用法】将蕤仁与酥相和为末，摊碗内，后取艾一小团，烧令烟出，即将碗子覆烟上熏之，将艾烟尽即止，重为末。每以麻子大点两眦头，每日两次。

【功用与主治】眼赤痒痛。

编号：109

方名：香芎丸

方剂组成与剂量

药名	用量	药名	用量	药名	用量
川芎	30 g	苍术	30 g	枸杞子	30 g
荆芥穗	30 g	莎草根	15 g	细辛	15 g
蝉壳	15 g	菊花	15 g	决明子	15 g
旋复花	15 g	石膏	15 g	甘草	15 g

【出处】《圣济总录》卷一○四。

【制法与用法】上为末，炼蜜为丸，如弹子大。每服一丸，腊茶嚼下，不拘时候。

【功用与主治】风毒冲目，赤涩痒痛。

编号：110

方名：**复明丸**

方剂组成与剂量

药名	用量	药名	用量	药名	用量
炉甘石	15 g	铜绿	30 g	乳香	10 g
白土子	40 g	枯矾	10 g		

【出处】《普济方》卷七十三。

【制法与用法】上除乳香外，另为细末，生蜜为丸服。

【功用与主治】眼赤烂肿痒。

编号：111

方名：**香腊膏**

方剂组成与剂量

药名	用量	药名	用量
黄连	30 g	秦皮	30 g

【出处】《圣济总录》卷一〇四。

【制法与用法】上为粗末，用腊月腊日五更井花水一碗，浸前药三七日，绵滤银器内，用文武火煎尽水如膏，加生龙脑少许和匀，瓷合收。每用倒流水化少药，候匀点之。

【功用与主治】眼赤痒痛。

编号：112

方名：**保光清凉散**

方剂组成与剂量

药名	用量	药名	用量	药名	用量
炉甘石	75 g	珍珠	0.3 g	硼砂	135 g
青盐	4.5 g	玄明粉	6 g	朱砂	1.5 g
麝香	0.3 g	冰片	75 g	黄丹	3 g

【出处】《全国中药成药处方集》。

【制法与用法】上为细末。轻者每日两次，重者三次，点眼。

【功用与主治】眼赤痒痛。

编号：113

方名：胜金丸

方剂组成与剂量

药名	用量	药名	用量
铜绿	等份	白矾	等份

【出处】《圣济总录》卷一○五。

【制法与用法】上两味以炭火烧令烟尽为度,细研如粉,用砂糖为丸,如豌豆大,于南粉末内滚过。每用两丸,热汤半盏浸化洗眼,如冷更暖,洗三五次。

【功用与主治】风毒眼痒痛。

编号：114

方名：胜金散（二）

方剂组成与剂量

药名	用量	药名	用量	药名	用量
铜青	6 g	炉甘石	3 g	青盐	3 g
金脚蜈蚣	一条	全蝎（去毒）	七个	轻粉	1.5 g
麝香	少许				

【出处】《普济方》卷七十三引《德生堂方》。

【制法与用法】上为末。每用少许,温水调敷眼,一日三次。三日即愈。

【功用与主治】赤眼烂弦,痒痛流泪。

编号：115

方名：洗眼蚕茧

方剂组成与剂量

药名	用量	药名	用量	药名	用量
黄连	10 g	菊花	10 g	金银花	10 g
当归尾	10 g	防风	10 g	红花	6 g
荆芥穗	6 g	胆矾	6 g	蕤仁	6 g
蝉蜕	6 g	蜀椒	1.5 g	冰片	0.6 g

【出处】《天津市固有成方统一配本方》。

【制法与用法】冰片单包,将黄连等十一味共轧为粗末,将冰片置乳钵内研细,再与黄连等粗末陆续配研和匀过罗。分装:先用白纸包成鸡心形,再用丝绵包严,用绳扎紧。将药用新针刺数孔,以开水一杯浸药,趁热先熏,后用药棉蘸药水擦洗。洗眼器皿要保持清洁。

【功效与主治】眼赤痛痒。

编号：116

方名：洗眼竹叶汤

方剂组成与剂量

药名	用量	药名	用量	药名	用量
竹叶	100 片	秦皮	1 g	防风	1 g
甘菊花	1 g	蕤蕤	1 g	蕤仁	1 g
甘草（生用）	0.3 g				

【出处】《太平圣惠方》卷十六。

【制法与用法】上锉细。以水两大盏，煎取一盏，以绵滤去滓，避风处洗眼，一日三五次。

【功用与主治】时气目赤痛痒难忍。

编号：117

方名：洗眼防风汤

方剂组成与剂量

药名	用量	药名	用量	药名	用量
秦皮	60 g	黄连	60 g	细辛	60 g
黄柏	15 g	青盐	30 g		

【出处】《圣济总录》卷一一〇。

【制法与用法】上锉令匀。每用 30 g，以水三盏，煎取一盏半，绵滤去滓，趁热通手洗眼了，避风，一日三次，再暖洗之。

【功用与主治】眼睑肿硬痒痛。

编号：118

方名：洗眼柏皮汤

方剂组成与剂量

药名	用量	药名	用量	药名	用量
柏白皮	30 g	黄柏	30 g	蕤仁	30 g
黄连	1 g	苦竹叶	二握		

【出处】《太平圣惠方》卷三十二。

【制法与用法】上锉细。以水三升，煎取两升，去滓，稍热淋洗，冷即重暖用之。

【功用与主治】眼赤烂，痒痛不止。

编号：119

方名：洗眼秦皮汤（一）

方剂组成与剂量

药名	用量	药名	用量	药名	用量
秦皮	30 g	蕤仁	30 g	甘草	45 g
细辛	30 g	栀子仁	30 g	苦竹叶	二握
盐	0.3 g				

【出处】《太平圣惠方》卷三十二。

【制法与用法】上为散。以水三升,煎取一升,去滓,稍热洗目,不拘次数,冷即重暖用之。

【功用与主治】眼赤烂及眼痒急赤涩。

编号：120

方名：洗眼秦皮汤（二）

方剂组成与剂量

药名	用量	药名	用量	药名	用量
秦皮	30 g	桑根白皮	30 g	玄参	15 g
葳蕤	30 g	川大黄	15 g	竹叶	60 g
栀子仁	15 g	青盐	15 g		

【出处】《太平圣惠方》卷三十二。

【制法与用法】上粗锉。以水二大盏,煎至一盏半,入盐,滤去滓,微热淋洗,冷即再暖洗之。

【功用与主治】眼白睛肿起,赤碜痛痒。

编号：121

方名：活血解毒汤

方剂组成与剂量

药名	用量	药名	用量	药名	用量
葶苈子	15 g	黄芩	10 g	大黄	12 g
黄柏	10 g	灵脂	10 g	当归	12 g
地骨皮	10 g	赤芍	10 g	银花	16 g
石膏	24 g	防风	6 g	大贝	12 g
龙胆草	10 g	白芷	6 g	牛膝	10 g
甘草	3 g				

【出处】《眼科临证笔记》。

【制法与用法】水煎服。

【功用与主治】目赤痒痛。

编号：122

方名：济阴散

方剂组成与剂量

药名	用量	药名	用量	药名	用量
龙胆汤	3 g	天冬	3 g	大云	3 g
蒺藜	3 g	黄芩	3 g	黄柏	3 g
石决明	3 g	车前	3 g	木通	4.5 g
甘草	1 g				

【出处】《点点经》卷四。

【制法与用法】生石膏 10 g 为引,水煎服。

【功用与主治】眼目红肿,热泪不干,双珠肿痛,眼角作痒等症。

编号：123

方名：前胡丸

方剂组成与剂量

药名	用量	药名	用量	药名	用量
前胡	45 g	人参	45 g	马兜铃	45 g
赤茯苓	45 g	桔梗	30 g	细辛	30 g
柴胡	30 g	玄参	30 g		

【出处】《圣济总录》卷一〇七。

【制法与用法】上为细末,炼蜜为丸,如梧桐子大。每服 30 丸,米汤送下。

【功用与主治】眼痒难忍。

编号：124

方名：养血除风汤

方剂组成与剂量

药名	用量	药名	用量	药名	用量
当归	9 g	人参酒白芍	6 g	天花粉	6 g
荆芥	1.5 g	甘草	3 g		

【出处】《张皆春眼科证治》。

【制法与用法】水煎服。

【功用与主治】眼痒。

编号：125

方名：姜液膏

方剂组成与剂量

药名	用量
生姜母	一块

【出处】《仁斋直指方论》卷二十。

【制法与用法】用银簪插入即拔出，点眼头尾。

【功用与主治】眼风痒，冷泪，烂眩有虫。

编号：126

方名：祛风明目散

方剂组成与剂量

药名	用量	药名	用量	药名	用量
防风	适量	荆芥	适量	川芎	适量
薄荷	适量	生地	适量	红花	适量
连翘	适量	白芍	适量	菊花	适量
蒙花	适量	谷精	适量	覆盆	适量
蔓荆	适量	川椒	适量		

【出处】《种痘新书》卷九。

【制法与用法】加生姜为引，水煎，发时连服数剂，可以除根。

【功用与主治】痘后风眼，弦红作痒，下泪者。

编号：127

方名：神效祛风散

方剂组成与剂量

药名	用量	药名	用量
五倍子	30 g	蔓荆子	45 g

【出处】《证类本草》卷十三引《王氏博济方》。

【制法与用法】上为末。每服 6 g，水二盏，铜石器内煎及一盏，澄滓，热淋洗，留滓二服，又依前煎淋洗。

【功用与主治】眼肿痒涩。

编号：128

方名：**退翳丸**

方剂组成与剂量

药名	用量	药名	用量	药名	用量
白芷	30 g	细辛	30 g	五味子	30 g
枳壳	30 g	牡蛎	60 g	茺蔚子	60 g

【出处】《秘传眼科龙木论》卷三。

【制法与用法】上为末，炼蜜为丸，如梧桐子大。每服 10 丸，空腹米饮汤下。

【功用与主治】混睛外障。因毒风在肝，积血睑眦之间，初患之时，先疼后痒，碜涩泪出，怕日羞。

编号：129

方名：**除风散**

方剂组成与剂量

药名	用量	药名	用量
白矾	10 g	川椒	3 g
艾叶	6 g	青盐	3 g

【出处】《眼科临证笔记》。

【制法与用法】水煎，熏洗。

【功用与主治】炎性睑肿，眼睑暴发赤痒，肿胀如杯。

编号：130

方名：**除风导赤散**

方剂组成与剂量

药名	用量	药名	用量	药名	用量
茅根	9 g	木通	1.5 g	地肤子	3 g
荆芥	1.5 g	甘草	3 g		

【出处】《张皆春眼科证治》。

【制法与用法】水煎服。

【功用与主治】眼睑痒痛。

编号：131

方名：除风解毒汤

方剂组成与剂量

药名	用量	药名	用量	药名	用量
二花	30 g	公英	24 g	生地	30 g
归尾	12 g	赤芍	10 g	防风	10 g
石膏	24 g	连翘	12 g	牛蒡子	10 g
薄荷	10 g	菊花	12 g	黄芩	10 g
甘草	3 g				

【出处】《眼科临证笔记》。

【制法与用法】水煎服。外涂三白散。

【功用与主治】风赤疮痍瘙痒。

编号：132

方名：除湿清火汤

方剂组成与剂量

药名	用量	药名	用量	药名	用量
当归	18 g	赤芍	10 g	黄芩	10 g
栀子	10 g	苍术（炒）	10 g	茵陈	10 g
夏枯草	10 g	胡黄连	10 g	地肤子	10 g
连翘	10 g	甘草	3 g		

【出处】《眼科临证笔记》。

【制法与用法】田三七 1.5 g 为末，上药煎水冲服。外用化腐生肌散。

【功用与主治】阴阳漏症（泪囊炎），肿胀赤痒，大眦清黄液常流。

编号：133

方名：绛雪散

方剂组成与剂量

药名	用量	药名	用量	药名	用量
红雪	15 g	生麦门冬	45 g	萎蕤	45 g
秦皮	45 g	赤茯苓	45 g	升麻	30 g
淡竹叶	五十片				

【出处】《圣济总录》卷一〇七。

【制法与用法】上除红雪外，捣罗为散，每服 6 g，水二盏，煎至一盏，抄红雪 1 g 调匀，食后温服。

【功用与主治】目赤痒。

编号：134

方名：秦皮散

方剂组成与剂量

药名	用量	药名	用量	药名	用量
秦皮	300 g	滑石	300 g	黄连	300 g

【出处】《太平惠民和剂局方》卷七。

【制法与用法】上为细末。每用1.5 g，沸汤泡，去滓，温热频洗。

【功用与主治】大人、小儿风毒赤眼肿痛痒涩。

编号：135

方名：透睛膏

方剂组成与剂量

药名	用量	药名	用量	药名	用量
南硼砂	10 g	川朴硝	10 g	轻粉	4.5 g
青盐	3 g	硇砂	1.5 g	龙脑	2 g
麝香	2 g				

【出处】《永乐大典》卷一一一四一二。

【制法与用法】上为细末，入生姜汁或白沙蜜和膏，每点少许。不过三点自明矣。

【功用与主治】消瘀肉，解肿痒，收冷泪。眼内翳膜昏赤，睛痛隐涩。

编号：136

方名：健民薄荷油

方剂组成与剂量

药名	用量	药名	用量	药名	用量
薄荷油	30 g	樟脑	60 g	香油	90 g
薄荷冰	15 g	黄蜡	18 g		

【出处】《全国中药成药处方集》。

【制法与用法】先将油蜡化开，再加上药即成。以上均抹患处；眼疾，抹眼外皮。

【功用与主治】眼痒眼疼。

【忌宜】眼内忌用。

编号：137

方名：凉肝散

方剂组成与剂量

药名	用量	药名	用量	药名	用量
川大黄	15 g	桔梗	15 g	黄芩	30 g
羚羊角	30 g	黑参	30 g	人参	30 g
茯苓	30 g				

【出处】《眼科龙木论》卷三。

【制法与用法】上为末。每服 3 g，以水一盏，煎至五分，先镰洗钩割，食后去滓温服。

【功用与主治】毒风在肝脏，积血睑眦之间，而致混睛外障疼痒。

编号：138

方名：消风散（八）

方剂组成与剂量

药名	用量	药名	用量	药名	用量
蛇床子	10 g	苦参	6 g	枯矾	3 g
艾叶	七个	川椒	1.5 g	荆芥	3 g半
薄荷	3 g				

【出处】《眼科临症笔记》。

【制法与用法】水煎洗。

【功用与主治】目痒如虫行症。

编号：139

方名：消疳退云饮

方剂组成与剂量

药名	用量	药名	用量	药名	用量
陈皮	等份	厚朴	等份	苍术	等份
莱菔子	少许	柴胡	等份	甘草	少许
枳壳	等份	草决明	等份	桔梗	等份
青皮	等份	黄连	等份	密蒙花	等份
栀子	等份	黄芩	等份	神曲	等份
家菊花	等份				

【出处】《审视瑶函》卷四。

【制法与用法】上锉一剂。姜皮、灯芯为引，水二盅煎服，滓再煎服。

【功用与主治】疳眼，目涩痒。

编号：140

方名：消痞五疳丸

方剂组成与剂量

药名	用量	药名	用量	药名	用量
胡连	15 g	木香	10 g	麝香	1.8 g
芦荟	10 g	赤茯苓	12 g	蝉蜕	24 g
使君肉	15 g	泽泻	12 g	蛤粉	10 g
胆草	10 g	粉甘草	10 g	金灯	15 个
水獭肝	30 g	羊肝	30 g	防风	10 g

【出处】《全国中药成药处方集》。

【制法与用法】除麝香另研,獭肝、羊肝焙干外,余者共为细末,水泛小丸, 0.1 g 重。三岁以下每服 3 丸,三岁以上每服五丸。

【功用与主治】消痞除积,眼睑烂痒。

【忌宜】忌食生冷、硬物。

编号：141

方名：涤风散

方剂组成与剂量

药名	用量	药名	用量	药名	用量
黄连	15 g	蔓荆子	15 g	五倍子	10 g

【出处】《仁斋直指方论》卷二十。

【制法与用法】上为细末。分三次,用新水煎,滤清汁,以手沃洗。

【功用与主治】风毒攻眼,赤肿痒疼。

编号：142

方名：益气除风汤

方剂组成与剂量

药名	用量	药名	用量	药名	用量
黄芪	12 g	白术	9 g	当归	9 g
白芍	9 g	防风	6 g	僵蚕	6 g

【出处】《张皆春眼科证治》。

【制法与用法】水煎服。

【功用与主治】补中益气,养血除风。气虚受风之上胞下垂。起病较急,忽然上胞下垂,痒如虫行,头痛,目眩。

编号：143

方名：通关散

方剂组成与剂量

药名	用量	药名	用量	药名	用量
山茵陈叶	60 g	薄荷叶	60 g	藁本	60 g
木贼	60 g	当归	60 g	川乌头	60 g
蝉蜕	60 g	川芎	90 g	甘草	90 g
香白芷	90 g	羌活	90 g	荜茇	90 g
石膏	45 g	麻黄	30 g	荆芥穗	150 g
防风	150 g				

【出处】《杨氏家藏方》卷二。

【制法与用法】上为细末。每服 3 g，食后腊茶调下。

【功用与主治】治赤目肿痒，昏涩羞明。

编号：144

方名：通明散

方剂组成与剂量

药名	用量	药名	用量	药名	用量
人参	30 g	防风	30 g	黄芩	30 g
细辛	45 g	茯苓	15 g	茺蔚子	60 g

【出处】《秘传眼科龙木论》卷一。

【制法与用法】上为末。水一盏，散 3 g，煎至五分，夜食后去滓温服。

【功用与主治】眼生翳膜赤脉，胬肉涩痒，疼痛有泪。

编号：145

方名：通神膏

方剂组成与剂量

药名	用量	药名	用量	药名	用量
白沙蜜	120 g	青盐	2 g	麝香	2 g
乳香	1 g	硇砂	1 g	当归	1.5 g
黄连	3 g	白矾	1 g		

【出处】《王氏博济方》卷三。

【制法与用法】上于乳钵内轻研破，于青竹筒内煮半日，绵滤去滓，瓷瓶收贮。点眼。每点药时，瞑目少时，以温汤洗，翳膜等并退。

【功用与主治】眼生翳膜，赤脉，胬肉涩痒。

编号：146

方名：菊花汤

方剂组成与剂量

药名	用量	药名	用量	药名	用量
甘菊花	15 g	地骨皮	15 g	升麻	15 g
防风	15 g	黄连	15 g	赤茯苓	15 g
葳蕤	30 g	柴胡	30 g	木通	30 g

【出处】《圣济总录》卷一〇七。

【制法与用法】上为粗散,每服 10 g,水二盏半,加竹叶七片,煎至一盏,去滓,入芒硝末 2 g,食后、临卧温服。如腹脏易利,即少用芒硝。

【功用与主治】肝风邪热冲眼,色赤痛痒不定。

编号：147

方名：菊花煎

方剂组成与剂量

药名	用量	药名	用量	药名	用量
菊花	适量	菖蒲	适量	白矾	适量

【出处】《眼科阐微》卷二。

【制法与用法】上药煎汤,浸真青绢搽之。

【功用与主治】目中有翳,目痒。

编号：148

方名：菩萨膏

方剂组成与剂量

药名	用量	药名	用量	药名	用量
菩萨石	10 g	金精石	10 g	银精石	10 g
炉甘石	10 g	寒水石	10 g	紫英石	10 g
井泉石	10 g	云母石	10 g	滑石	10 g
代赭石	10 g	乳香	6 g	青盐	6 g
硇砂	6 g	龙脑	1.5 g	轻粉	1.5 g
黄丹	30 g	蜜	360 g		

【出处】《永乐大典》卷一一四一三引《经验普济加减方》。

【制法与用法】上六药为细末,用黄连 30 g 碎末,水一大碗,熬至一半,去滓,入黄丹熬,入蜜再熬,次入诸药,再熬至稠。每日点三五次。

【功用与主治】久患及新患病翳膜,昏涩痛痒。

编号：149

方名：菩萨散

方剂组成与剂量

药名	用量	药名	用量	药名	用量
白蒺藜	60 g	防风	60 g	苍术	60 g
荆芥穗	30 g	甘草	30 g		

【出处】《太平惠民和剂局方》卷七。

【制法与用法】上为末，每服 3 g，入盐少许，沸汤或酒调下，不拘时候。

【功用与主治】男子、妇人风气攻注，两目昏暗，眵泪羞明，睑皆肿痒，或时赤痛，耳鸣头眩。

编号：150

方名：黄玉膏

方剂组成与剂量

药名	用量	药名	用量	药名	用量
黄连	30 g	蜂蜜	60 g	青羊胆	3 个
熊胆	1.5 g	冰片	1.2 g	麝香	0.6 g

【出处】《医学探骊集》卷六。

【制法与用法】上药共合一处，调匀，用瓶盛之，备用点之。

【功用与主治】暴发火眼，轻则作痒，重则赤痛，再重则肿痛。

编号：151

方名：黄连散（三）

方剂组成与剂量

药名	用量	药名	用量	药名	用量
黄连	30 g	龙脑	1.5 g	杏仁	27 枚
蚌粉	30 g	蜜	30 g	不食井花水	一大盏

【出处】方出《太平圣惠方》卷三十二。

【制法与用法】上浸三七日，每日搅一遍，日足点之。

【功用与主治】赤眼久患不愈，赤烂，时痒肿痛，视物不得。

编号：152

方名：黄连散（四）

方剂组成与剂量

药名	用量
黄连	15 g

【出处】《普济方》卷七十七。

【制法与用法】以人乳汁浸，点目眦中。

【功用与主治】目中痒急赤痛，及目中百病。

编号：153

方名：黄连煎

方剂组成与剂量

药名	用量	药名	用量	药名	用量
黄连	15 g	丁香	0.3 g	黄柏	15 g
蕤仁	15 g	古钱	7 枚		

【出处】《太平圣惠方》卷三十二。

【制法与用法】以水一大盏，煎取半盏，去滓，更以绵滤，重熬成煎，每日三五度点之。

【功用与主治】眼风痒赤急。

编号：154

方名：琥珀煎

方剂组成与剂量

药名	用量	药名	用量	药名	用量
乳香末	6 g	蕤仁	15 g	滑石	60 g
铅丹	60 g	木鳖子	十枚	黄连末	60 g
秦皮	30 g	柳枝	十枝	槐枝	十枝
白蜜	120 g	黄芩	120 g		

【出处】《圣济总录》卷一〇四。

【制法与用法】上将槐枝、柳枝、秦皮，黄芩、滑石等为粗末，以水三碗，同煎至二碗，去滓，其余乳香、蕤仁、铅丹、木鳖子四味与蜜同熬，如琥珀色，共前项药汁并黄连，同煎至一碗半，用熟绢滤去滓，入瓷器内密封，系垂在瓶底一夜，出火毒。每用铜箸点，以目涩为度。

【功用与主治】风毒冲目，肿赤痒痛。

编号：155

方名：黄连膏（五）

方剂组成与剂量

药名	用量	药名	用量	药名	用量
黄连	1 g	大铜钱	七枚	白矾	0.3 g

【出处】《圣济总录》卷一八。

【制法与用法】以水并白蜜各 60 ml,用铜器盛,于饭上炊一次,绵滤去滓,贮瓷盒内,点眼。

【功用与主治】小儿眼烂眦痒痛泪出,不能视物,风伤则痛。

编号：156

方名：黄连人参膏

方剂组成与剂量

药名	用量	药名	用量
宣黄连	1.5 g 或 3 g	人参	1.5 g 或 3 g

【出处】《景岳全书》卷六十。

【制法与用法】上切碎。用水一小盅,同浸,饭锅蒸少顷,取出冷定,频点眼角;或于临用时研入冰片少许更妙。

【功用与主治】目赤痒痛。

编号：157

方名：清肝明目饮

方剂组成与剂量

药名	用量	药名	用量	药名	用量
龙胆草	适量	槐角	适量	黄芩	适量
连翘仁	适量	黑山栀	适量	木通	适量
生地	适量	玄参	适量	赤芍	适量
生甘草	适量	甘菊	适量	薄荷	适量

【出处】《顾松园医镜》卷十四。

【制法与用法】水煎服。

【功用与主治】目暴赤肿,多泪痛痒,羞明紧涩。

【加减】火甚,加黄连或胡黄连或黄柏;热甚便秘,加酒蒸大黄;赤肿痛甚者,宜用三棱针刺破眼眶肿处,挤出热血少许,外用人乳、黄连,入冰片少许点之。

编号：158

方名：硇砂煎

方剂组成与剂量

药名	用量	药名	用量	药名	用量
硇砂	0.15 g	石决明	0.3 g	盐绿	0.3 g
乌贼鱼骨	0.3 g	马牙硝	0.3 g	石蟹	0.3 g
龙脑	0.3 g	曾青	0.3 g	硝石	0.3 g

【出处】《圣济总录》卷一〇五。

【制法与用法】上药以腊月水两碗，浸二七日，每日搅一度，候日满，以绵滤去滓，用银石器盛。日点三两度。

【功用与主治】眼赤风泪，烂痒翳膜。

编号：159

方名：排风散（三）

方剂组成与剂量

药名	用量	药名	用量	药名	用量
天麻	90 g	桔梗	90 g	防风	90 g
乌蛇	60 g	五味子	60 g	细辛	60 g
芍药	60 g	干蝎	60 g		

【出处】《秘传眼科龙木论》卷三。

【制法与用法】上为末。空腹、食后米饮汤调下 3 g。先宜钩割、熨烙，后服本方。

【功用与主治】睑皮痒赤，口眼相牵而动。

编号：160

方名：黄芪散（二）

方剂组成与剂量

药名	用量	药名	用量	药名	用量
黄芪	30 g	川芎	30 g	防风	30 g
甘草	30 g	白蒺藜	30 g	甘菊花	1 g

【出处】《养老奉亲书》。

【制法与用法】上净洗晒干，勿更近火，捣为末。每服 6 g，早晨空腹、日午、临卧各服，干咽或米饮调下。

【功用与主治】老人春时，诸般眼疾发动，泪昏涩痛痒，兼口鼻生疮。

【宜忌】忌房事、发物、火上食。

编号：161

方名：雀目泻肝汤

方剂组成与剂量

药名	用量	药名	用量	药名	用量
芒硝	3 g	大黄	3 g	白芍药	3 g
桔梗	3 g	黄芩	6 g	防风	6 g

【出处】《医宗金鉴》卷七十七。

【制法与用法】上为粗末。以水二盏，煎至一盏，食前去滓温服。

【功用与主治】雀目内障。肝风邪火上冲于目，致成患时暮暗朝明，多痒多涩。

编号：162

方名：清火汤

方剂组成与剂量

药名	用量	药名	用量	药名	用量
连翘	适量	山栀	适量	当归尾	适量
赤芍	适量	石斛	适量		

【出处】《银海指南》卷三。

【制法与用法】水煎服。

【功用与主治】天行热毒，头疼目赤，痒痛异常，或泪如血水，舌红口渴，小便短赤。

编号：163

方名：清肺饮

方剂组成与剂量

药名	用量	药名	用量	药名	用量
桑皮	9 g	酒黄芩	12 g	天花粉	9 g
桔梗	6 g	石膏	12 g	赤芍	9 g
薄荷	6 g				

【出处】《张皆春眼科证治》。

【制法与用法】水煎服。

【功用与主治】肺经风热，暴发火眼。热重于风，痒轻痛重，赤重于肿，眵泪胶黏，且兼口渴、便秘，脉数有力。

编号：164

方名：**清净煎**

方剂组成与剂量

药名	用量	药名	用量	药名	用量
鲜覆盆子叶	30 g	铜青	3 g	胆矾	3 g
川连	1.5 g	乌梅	1 个	杏仁	10 g
荆芥	10 g				

【出处】《疑难急症简方》卷一。

【制法与用法】水煎洗。

【功用与主治】目病，风热赤肿，痒甚难开，眼癣眼烂。

编号：165

方名：**清心泻火汤**

方剂组成与剂量

药名	用量	药名	用量	药名	用量
生地	15 g	寸冬	10 g	枳壳	10 g
栀子	10 g	连翘	10 g	石膏	18 g
桔梗	10 g	赤芍	10 g	菊花	10 g
银花	10 g	胆草	10 g	黄连	6 g
甘草	3 g				

【出处】《眼科临症笔记》。

【制法与用法】上加灯芯为引，水煎服。

【功用与主治】两目大眦俱红眼胞微胀，热泪常流，稍觉痛痒。

编号：166

方名：**黄连肥儿丸**

方剂组成与剂量

药名	用量	药名	用量	药名	用量
鹰爪黄连	30 g	芜荑	15 g	麦芽	15 g
神曲	15 g	青皮	8 g	使君子肉	8 g

【出处】《直指小儿》卷三。

【制法与用法】上为末，猪胆汁浸糕为丸，如麻子大。每服七丸，以米汤送下。疳热眼，以山栀仁煎汤送下。

【功用与主治】小儿疳眼赤肿，痛痒昏暗。

编号：167

方名：羚羊饮

方剂组成与剂量

药名	用量	药名	用量	药名	用量
羚羊角	4.5 g	知母	3 g	黄芩	3 g
黑参	3 g	桔梗	3 g	柴胡	3 g
栀子	3 g	茺蔚子	6 g		

【出处】《医宗金鉴》卷七十八。

【制法与用法】上为粗末。以水二盏，煎至一盏，去滓，食后温服。

【功用与主治】肝肺之热，冲于眼内，致生赤膜下垂。初患之时，气轮上边起赤膜一片，垂至风轮，下覆瞳仁，泪流痛痒。

编号：168

方名：羚羊角丸（一）

方剂组成与剂量

药名	用量	药名	用量	药名	用量
羚羊角屑	45 g	枸杞子	45 g	菟丝子	45 g
赤茯苓	30 g	细辛	30 g	地肤子	30 g
挂心	30 g	独活	30 g	秦艽	30 g
蓝实	30 g	川芎	30 g	葳蕤	30 g
车前子	30 g	甘草	15 g	防风	30 g

【出处】《太平圣惠方》卷三十二。

【制法与用法】上为末，炼蜜为丸，如梧桐子大。每服 30 丸，空腹以粥饮送下，晚食前再服。

【功用与主治】肝风，上热下冷，眼睑瞳仁痒急，揉之不止。

编号：169

方名：羚羊角丸（二）

方剂组成与剂量

药名	用量	药名	用量	药名	用量
羚羊角	30 g	甘草	30 g	白何首乌	30 g
瓦松	30 g	生干地黄	60 g	郁金	60 g

【出处】《幼幼新书》卷二十五引《灵苑方》。

【制法与用法】上锉细，晒干，为细末，炼蜜为丸，如梧桐子大。每服十五丸，食后、临卧用浓煎淡竹叶、黑豆汤冷送下。小儿丸如绿豆大，每服七至十丸。

【功用与主治】赤眼障翳，睛疼痒。

编号：170

方名：羚羊角汤（一）

方剂组成与剂量

药名	用量	药名	用量	药名	用量
羚羊角	1 g	蔓荆子	1 g	菊花	1 g
防风	45 g	芍药	45 g	黄芩	30 g
玄参	15 g				

【出处】《圣济总录》卷一〇三。

【制法与用法】上为粗末。每服6 g，以水一盏，煎至七分，去滓，入马牙硝1 g，食后温服，临卧再服。

【功用与主治】风热气冲，目赤痒痛。

编号：171

方名：羚羊角汤（二）

方剂组成与剂量

药名	用量	药名	用量	药名	用量
羚羊角	30 g	防风	30 g	赤茯苓	30 g
人参	30 g	五味子	30 g	知母	30 g
茺蔚子	30 g	黄芪	45 g	玄参	15 g

【出处】《圣济总录》卷一〇七。

【制法与用法】上为粗末。每服6 g，以水一盏，煎至六分，去滓，食后，临卧温服。

【功用与主治】口眼歪斜，睑中赤痒。

编号：172

方名：排风散（四）

方剂组成与剂量

药名	用量	药名	用量	药名	用量
天麻	10 g	当归	12 g	赤芍	10 g
茵陈	10 g	苦参	10 g	银花	10 g
胆草	10 g	大黄	10 g	防风	10 g
羌活	10 g	白芷	6 g	全蝎	4.5 g
甘草	3 g	地肤子	10 g		

【出处】《眼科临症笔记》。

【制法与用法】水煎服。

【功用与主治】皮翻黏睑症。两眼赤痒，略疼流泪。

编号：173

方名：散风止痒汤

方剂组成与剂量

药名	用量	药名	用量	药名	用量
麻黄	3 g	薏苡仁	6 g	茅根	15 g
红花	3 g	川乌头	1.5 g		

【出处】《张皆春眼科证治》。

【制法与用法】水煎服。

【功用与主治】疏散风寒，清热利湿，止痒。主治脾胃湿热积于胞睑，外被寒风所束，目内奇痒。

【临床报道】张存明用散风止痒汤治疗结膜炎止痒效果好（安徽中医临床杂志，2001，06：443）。

编号：174

方名：散风燥湿解毒汤

方剂组成与剂量

药名	用量	药名	用量	药名	用量
银柴胡	9 g	黄芩	9 g	羌活	9 g
防风	9 g	白芷	9 g	陈皮	9 g
白术	9 g	金银花	15 g	蒲公英	15 g
连翘	9 g	赤芍	9 g	生地	9 g
枳壳	9 g	龙胆草	9 g	甘草	3 g

【出处】《中医眼科临床实践》。

【制法与用法】水煎服。

【功用与主治】散风燥湿，清热解毒。主治眼睑湿疹痒。

编号：175

方名：葳蕤散

方剂组成与剂量

药名	用量	药名	用量	药名	用量
葳蕤	30 g	秦皮	30 g	甘菊花	30 g
防风	30 g	栀子仁	30 g	甘草	30 g
黄连	45 g	决明子	45 g		

【出处】《太平圣惠方》卷三十二。

【制法与用法】上为散。每服12 g，以水一中盏，煎至六分，去滓，食后温服，夜临卧时再服。

【功用与主治】眼赤湿痒急。

编号：176

方名：葛根汤

方剂组成与剂量

药名	用量	药名	用量	药名	用量
葛根	45 g	木通	45 g	桑根白皮	45 g
地骨白皮	45 g	白鲜皮	30 g		

【出处】《圣济总录》卷一〇七。

【制法与用法】上为粗末。每服 10 g，以水一盏半，煎至一盏，去滓，食后临卧温服。

【功用与主治】眼痒睑急。

编号：177

方名：煮肝散（一）

方剂组成与剂量

药名	用量	药名	用量
羌活	30 g	独活	30 g
青葙子	30 g	款冬花	30 g

【出处】《圣济总录》卷一〇九。

【制法与用法】上为散，每服 6 g，用羊子肝一叶（细切），淡竹叶数片，同裹如粽子，别用雄黑豆四十九粒，米泔一盏，银石器内同煮，豆烂泔尽为度。取肝细嚼，温酒送下。又将豆食尽，空腹、日午、夜卧各一次。

【功用与主治】风毒攻眼，肿痛涩痒。

编号：178

方名：搜风散

方剂组成与剂量

药名	用量	药名	用量	药名	用量
防风	1.8 g	荆芥	1.8 g	蕤仁	2.4 g
刺蒺藜	3 g	菊花	3 g	蝉蜕	1.8 g
甘草	1.2 g	谷精草	1.8 g	赤芍	2.4 g
车前子	3 g				

【出处】《程松崖眼科》。

【制法与用法】上加生姜一薄片，煎汤内服，外点蕤仁膏。

【功用与主治】眼弦作痒。

编号：179

方名：紫金膏

方剂组成与剂量

药名	用量	药名	用量	药名	用量
嫩槐枝芽	30 条	龙脑	少许	谷丹	6 g
宣连	七枚	乌鱼骨	6 g	白蜜	120 g
轻粉	10 g	乳香	3 g		

【出处】《王氏博济方》卷三。

【制法与用法】上先将槐枝并黄连，用雪水或井花水亦得，一碗半，入银石器内，慢火熬及半盏许，去滓，次乳香研碎先入，又熬之，候如一茶许，却先将蜜熬去滓，放冷，却入煎熬者膏子及众末，搅匀，再熬，候金漆状乃成，入不犯水瓷器内收之。每用少许点。

【功用与主治】退翳膜。主治外障，风毒上攻，眼疼赤肿，或睑眦痒烂，时多热泪，昏涩。

编号：180

方名：紫金锭子

方剂组成与剂量

药名	用量	药名	用量	药名	用量
炉甘石	250 g	黄丹	250 g	黄连	30 g
朱砂	30 g	当归	15 g	硼砂	15 g
海螵蛸	3.75 g	白丁香	3.75 g	白矾	3.75 g
硇砂	3.75 g	轻粉	3.75 g	贝齿	3.75 g
珍珠	3.75 g	石蟹	3.75 g	熊胆	3.75 g
乳香	3.75 g	没药	3.75 g	麝香	3.75 g
片脑	6 g	黄连	500 g	当归	120 g
生地黄	120 g	防风	60 g	黄柏	60 g
龙胆草	60 g	蕤仁	15 g		

【出处】《证治准绳·类方》卷七。

【制法与用法】上将黄连等八味洗净锉碎，以水浸于铜器内，春五、夏三、秋四、冬七日，滤去滓，以滓复添水熬两次，取尽药力，以蜜绢绵纸重滤过，澄去砂土，慢火煎熬；槐、柳枝各四十九条，互换一顺搅，不住手，搅尽枝条如饴糖相类，入蜜和匀，瓷器盛，放汤瓶口上重扬蒸顿成膏，复滤净，滴入水中沉下成珠，可丸为度，待数日出火毒，再熔化入末和匀，杵捣为丸锭，阴干，金银箔为衣。每以少许新汲水浸化开，鸭毛蘸点眼大眦内，又可以热水泡化洗眼，药水冷又暖洗，日洗五七次，日点十余次。

【功用与主治】一切眼疾痒。

编号：181

方名：曾青散

方剂组成与剂量

药名	用量	药名	用量
曾青	120 g	蔓荆子	60 g
防风	30 g	白姜	30 g

【出处】《太平惠民和剂局方》卷七。

【制法与用法】上为细末。每用少许，搐入鼻中。

【功用与主治】一切风热毒气上攻，两眼多生眵泪，怕日羞明，隐涩难开，眼烂赤肿，或痒或痛。

编号：182

方名：犀角散

方剂组成与剂量

药名	用量	药名	用量	药名	用量
犀角屑	30 g	栀子仁	30 g	木通	30 g
子芩	30 g	川大黄	30 g	瞿麦	30 g
决明子	30 g	黄连	30 g	车前子	30 g

【出处】《太平圣惠方》卷三十二。

【制法与用法】上为散。每服10 g，以水一中盏，煎至六分，去滓，食后温服。

【功用与主治】远年风赤眼，肿痒涩痛昏翳。

【宜忌】忌毒鱼肉、热面。

编号：183

方名：疏风饮

方剂组成与剂量

药名	用量	药名	用量	药名	用量
薄荷	6 g	荆芥	6 g	防风	3 g
银花	15 g	酒黄芩	9 g	天花粉	9 g
桔梗	9 g				

【出处】《张皆春眼科证治》。

【制法与用法】水煎服。

【功用与主治】疏散风邪，佐以清热。主治眼风重于热，痛轻痒重，肿重于赤，且兼寒热头痛，脉浮数者。

编号：184

方名：疏风汤

方剂组成与剂量

药名	用量	药名	用量	药名	用量
荆芥	适量	防风	适量	柴胡	适量
黄芩	适量	升麻	适量	葛根	适量
当归	适量	川芎	适量	木通	适量
生白芍	适量	生地	适量	木贼	适量
密蒙花	适量	甘草	适量	甘菊	适量
黑小豆	适量				

【出处】《陈素庵妇科补解》卷三。

【制法与用法】水煎服。

【功用与主治】疏风清热,凉血安胎。主治妊娠目赤肿痛,甚则痛不可忍,或眵泪羞明,或痒涩起赤障。

编号：185

方名：疏风清热汤

方剂组成与剂量

药名	用量	药名	用量	药名	用量
薄荷	3 g	银花	15 g	赤芍	9 g
茅根	15 g	天花粉	9 g	枳壳	3 g

【出处】《张皆春眼科证治》。

【制法与用法】水煎服。

【功用与主治】疏风清热,活血通络。主治眼疮初起,胞睑微肿稍痒,渐变肿硬者。

【加减】若风热偏盛,胞睑漫肿,身兼寒热者,加牛蒡子6 g。

编号：186

方名：条风散

方剂组成与剂量

药名	用量	药名	用量	药名	用量
黄连	15 g	蔓荆子	15 g	五倍子	10 g

【出处】《古今医统大全》卷六十一。

【制法与用法】上锉,分三服,新水煎滤清汁以洗沃。

【功用与主治】风毒攻眼,赤肿痒痛。

编号：187

方名：疏肝清肺汤

方剂组成与剂量

药名	用量	药名	用量	药名	用量
当归	12 g	川芎	10 g	赤芍	10 g
生地	24 g	黄芩	10 g	栀子	10 g
川贝	6 g	知母	10 g	寸冬	10 g
花粉	10 g	银花	15 g	桑皮	10 g
桔梗	10 g	甘草梢	3 g		

【出处】《眼科临症笔记》。

【制法与用法】水煎服。小儿酌减。

【功用与主治】皮翻粘睑症。两眼赤痒，略疼流泪，眼皮上下反黏，亦无云翳，只觉昏蒙。

编号：188

方名：填睛育婴丸

方剂组成与剂量

药名	用量	药名	用量	药名	用量
石决明	一枚	阳起石	60 g	白芷	60 g
白茯苓	60 g	桂	60 g	防风	60 g
杏仁	60 g	陈橘皮	60 g	栀子花	60 g
肉苁蓉	60 g	生姜	60 g	甘草	60 g
厚朴	60 g	磁石末	60 g	人参	60 g
青葙子	90 g	蕤仁	90 g	升麻	240 g
熟干地黄	240 g	龙脑	0.3 g	车前子	120 g
黄柏	120 g	槐子	120 g	麦门冬	120 g
黄连	120 g	乳香	120 g	乌贼鱼骨	30 g
黄芩	30 g	苦参	30 g		

【出处】《圣济总录》卷一〇二。

【制法与用法】上为末，炼蜜为丸，如梧桐子大，每服 6 丸，空腹白汤送下，食后更服 10 丸，渐加二十丸。

【功用与主治】肝肾气虚，风毒上攻，两眼赤痒肿痛昏涩，迎风多泪。

编号：189

方名：明目除湿浴足方

方剂组成与剂量

药名	用量	药名	用量	药名	用量
甘菊	10 g	桑叶	15 g	木瓜	15 g
牛膝	15 g	防己	12 g	苍术	15 g
黄柏	10 g	甘草	10 g		

【出处】《慈禧光绪医方选议》。

【制法与用法】水煎，浴足。

【功用与主治】明目，止痒，胜湿。

编号：190

方名：水眼药

方剂组成与剂量

药名	用量	药名	用量	药名	用量
麝香	3 g	冰片	71.5 g	制甘石	300 g
煅月石	8.1 g	荸荠粉	300 g	海螵蛸	60 g
飞朱砂	33 g	黄连	90 g		

【出处】《中药成方配本》。

【制法与用法】不时搽抹。

【功用与主治】消肿退翳。主治目赤障，眵多作痒，羞明流泪；目赤昏糊，怕光流泪。

第八章　耳瘙痒

编号：001 　　　　　　　　　　　　　　　方名：如圣黑膏

方剂组成与剂量

药名	用量	药名	用量	药名	用量
豆豉	100 g	龙胆草	0.3 g	芫荑	0.3 g

【出处】《仙拈集》卷四。

【制法与用法】上用湿纸裹，盐泥固济，火煅存性，研为末，以生清油 250 g，熬取 120 g，下药急搅匀得所，瓷盒收贮，外敷。

【功用与主治】耳轮疮痒。

编号：002 　　　　　　　　　　　　　　　方名：加味地黄丸

方剂组成与剂量

药名	用量	药名	用量	药名	用量
干山药	等份	山茱萸	等份	牡丹皮	等份
泽泻	等份	白茯苓	等份	熟地黄	等份
生地黄	等份	柴胡	等份	五味子	等份

【出处】《校注妇人良方》卷二十四。

【制法与用法】上将二地黄酒拌杵膏，入前末和匀，加炼蜜为丸，如梧桐子大。每服一百丸，空腹白汤送下。如不应，用加减八味丸。

【功用与主治】肝肾阴虚诸症，或耳内痒痛出水，或眼昏痰喘，或热渴便涩。

编号：003

方名：加减八味汤

方剂组成与剂量

药名	用量	药名	用量	药名	用量
熟地	30 g	山茱萸	15 g	丹皮	15 g
泽泻	6 g	茯苓	10 g	山药	15 g
麦冬	15 g	北五味	3 g	肉桂	6 g

【出处】《辨证录》卷三。

【制法与用法】水煎服。

【功用与主治】肾中水火两虚,耳中痒发不已,或流臭水。

编号：004

方名：玄参贝母汤

方剂组成与剂量

药名	用量	药名	用量	药名	用量
防风	3 g	天花粉	3 g	贝母	3 g
黄柏	3 g	白茯苓	3 g	玄参	3 g
蔓荆子	3 g	白芷	3 g	天麻	3 g
生甘草	1.5 g	半夏	3 g		

【出处】《古今医鉴》。

【制法与用法】上锉一剂。加生姜三片,水煎,温服。

【功用与主治】肾火上炎,痰火耳热,出汁作痒。

编号：005

方名：吹耳散

方剂组成与剂量

药名	用量	药名	用量	药名	用量
生龙骨	3 g	大梅片	0.6 g	寸香	0.6 g
枯白矾	0.6 g	广皮	一个		

【出处】《经验方》卷三。

【制法与用法】上为细末。香油调敷。湿烂臭秽者,燥药吹入。

【功用与主治】耳内红肿痛痒。

编号：006

方名：**泠补丸**

方剂组成与剂量

药名	用量	药名	用量	药名	用量
熟地黄	等份	生地黄	等份	天门冬	等份
川牛膝	等份	白芍药	等份	地骨皮	等份
白蒺藜	等份	麦门冬	等份	石斛	等份
玄参	等份	磁石	等份	沉香	等份

【出处】《济生方》卷五。

【制法与用法】上为细末，炼蜜为丸，如梧桐子大。每服 70 丸，空腹盐酒、盐汤任下。

【功用与主治】肾水燥少，不受峻补，口干多渴，耳痒耳聋，腰痛腿弱，小便赤涩，大便或难。

编号：007

方名：**补肾丸**

方剂组成与剂量

药名	用量	药名	用量	药名	用量
巴戟	15 g	山药	15 g	破故纸	15 g
茴香	15 g	牡丹皮	15 g	肉苁蓉	30 g
枸杞子	30 g	青盐	0.3 g		

【出处】《世医得效方》卷十六。

【制法与用法】上为末，炼蜜为丸，如梧桐子大。每服 30 丸，空腹盐汤送下。

【功用与主治】耳内出脓，痛痒者。

编号：008

方名：**补阴制火汤**

方剂组成与剂量

药名	用量	药名	用量
熟地	30 g	山茱萸	30 g
芡实	30 g	肉桂	3 g

【出处】《辨证录》卷三。

【制法与用法】水煎服，十剂痊愈。

【功用与主治】肾火不足，不交感而两耳无恙，一交接妇女，耳中作痛，或痒发不已，或流臭水，以凉物投之则快甚。

编号：009

方名：栀子清肝散

方剂组成与剂量

药名	用量	药名	用量	药名	用量
柴胡	2.1 g	栀子	2.1 g	牡丹皮	2.1 g
茯苓	2.1 g	川芎	2.1 g	芍药	2.1 g
当归	2.1 g	牛蒡子	2.1 g	甘草	0.6 g

【出处】《保婴撮要》卷十三。

【制法与用法】水煎，子母同服。

【主治】小儿三焦及足少阳经风热，耳内生疮作痒，或出水疼痛，或发热。

编号：010

方名：荆防败毒散（二）

方剂组成与剂量

药名	用量	药名	用量	药名	用量
荆芥	45 g	防风	45 g	桔梗	24 g
枳壳	45 g	茯苓	45 g	大力子	90 g
蝉蜕	45 g	橘红	45 g	甘草	24 g

【出处】《医略六书》卷二十一。

【制法与用法】上为散。每服 10g，水煎，去滓温服，取汗。

【功用与主治】散风清膈。主治风毒内攻，清肃之气不行，故耳窍被扰，耳内作痒，脉浮数者。

编号：011

方名：香矾散

方剂组成与剂量

药名	用量	药名	用量	药名	用量
白矾	3 g	胆矾	3 g	红花	3 g
麝香	少许	蛇蜕	一条		

【出处】《杨氏家藏方》卷十二。

【制法与用法】上为细末。用药少许，先以新棉缠细筷头撮令脓干，然后用斡耳挑药入耳中。明日用斡耳子斡去昨日药，再用前法。以愈为度。

【功用与主治】耳朵风毒冷疮，时发痒痛。

编号：012

方名：黄柏散（二）

方剂组成与剂量

药名	用量	药名	用量
黄柏	15 g	白蔹	15 g

【出处】《太平圣惠方》卷九十一。

【制法与用法】上为细散。先用汤洗疮，后以生油调涂之。

【功用与主治】小儿冻耳成疮，或痒或痛。

编号：013

方名：黄芪丸（六）

方剂组成与剂量

药名	用量	药名	用量	药名	用量
黄芪	30 g	白蒺藜	15 g	羌活	15 g
黑附子	1 个	羖羊肾	1 对		

【出处】《普济本事方》卷五。

【制法与用法】上为细末，酒糊为丸，如梧桐子大。每服 30～40 丸，空腹、晚食前以煨葱盐汤送下。

【功用与主治】肾虚风袭，耳痒耳鸣，脉浮细者。

编号：014

方名：救痒丹

方剂组成与剂量

药名	用量	药名	用量	药名	用量
龙骨	3 g	冰片	1 g	皂角刺	一条

【出处】《疡医大全》卷十三。

【制法与用法】上为细末，用雄鼠胆一枚，水调匀，加入乳再调如厚糊，尽抹入耳孔内。

【功用与主治】耳痒。

编号：015

方名：蛇床子膏

方剂组成与剂量

药名	用量	药名	用量	药名	用量
蛇床子	等份	枯白矾	等份	五倍子	等份
海桐皮	等份	硫黄	等份	海螵蛸	等份
雄黄	少许	雌黄	少许	松香	等份
枣儿	等份				

【出处】《普济方》卷五十五。

【制法与用法】上为细末。用轻粉、清油调，敷疮上。

【功用与主治】耳生疮湿痒。

编号：016

方名：清肾汤

方剂组成与剂量

药名	用量	药名	用量	药名	用量
防风	7.5 g	天花粉	7.5 g	贝母	7.5 g
黄柏	7.5 g	白茯苓	7.5 g	玄参	7.5 g
白芷	7.5 g	蔓荆子	7.5 g	天麻	7.5 g
半夏	7.5 g	生甘草	7.5 g		

【出处】《寿世保元》卷八。

【制法与用法】上加生姜三片，水煎服。

【功用与主治】小儿肾火挟痰上炎，耳热出汁作痒。

编号：017

方名：清耳膏

方剂组成与剂量

药名	用量	药名	用量	药名	用量
附子尖	等份	石菖蒲	等份	蝉蜕	等份

【出处】《医方类聚》卷七十八引《吴氏集验方》。

【制法与用法】上为末。耳痛，麻油调入；耳痒，生姜汁调成锭子，以红绵裹定，入耳中，药干便换。

【功用与主治】耳内痒。

编号：018

方名：清神汤

方剂组成与剂量

药名	用量	药名	用量	药名	用量
全蝎	适量	荆芥	适量	防风	适量
木通	适量	甘草	适量	菊花	适量
川芎	适量	羌活	适量	菖蒲	适量
木香	适量	僵蚕	适量		

【出处】《证治宝鉴》卷十。

【制法与用法】水煎服。

【功用与主治】风邪入耳，气壅耳鸣、耳痒，眼中流火，内热甚而脉洪大者。

编号：019

方名：煮肝散（二）

方剂组成与剂量

药名	用量
四生散	适量

【出处】《三因极一病症方论》卷十六。

【制法与用法】每服 8 g，羊子肝入盐酒同煮令熟。空腹温服。

【功用与主治】眼赤，有耳痒症。

编号：020

方名：雄朱蝎附散

方剂组成与剂量

药名	用量	药名	用量	药名	用量
白芷	30 g	藁本	30 g	僵蚕	30 g
川乌	30 g	麻黄	30 g	南星	90 g
白附子	90 g	防风	90 g	雄黄	90 g
辰砂	90 g	蝎梢	7.5 g		

【出处】《医方类聚》卷二十一引《管见大全良方》。

【制法与用法】上为细末，每服 1.5 g，煎葱茶调下，食后服。

【功用与主治】一切风邪头疼，夹脑风气，耳痒目昏。

【宜忌】孕妇不可服。

第九章　鼻䘌痒

编号：001　　　　　　　　　　　　　　　　　　**方名：地黄煎**

方剂组成与剂量

药名	用量	药名	用量	药名	用量
生地黄汁	20 ml	苦参	30 g	酥	150 g
盐花	6 g	生姜汁	20 ml		

【出处】《圣济总录》卷一一六。

【制法与用法】先以地黄、生姜汁浸苦参一宿，以酥和于铜石器中，煎九上九下，候汁入酥尽，去滓，倾入盒中，每以少许，滴于疮上。

【功用与主治】鼻生疮，痒痛不止。诸风热疮。

编号：002　　　　　　　　　　　　　　　　　　**方名：甘草散（二）**

方剂组成与剂量

药名	用量	药名	用量	药名	用量
甘草	0.3 g	地榆	0.3 g	蚺蛇胆	3 g
蜗牛壳	30 g	麝香	3 g	兰香根灰	0.3 g
人粪灰	0.3 g	龙脑	1.5 g		

【出处】《太平圣惠方》卷八十七。

【制法与用法】上为细散。入龙、麝等，研令匀，每服 1.5 g，以粥饮调下。亦可吹于鼻中，三岁以下可服 2 g。

【功用与主治】小儿鼻疳生疮，痛痒不止。

编号：003

方名：石胆散（二）

方剂组成与剂量

药名	用量	药名	用量
石胆	30 g	地龙	0.3 g
须发	15 g	莨菪子	15 g

【出处】《幼幼新书》卷二十五引张涣方。

【制法与用法】上为细末，入麝香一钱，同研匀。每服一2 g，贴于疮上。

【功用与主治】鼻疳病，疳虫上蚀于鼻，赤痒及连唇生疮赤烂。

编号：004

方名：龙胆散（二）

方剂组成与剂量

药名	用量	药名	用量	药名	用量
龙胆	等份	芦荟	等份	麝香	等份
青黛	等份	黄连	等份	羊子肝	等份

【出处】《普济方》。

【制法与用法】上为细末，每次1.5 g钱或2 g，吹鼻或涂口中。

【功用与主治】小儿干疳鼻痒。

编号：005

方名：田父丸

方剂组成与剂量

药名	用量	药名	用量	药名	用量
田父	1 g	夜明沙	15 g	蛇蜕皮	15 g
胡黄连	1 g	牛黄	3 g	白矾灰	0.3 g
朱砂	3 g	麝香	3 g	莨菪子	0.3 g

【出处】《太平圣惠方》卷八十七。

【制法与用法】上为末，都研令匀，以糯米饭为丸，如绿豆大。三岁儿每服三丸，空腹以熟水送下。服药后，用桃柳汤洗浴儿了，以青衣覆盖，良久，当有虫子出，黄白赤者易治，黑色者难医。

【功用与主治】小儿五疳，下痢羸瘦，鼻痒。

编号：006

方名：**升麻汤**

方剂组成与剂量

药名	用量	药名	用量	药名	用量
升麻	15 g	桔梗	15 g	黄芩	15 g
犀角	15 g	贝母	15 g	龙胆	15 g
甘草	0.3 g				

【出处】《圣济总录》卷一一六。

【制法与用法】上为粗末。每服 6 g，以水一盏，煎至七分，去滓温服，不拘时候，一日三次。

【功用与主治】鼻干痒生疮，干呕不下饮食。

编号：007

方名：**麦门冬汤（二）**

方剂组成与剂量

药名	用量	药名	用量	药名	用量
麦门冬	15 g	知母	15 g	泽泻	15 g
甘草	15 g	粳米	190 g	竹叶	375 g
小麦	750 g				

【出处】方出《外台秘要》卷三十八。

【制法与用法】上切。以水 3 000 ml，取 1 800 ml 去之，纳诸药，煮取 800 ml，取滓分服，日三夜一。

【功用与主治】乳石发，两鼻生疮热痒，内亦热，兼头痛。

编号：008

方名：**芦荟丸（一）**

方剂组成与剂量

药名	用量	药名	用量	药名	用量
芦荟	15 g	麝香	0.3 g	胡黄连	0.3 g
丁香	15 g	木香	0.3 g	牛黄	0.3 g
龙脑	3 g	熊胆	1.5 g	狗胆	一枚
牛蒡子	0.3 g	猪胆	一枚	鸡胆	十枚
蟾头	一枚	猬皮	七枚		

【出处】《太平圣惠方》卷八十六。

【制法与用法】上为末，用猪胆汁为丸，如麻子大。每服一丸，以冷水送下。两岁以上，加丸数服之。

【功用与主治】主治小儿一切疳，头发成穗，面目萎黄，鼻痒口干，爱食泥土，心腹虚胀，肚有青筋，四肢壮热。

编号：009

方名：芦荟丸（二）

方剂组成与剂量

药名	用量	药名	用量	药名	用量
芦荟	0.3 g	雄黄	0.3 g	麝香	3 g
没石子	0.3 g	蛇蜕皮灰	0.3 g	黄连	15 g
蝉壳	0.3 g	蟾酥	3 g	丁香	0.3 g
熊胆	0.3 g				

【出处】《太平圣惠方》卷八十七。

【制法与用法】上为末，炼蜜为丸，如黄米粒大。每服三丸，以粥饮送下，一日三次。别研一丸，吹入鼻中。

【功用与主治】主治小儿内疳，四肢羸瘦，腹胀鼻痒，皮肤干燥，下痢不恒。

编号：010

方名：芦荟散

方剂组成与剂量

药名	用量	药名	用量
芦荟	0.3 g	黄柏末	0.3 g
青黛	0.15 g	雄黄	0.15 g

【出处】《太平圣惠方》卷八十七。

【制法与用法】上为细散。以少许敷疮上，一日三次。

【功用与主治】小儿鼻疳，虫蚀鼻，痒痛不止。

编号：011

方名：吹鼻散（一）

方剂组成与剂量

药名	用量	药名	用量
蜗牛壳	0.15 g	虾蟆灰	0.15 g
瓜蒂	少许	麝香	0.15 g

【出处】《太平圣惠方》卷七十六。

【制法与用法】上为细末。每用少许，吹入鼻中。

【功用与主治】小儿一切疳，眼鼻痒，发干频揉。

编号：012

方名：吹鼻散（二）

方剂组成与剂量

药名	用量	药名	用量	药名	用量
熊胆	0.3 g	丁香	15 g	黄柏	0.3 g
虾蟆	15 g	皂荚	15 g	麝香	3 g

【出处】《太平圣惠方》卷八十七。

【制法与用法】上为细散。每用小豆大,吹于鼻中。嚏出疳虫为效。

【功用与主治】小儿一切疳,眼鼻痒,脑热,发竖,干瘦。

编号：013

方名：吹鼻蝉壳散

方剂组成与剂量

药名	用量	药名	用量	药名	用量
蝉壳	0.3 g	青黛	0.3 g	蛇蜕皮灰	0.3 g
滑石	0.3 g	麝香	0.3 g		

【出处】《普济方》卷三八一。

【制法与用法】上为细散。每用绿豆大,吹入鼻中。每日三次。疳虫尽出。

【功用与主治】主治小儿鼻疳痒。

编号：014

方名：青黛丸

方剂组成与剂量

药名	用量	药名	用量	药名	用量
青黛	15 g	芦荟	15 g	蝉壳	0.15 g
人中白	15 g	麝香	0.3 g	胡黄连	1 g
蟾涎	少许	乳汁	少许	猪牙皂荚	15 g

【出处】《太平圣惠方》卷八十七。

【制法与用法】上为末,取五月五日午时修合,以粽子纳枣肉,及蟾涎、乳汁为丸,如黍米大,先以桃柳汤浴儿,后以粥饮送下 3 丸。

【功用与主治】小儿五疳,体热干瘦,发竖鼻痒,不欲乳食。

编号：015

方名：青黛散（四）

方剂组成与剂量

药名	用量	药名	用量	药名	用量
青黛	3 g	芦荟	1.5 g	地龙	1.5 g
朱砂	2 g	瓜蒂	1.5 g	细辛	3 g
宣连	1.5 g				

【出处】《颅囟经》卷上。

【制法与用法】上为细末。入麝香少许，吹鼻中。

【功用与主治】小儿疳，鼻流清涕，或鼻下赤痒。

编号：016

方名：泽泻散

方剂组成与剂量

药名	用量	药名	用量
川泽泻	0.3 g	川郁金	0.3 g
山栀仁	0.3 g	甘草	0.3 g

【出处】《幼幼新书》卷二十五引《卫生家宝方》。

【制法与用法】上为末。每服婴孩 1 g，两三岁 2 g，五七岁 3 g，甘草汤调下，日两次。再用青金散敷。

【功用与主治】小儿肺积，鼻内生疮及鼻下赤烂。或鼻下两旁色紫斑烂，脓汁浸淫，痒而不痛。

编号：017

方名：胡黄连丸

方剂组成与剂量

药名	用量	药名	用量	药名	用量
胡黄连	15 g	肉豆蔻	一个	槟榔	一个
诃子	二个	丁香	15 g	红雪	30 g
密陀僧	15 g				

【出处】《王氏博济方》卷四。

【制法与用法】上研细末，入麝香 0.3 g 和匀，次入绿豆末少许，同水和为丸，如麻子大。三岁以下一丸，三岁以上 5 丸。黄连汤下。

【功用与主治】小儿脑疳，鼻痒及烂。

编号：018

方名：**脑疳丸**

方剂组成与剂量

药名	用量
芦荟	若干

【出处】《幼科指掌》卷四。

【制法与用法】上为末。每用少许，吹鼻中。

【功用与主治】杀脑疳虫，止鼻中痒。主治小儿脑疳。

编号：019

方名：**益脑散**

方剂组成与剂量

药名	用量	药名	用量	药名	用量
地榆	0.3 g	虾蟆	0.3 g	蜗牛壳	20 个
青黛	0.6 g	石蜜	0.6 g	麝香	两粒大豆许

【出处】《颅囟经》卷上。

【制法与用法】上为末，吹鼻。当有黄水出。

【功用与主治】孩子脑疳鼻痒，毛发作穗，面色赤。

【忌宜】忌甜物。

编号：020

方名：**益脑吹鼻散**

方剂组成与剂量

药名	用量	药名	用量	药名	用量
地榆末	0.3 g	虾蟆灰	0.3 g	青黛	15 g
谷精草	0.3 g	干蜗牛壳	14 枚	麝香	3 g

【出处】《太平圣惠方》卷八十七。

【制法与用法】上为细散。以两黄米大，吹入鼻中。当有黄水出为效。

【功用与主治】脑疳，鼻痒。

编号：021

方名：通气丹

方剂组成与剂量

药名	用量	药名	用量	药名	用量
儿茶	10 g	苏叶	3 g	雄黄	3 g
轻粉	1.5 g	冰片	0.3 g	锅脐烟	1.5 g
细辛	1 g				

【出处】《洞天奥旨》卷十二。

【制法与用法】上各为细末。吹入鼻孔中，一日三次。数日即愈

【功用与主治】鼻疳。鼻内生疮，痒时难忍，欲忍而不能，言语糊涂，声音闭塞。

编号：022

方名：银丸子

方剂组成与剂量

药名	用量	药名	用量	药名	用量
龙齿	6 g	茯苓	10 g	茯神	10 g
羌活	10 g	黄芩	10 g	钩藤	10 g

【出处】《诚书》卷十一。

【制法与用法】上为末，蒸饼为丸，如黍米大，银箔为衣。米汤送下。

【功用与主治】风疳眼障，鼻痒。

编号：023

方名：清肺散

方剂组成与剂量

药名	用量	药名	用量	药名	用量
桑白皮	3 g	枯黄芩	3 g	辛夷花	3 g
苦桔梗	3 g	凤凰壳	1 个		

【出处】《证治汇补》卷四。

【制法与用法】上以水两盅，加灯芯 12 茎，煎服。

【功用与主治】鼻中作痒，清晨打嚏，至午方住，明日亦然。

编号:024

方名:清膈散

方剂组成与剂量

药名	用量	药名	用量	药名	用量
桑白皮	8 g	紫苏	8 g	黄芩	8 g
当归	8 g	前胡	8 g	连翘	8 g
防风	8 g	桔梗	8 g	天门冬	8 g
赤茯苓	8 g	炙甘草	8 g	红花	8 g
五味子	8 g				

【出处】《普济方》卷三八一。

【制法与用法】上锉散。每服 6 g,以水一盏煎,温服,不拘时候。次服化䘌丸。

【功用与主治】肺疳鼻下疮痒。

第十章　唇（嘴）瘙痒

编号：001　　　　　　　　　　　　　　　　　　　**方名：乱蜂膏**

方剂组成与剂量

药名	用量	药名	用量	药名	用量
乱发	适量	蜂房	适量	六畜毛	适量

【出处】《备急千金要方》卷六，名见《普济方》卷三〇〇。

【制法与用法】上烧作灰，猪脂和，敷之。

【功用与主治】唇黑肿，痛痒不可忍。亦治沈唇。

编号：002　　　　　　　　　　　　　　　　　　　**方名：铜粉丸**

方剂组成与剂量

药名	用量	药名	用量	药名	用量
铜青	15 g	官粉	10 g	明矾	4.5 g
麝香	0.45 g	冰片	0.36 g	黄连	60 g
轻粉	4.5 g				

【出处】《外科正宗》卷四。

【制法与用法】上为细末，黄连膏为丸，如芡实大。每用一丸，放碗内，汤泡纸盖，候烊顿热，用上面清水勤洗之。自愈。

【功用与主治】唇风。下唇发痒作肿，破裂流水，不疼难愈。

编号：003　　　　　　　　　　　　　　　　　　　**方名：紫归油**

方剂组成与剂量

药名	用量	药名	用量
紫草	等份	当归	等份

【出处】《外科证治全书》卷二。

【制法与用法】上药以麻油熬，去滓，出火气。以棉蘸油频频润之。

【功用与主治】七情火动伤血所致的茧唇，唇上起皮小泡，渐肿渐大如蚕茧，或唇下肿如黑枣，燥裂痒痛。

第十一章 牙（舌）瘙痒

编号：001　　　　　　　　　　　　　方名：地黄散（二）

方剂组成与剂量

药名	用量	药名	用量	药名	用量
生干地黄	60 g	地骨皮	30 g	升麻	1 g
牛膝	45 g	羌活	30 g	川芎	30 g
藁本	30 g	细辛	30 g	胡桐泪	15 g

【出处】《圣济总录》卷一二一。

【制法与用法】上为散。先用温盐汤净漱口，次以药揩之，揩了不漱更，早起、临卧用之。

【功用与主治】口齿宣露，蜃蚀肿痒。

编号：002　　　　　　　　　　　　　方名：防风饮

方剂组成与剂量

药名	用量	药名	用量	药名	用量
防风	60 g	升麻	60 g	桂	60 g
白石脂	60 g	当归	60 g	槟榔	60 g
桑根白皮	60 g	干木瓜	60 g	人参	60 g
黄连	60 g	羌活	60 g	川芎	60 g
天雄	60 g	黄芩	30 g	远志	15 g

【出处】《圣济总录》卷一一九。

【制法与用法】上为粗末。每服6 g，以水一盏，加生姜五片，煎取七分，去滓温服。

【功用与主治】齿痛舌痒，食物不得。

编号：003

方名：地骨皮散

方剂组成与剂量

药名	用量	药名	用量
地骨皮	30 g	麦芽	30 g
猪牙皂角	16 g	青盐	150 g

【出处】《幼幼新书》卷三十四引《王氏博济方》。

【制法与用法】上同捣令匀,粗入锅内炒过,再为末。每用先以盐水漱口,再用药末掺擦。

【功用与主治】骨槽风,牙齿宣露,肿痒浮动,疼痛时作,或龈烂生疮。兼治口疮。

编号：004

方名：地黄散（三）

方剂组成与剂量

药名	用量	药名	用量
生干地黄	60 g	细辛	30 g
白芷	30 g	枭荚	30 g

【出处】《圣济总录》卷一二一。

【制法与用法】上同入瓶内,以纸泥固济,晒干,用炭火烧令烟尽。取出放冷,研令极细,次加白僵蚕末 0.3 g、甘草末 6 g,研令匀早晨或临卧以少许揩牙龈,良久以温水漱口。

【功用与主治】牙龈宣露,痒疼血出。

编号：005

方名：玉池散

方剂组成与剂量

药名	用量	药名	用量	药名	用量
当归	等份	藁木	等份	地骨皮	等份
防风	等份	白芷	等份	槐花	等份
川芎	等份	甘草	等份	升麻	等份
细辛	等份				

【出处】《太平惠民和剂局方》卷七（续添诸局经验秘方）。

【制法与用法】上为末。每用少许揩牙,痛甚者即取 6 g,水一盏半,加黑豆半合,生姜三片,煎至一盏,稍温漱口,候冷吐之。

【功用与主治】风蛀牙痛,肿痒动摇,牙龈溃烂,宣露出血,口气等。

编号:006

方名:雄黄散(三)

方剂组成与剂量

药名	用量	药名	用量	药名	用量
牛膝	30 g	细辛	30 g	丁香	1 g

【出处】《圣济总录》卷一二〇。

【制法与用法】上为散,更令研细。每用2 g,贴患处,一日三次。

【功用与主治】齿痒风疳。

编号:007

方名:牛膝散

方剂组成与剂量

药名	用量	药名	用量
牛膝	15 g	细辛	0.3 g

【出处】《圣济总录》卷一二一。

【制法与用法】上为散,更于乳钵中细研。敷于宣露处,一日三五次。

【功用与主治】齿龈宣露风痒。

编号:008

方名:乌金散

方剂组成与剂量

药名	用量	药名	用量	药名	用量
何首乌	30 g	威灵仙	30 g	猪牙皂角	30 g
川椒	30 g	醋石榴	300 g	槐白皮	300 g
干地黄	300 g	细辛	300 g	麝香	3 g
青盐	0.3 g				

【出处】《鸡峰普济方》卷二十一。

【制法与用法】上为细末。每早以指捏少许于牙上,擦齿龈上,出涎良久,漱口。

【功用与主治】骨槽风热,牙龈肿痒及风冷疼痛,齿痛有血。

编号：009

方名：升麻细辛散

方剂组成与剂量

药名	用量	药名	用量	药名	用量
升麻	30 g	细辛	30 g	藁本	30 g
防风	30 g	川芎	30 g	凝水石	30 g
甘草	15 g				

【出处】《圣济总录》卷一二〇。

【制法与用法】上为散。取少许贴齿痒处；又取 2 g，绵裹含化咽津，常令药味相接为佳。

【功用与主治】风疳痒痛，侵蚀龈烂。

编号：010

方名：灵升散

方剂组成与剂量

药名	用量	药名	用量
樟脑	1.5 g	川椒红	一撮

【出处】《外科证治全书》卷二。

【制法与用法】上药分研碎，茶钟盖上，放铜勺内，稠面封四围，勿令走气，放风炉上微火升之，少顷觉樟脑气透出，即取安放地上，候冷揭开，药俱升在茶盅底，刮下入瓷器密扣听用。

【功用与主治】肠胃湿热，郁久生虫，啮齿齿碎，啮龈龈痛，不啮则微痛龈痒，又或痒或胀痛忽然而止者。

编号：011

方名：附子散（二）

方剂组成与剂量

药名	用量	药名	用量	药名	用量
附子	0.3 g	升麻	0.3 g	桂心（去皮）	0.3 g
细辛	0.3 g	麻黄	0.3 g	人参	0.3 g
干姜	0.3 g	黄芩	0.3 g	甘草	0.3 g
当归	0.3 g				

【出处】《圣济总录》卷一一九。

【制法与用法】上为散。每用少许，贴齿龈上，日三五遍。咽津不妨。

【功用与主治】䘌齿，齿龈紫黑，皱痒臭烂。

编号：012

方名：松节散

方剂组成与剂量

药名	用量	药名	用量
肥松节	30 g	细辛	15 g
胡桐泪	30 g	蜀椒	0.3 g

【出处】《太平圣惠方》卷三十四。

【制法与用法】上为末。分为五次用，每次以酒二盏，煎十余沸，去滓，热含冷吐；余者再煎，含之。

【功用与主治】齿龈疼痛，肿痒宣露。

编号：013

方名：拔疔散

方剂组成与剂量

药名	用量	药名	用量
硇砂	等份	白矾	等份
朱砂	等份	食盐	等份

【出处】《医宗金鉴》卷六十五。

【制法与用法】铁锈刀烧红，将白矾、食盐放于刀上煅之。择丁日午时，共研为细末，收之。治牙疔、黑疔，俱用银簪尖挑破，以见血为度，搽拔疔散，再以蟾酥丸嚼化，徐徐咽之；治痘疔，急用银钩钩破，去净恶血，随以苦茶漱口，搽拔疔散，再以冰片、硼砂、青黛、黄连、薄荷、荆芥、炒僵蚕、共为细末，吹之。

【功用与主治】化硬搜根。黑疔，兼麻痒，破流血水，疼痛异常。

编号：014

方名：知柏天地煎

方剂组成与剂量

药名	用量	药名	用量
黄柏	60 g	知母	60 g
天门冬	180 g	生地黄	180 g

【出处】《症因脉治》卷一。

【制法与用法】同煎三四次，冲玄武胶收膏。

【功用与主治】肾虚阴火，上正门齿痛，或齿豁，或动而长，或浮痒燥黑，时常作痛，尺脉虚大洪数者。

编号：015

方名：骨碎补散

方剂组成与剂量

药名	用量
骨碎补	60 g

【出处】《圣济总录》卷一二〇。

【制法与用法】上为细散。盥洗后揩齿根下，良久吐之，临卧再用，咽津不妨。

【功用与主治】胃虚气攻，牙齿血出，牙龈痒痛。

编号：016

方名：盐绿散

方剂组成与剂量

药名	用量	药名	用量
盐绿	1 g	麝香	1 g
黄连	1 g	石胆	3 g

【出处】《太平圣惠方》卷三十四。

【制法与用法】上药同于乳钵内细研为散。每用 0.3 g，掺于湿纸片子贴之，日二三度，不过十日即愈；忽患口疮者，绵囊 1.5 g，含之。

【功用与主治】齿漏疳，虫蚀齿痒痛。

编号：017

方名：黄银散

方剂组成与剂量

药名	用量	药名	用量	药名	用量
黄连	0.3 g	蒲黄	0.3 g	生干地黄	6 g
乌头尖	6 g	当归	6 g	铜绿	6 g
细辛	0.3 g	莨菪子	3 g	水银	3 g

【出处】《圣济总录》卷一七二。

【制法与用法】上为细散。先净漱口，以手指蘸药，匀敷患处。良久温水漱，频用取效。

【功用与主治】漏疳龈烂，宣露不止，唇龈痒痛，牙齿钟龋。

编号：018

方名：辄马丹

方剂组成与剂量

药名	用量	药名	用量	药名	用量
胡连	6 g	川柏	6 g	硼砂	0.3 g
雄精	3 g	川连	3 g	儿茶	1.5 g
薄荷	3 g	人中白	3 g	冰片	2.4 g

【出处】《外科传薪集》。

【制法与用法】共为细末。此症若因热温而起者,当以绿豆饮浓汁频用。

【功用与主治】牙疳作痒。

编号：019

方名：清胃化毒汤

方剂组成与剂量

药名	用量	药名	用量	药名	用量
石膏	10 g	甘草	3 g	牛子	3 g
连翘	3 g	生地	3 g	炒苓	3 g
槟榔	3 g	使君子肉	1.8 g	紫草	1.8 g
金银花	1.8 g				

【出处】《种痘新书》卷十一。

【制法与用法】水煎,时含与服。

【功用与主治】麻后牙疳,初牙痒血出。

编号：020

方名：紫金散（二）

方剂组成与剂量

药名	用量
蛇黄	60 g

【出处】《圣济总录》卷一二一。

【制法与用法】上为极细末。漱口令净,手蘸药末,轻揩患处,热漱冷吐,频用为妙。

【功用与主治】齿根挺出,牙龈溃烂痒痛,血出不止者。

编号：021

方名：黄芩散

方剂组成与剂量

药名	用量	药名	用量	药名	用量
黄芩	0.3 g	升麻	0.3 g	黄连	0.3 g
大青	0.3 g	虾蟆	0.3 g	角蒿	0.3 g
黄柏	15 g				

【出处】《圣济总录》卷一七二。

【制法与用法】上为细散。每用 1 g，贴齿龈上，有涎即吐。如患干湿癣，以口脂和，涂疮上；或腊月猪脂和亦得。

【功用与主治】小儿口齿疳。唇口痒痛及干湿癣。

第十二章　喉（咽）瘑痒

编号：001　　　　　　　　　　　　　　方名：**广笔鼠粘汤**

方剂组成与剂量

药名	用量		药名	用量		药名	用量
贝母	10 g		鼠粘子	6 g		玄参	7.5 g
射干	6 g		甘草	7.5 g		栝楼根	6 g
怀生地	10 g		白僵蚕	3 g		连翘	6 g
竹叶	二十片						

【出处】《医宗金鉴》卷六十六。

【制法与用法】水二盅,煎八分,饥时服。

【功用与主治】喉癣内热,咽嗌暗红,痛痒而燥,时吐臭涎,妨碍饮食。

编号：002　　　　　　　　　　　　　　方名：**西风暴雨方**

方剂组成与剂量

药名	用量		药名	用量		药名	用量
天冬	10 g		玉竹	12 g		麦冬	6 g
泽泻	3 g		生地	15 g		防风	3 g
磁石	1.5 g		荆芥	6 g		黄芪	4.5 g
当归	3 g		白芍	10 g		木通	6 g
栀子	10 g		苍术	6 g		茯苓	10 g
前仁	10 g		雄黄	4.5 g			

【出处】《喉科种福》卷四。

【制法与用法】水煎服。

【功用与主治】脾湿积热,郁蒸干喉所致的虫喉症,久而喉烂生虫,且痒且痛。

编号：003

方名：百部酒（二）

方剂组成与剂量

药名	用量	药名	用量	药名	用量
白薇	适量	紫菀	适量	百部	适量
玄参	适量	麦冬	适量	甘草	适量
五味子	适量	大力子	适量	白芥子	适量

【出处】《慈幼新书》卷二。

【制法与用法】水煎服。

【功用与主治】喉癣，由风火郁滞喉间，蒸湛生虫，或痛或痒，干燥枯涸，甚面红耳热而不可忍。

编号：004

方名：朱砂丸（二）

方剂组成与剂量

药名	用量	药名	用量	药名	用量
朱砂	30 g	川升麻	30 g	雄黄	30 g
杏仁	30 g	鬼臼	60 g	甘草	30 g
射干	30 g	麝香	15 g		

【出处】《太平圣惠方》卷三十五。

【制法与用法】上为末，入研药令匀，炼蜜为丸如梧桐子大。每服5～7丸，以粥饮送下，不拘时候。

【功用与主治】尸咽喉，痒痛不利。

编号：005

方名：东封丹

方剂组成与剂量

药名	用量	药名	用量
皂角末	适量	燕巢泥	适量
千步土	适量	秽桶下土	适量

【出处】《喉科种福》卷四。

【制法与用法】葱白捣汁，和烧酒调各药，敷喉外肿处。

【功用与主治】风火喉，痛而微痒，色鲜红，有表证者。

编号：006

方名：玄参甘桔茶

方剂组成与剂量

药名	用量	药名	用量
玄参	4.5 g	麦门冬	4.5 g
桔梗	3 g	甘草	1.5 g

【出处】《中药制剂手册》。

【制法与用法】上为粗末，和匀过筛，每袋重 13.5 g。每次一袋，用开水冲泡代茶饮。

【功用与主治】润肺生津，止喉痒。

【临床应用】李业永，刘德连采用玄参甘桔饮治疗慢性咽炎 50 例，总有效率为 86%，明显高于对照组（中外医疗，2014，25：38-40）。

编号：007

方名：化痰金丹

方剂组成与剂量

药名	用量	药名	用量	药名	用量
蒌仁	等份	胆南星	等份	清半夏	等份
枳壳	等份	青皮	等份	元芩	等份
花粉	等份	橘红	等份	陈皮	等份
大黄	等份	沉香	等份	海浮石	等份

【出处】《全国中药成药处方集》。

【制法与用法】上为极细末，炼蜜为丸，6 g 重。每服一丸，开水送下。

【功用与主治】润肺止咳，清热化痰。主要用于肺热发烧，咳嗽多痰，咽喉干痒，痰中带血。

【忌宜】忌咸凉食物。

编号：008

方名：调中人参丸

方剂组成与剂量

药名	用量	药名	用量	药名	用量
人参	0.3 g	青木香	0.3 g	桂皮	0.3 g
羌活	0.3 g	大麻仁	0.3 g	酸枣仁	0.3 g

【出处】《圣济总录》卷一二四。

【制法与用法】上为细末，炼蜜为丸，如梧桐子大。每服 20 丸，食后生姜汤送下，一日两次。

【功用与主治】咽喉中痒，咳嗽，状如伤寒。

编号：009

方名：劫营饮

方剂组成与剂量

药名	用量	药名	用量	药名	用量
白芷	3 g	当归	3 g	赤芍	2.4 g
川芎	3 g	羌活	6 g	陈皮	3 g
法夏	3 g	独活	6 g	苍术	10 g
茯苓	3 g	厚朴	3 g	防风	2.4 g
枳壳	3 g	桔梗	3 g	甘草	3 g
生姜	三片	苏叶	七皮	葱白	三茎

【出处】《喉科种福》卷三。

【制法与用法】先服本方，继以熏药，然后服夹攻饮，如此再熏，改投再攻饮。俟其痒止秽尽，烂出之紫红者便淡红色，乃以仙遗粮单服一月。

【功用与主治】杨梅毒喉，痒而且痛，饮食妨碍，其状如石榴去皮，颗颗分明有界而成板，生于喉咽之内，其色淡红而通亮，无涎丝，无垢腻，日久糜烂。

【忌宜】禁食发物、茶饮。

编号：010

方名：青灵丹

方剂组成与剂量

药名	用量	药名	用量	药名	用量
牛黄	0.3 g	冰片	0.3 g	胆矾	1 g
雄精	2.4 g	硼砂	2.4 g	儿茶	2.4 g
山豆根	2.4 g				

【出处】《外科证治全书》卷二。

【制法与用法】上为细末，用白梅三枚去核，共捣作 10 丸。分十口含服。

【功用与主治】虚火上炎之喉癣，喉间生红丝，如戈窑纹，又如秋海棠叶背，不闭不肿，气出如常，干燥而痒，饮食不遂。

【忌宜】宜清心戒欲，忌盐、酱及助火之物。

编号：011

方名：金露丸（二）

方剂组成与剂量

药名	用量	药名	用量	药名	用量
朱砂	3 g	白矾	0.3 g	甘草	15 g
铅霜	3 g	麝香	3 g	太阴玄精	0.3 g
蛇蜕皮	三条				

【出处】《普济方》卷六十二。

【制法与用法】上为末，炼蜜为丸，如皂荚子大。每服一丸，食后及夜卧时用薄绵裹，含化咽津。

【功用与主治】尸咽喉。风热毒气上攻，咽中痒痛。

编号：012

方名：定嗽散

方剂组成与剂量

药名	用量	药名	用量	药名	用量
汉防己	15 g	白茯苓	30 g	紫菀	30 g
款冬花	30 g	桔梗	30 g	桑白皮	30 g
紫苏茎叶	30 g	杏仁	30 g	贝母	30 g
甜葶苈	45 g	甘草	45 g	人参	15 g

【出处】《鸡峰普济方》卷十一。

【制法与用法】上焙干为末。每服 3 g，津液含化，徐徐咽之。

【功用与主治】十五种嗽，上气不顺，咽喉痒。

编号：013

方名：润喉丸

方剂组成与剂量

药名	用量	药名	用量	药名	用量
甘草粉	300 g	硼砂	15 g	食盐	15 g
玄明粉	30 g	酸梅	750 g		

【出处】《中医耳鼻喉科学》。

【制法与用法】共研为细末，以荸荠粉 250 g 为糊制丸，每丸重 3 g。含服。

【功用与主治】慢喉喑。语调嘶哑，日久不愈，喉部微痛不适，干燥，喉痒，干咳痰少。

编号：014

方名：润喉汤

方剂组成与剂量

药名	用量	药名	用量	药名	用量
熟地	30 g	山茱萸	12 g	麦冬	30 g
生地	10 g	桑白皮	10 g	甘草	3 g
贝母	3 g	薏仁	15 g		

【出处】《洞天奥旨》卷十六。

【制法与用法】水煎服。先服化癣神丹六剂后，续服本方。

【功用与主治】喉生癣疱，先痒后痛。

【加减】疱久则加肉桂 3 g。

编号：015

方名：含化金露丸

方剂组成与剂量

药名	用量	药名	用量	药名	用量
朱砂	3 g	白矾	0.3 g	甘草	15 g
铅霜	3 g	麝香	3 g	太阴玄精	0.3 g
蛇蜕皮	三条				

【出处】《太平圣惠方》卷三十五。

【制法与用法】上为末，炼蜜为丸，如皂荚子大。每用一丸，于食后及夜卧时用薄绵裹含化咽津。

【功用与主治】风热毒气，上攻喉中，咽喉痒痛。

编号：016

方名：黄芪汤（一）

方剂组成与剂量

药名	用量	药名	用量	药名	用量
黄芪	60 g	人参	30 g	桂心	15 g
甘草	30 g	赤茯苓	45 g		

【出处】《圣济总录》卷一二三。

【制法与用法】上为粗末。每服 6 g，水一盏，加生姜半分（拍破），入枣两枚（擘），煎至五分，去滓，空腹食前各一服。

【功用与主治】咽喉中肿痒，微嗽声不出。

编号：017

方名：麻仁散

方剂组成与剂量

药名	用量
芝麻	不拘多少

【出处】《三因极一病症方论》卷十六。

【制法与用法】上为末，白汤点服。

【功用与主治】谷贼尸咽。此因误吞谷芒，咽喉中痒，抢刺痒痛。

编号：018

方名：清燥汤

方剂组成与剂量

药名	用量	药名	用量	药名	用量
天冬	6 g	麦冬	6 g	白芍	3 g
款冬花	4 g	甘草	3 g	百合	6 g
当归	4.5 g	生地	6 g	栀仁	3 g
丹皮	3 g	桔梗	4.5 g		

【出处】《会约》卷八。

【制法与用法】水煎服。

【功用与主治】肺被火烁，咳痰不爽，喉痒便燥，脉不虚者。

【加减】干燥喘嗽者，加熟地 10 g。

编号：019

方名：清火宁肺汤

方剂组成与剂量

药名	用量	药名	用量	药名	用量
当归	6 g	白芍	6 g	青蒿	3 g
生地	6 g	麦冬	6 g	栀子	3 g
黄芩	3 g	甘草	3 g		

【出处】《会约》卷九。

【制法与用法】水煎服。

【功用与主治】水亏于下，火烁肺金，喉痒咳嗽，尺脉滑数。

编号：020

方名：清金化癣汤

方剂组成与剂量

药名	用量	药名	用量	药名	用量
润玄参	适量	剖麦冬	适量	白苏子	适量
白薇	适量	生甘草	适量	炙紫菀	适量
牛蒡子	适量	白芥子	适量	蒸百部	适量

【出处】《喉科家训》卷二。

【制法与用法】水煎服。

【功用与主治】虚火上炎,肺金太旺,咽喉燥痒,红丝点粒缠绕,饮食阻碍,微痛,久则喉哑,失音。

编号：021

方名：清热宁肺汤

方剂组成与剂量

药名	用量	药名	用量	药名	用量
桔梗	4.5 g	麦冬	3 g	黄芩	3 g
甘草	3 g	半夏	3 g	陈皮	3 g
麻黄	1.2 g	连翘	2.4 g	栝楼	2.4 g
桑白皮	3 g	枳壳	3 g		

【出处】《会约》卷四。

【制法与用法】水煎服。

【功用与主治】寒郁变热,肺燥喉痒,咳嗽不宁。

【加减】夏月可加马兜铃 1 g。

编号：022

方名：雄黄散（四）

方剂组成与剂量

药名	用量	药名	用量	药名	用量
雄黄	0.3 g	安息香	0.3 g	露蜂房	0.3 g
桃仁	0.6 g	麝香	少许		

【出处】《仁斋直指方论》卷八。

【制法与用法】上为末。每用 3 g,生艾叶入生蜜研汁夹和,临卧含化。仍烧艾,以管子吸烟熏喉。

【功用与主治】传痨劳嗽,肺管有虫,令人喉痒。

编号：023

方名：紫菀散

方剂组成与剂量

药名	用量	药名	用量	药名	用量
紫菀	0.6 g	贝母	0.6 g	桑根白皮	0.6 g
桔梗	0.6 g	柴胡	0.6 g	麦门冬	0.6 g
赤茯苓	0.6 g	百部	0.6 g	甘草	0.3 g
杏仁	30 g				

【出处】《圣济总录》卷一二四。

【制法与用法】上为粗末，每服10 g，水一盏，煎至七分，去滓，食后温服，一日三次。

【功用与主治】咽喉痒，咳嗽。

编号：024

方名：滋阴清肺汤

方剂组成与剂量

药名	用量	药名	用量	药名	用量
鲜生地	适量	鲜金钗	适量	京玄参	适量
剖麦冬	适量	霜桑叶	适量	川尖贝	适量
湖丹皮	适量	生甘草	适量	枇杷叶	适量
甜梨汁	适量				

【出处】《喉科家训》卷四。

【制法与用法】水煎服。

【功用与主治】疫疠喉症，转机之后，肺胃余热未清，肾阴不足，舌绛而下，喉虽清爽，燥痒无津，脉仍数者。

编号：025

方名：溉喉汤

方剂组成与剂量

药名	用量	药名	用量
熟地	60 g	麦冬	30 g
甘草	3 g	白薇	1.5 g

【出处】《辨证录》卷十。

【制法与用法】水煎服。先用白薇汤十剂杀其虫，后用本汤三十剂。

【功用与主治】补肾水，益肺气，滋其化源。喉癣，或痛或痒而为癣。

编号：026

方名：阿胶黄芩汤

方剂组成与剂量

药名	用量	药名	用量	药名	用量
陈阿胶	10 g	青子芩	10 g	甜杏仁	6 g
生桑皮	6 g	生白芍	3 g	生甘草	2.4 g
鲜车前草	15 g	甘蔗梢	15 g		

【**出处**】《重订通俗伤寒论》。

【**制法与用法**】先用生糯米 30 g,开水泡取汁出,代水煎药。

【**功用与主治**】清润肺燥以坚肠。秋燥伤寒,暑从火化,肺燥肠热,喉痒干咳,咳甚则痰黏带血,血色鲜红,胸胁串痰。

第十三章　胃（脐）瘑痒

编号：001　　　　　　　　　　　　　　　　　方名：**三妙散**

方剂组成与剂量

药名	用量	药名	用量	药名	用量
槟榔	等份	苍术	等份	黄柏	等份

【出处】《医宗金鉴》卷六十七。

【制法与用法】上为细末，干撒肚脐；治湿癣，以苏合油调搽。

【功用与主治】止痒渗湿。主治脐痈，脐中不痛不肿，甚痒，时津黄水，浸淫成片。

【加减】湿热浸润型湿疹以三妙散为基本方（黄柏 12 g、炒苍术 10 g、槟榔 12 g）、生苡仁 20 g、牡丹皮 10 g、土茯苓 30 g、苦参 15 g、连翘 15 g、生地 10 g、生甘草 5 g；痒甚伴大便干燥、烦躁不安者加大黄 10 g、白鲜皮 15 g、防风 15 g、炒枣仁 30 g，祛风止痒通便泻热、除烦；伴有感染化脓者加蒲公英 30 g、白花蛇舌草 30 g（中国现代医生，2010）。

【忌宜】忌酒、面、生冷、果菜。

【临床报道】王京红，应用加味三妙散治疗湿疹 30 例，效果显著（中国现代医生，2010，28：46+48）。

编号：002　　　　　　　　　　　　　　　方名：**黄连平胃散**

方剂组成与剂量

药名	用量	药名	用量	药名	用量
黄连	15 g	陈皮	10 g	厚朴	10 g
甘草	6 g	苍术	30 g		

【出处】《医宗金鉴》卷六十七。

【制法与用法】为细末。每服三钱，白滚水调眼，外用三妙散干撒渗湿即愈。

【功用与主治】脐痈溃后，肠胃湿热积久。脐中不痛、不肿，甚痒，时津黄水。

【忌宜】忌酒、面、生冷、果菜，不致再发。

编号：003

方名：芩连上平胃散

方剂组成与剂量

药名	用量	药名	用量	药名	用量
黄连	9 g	陈皮	9 g	苍术	30 g
生甘草	9 g	茯苓	30 g	厚朴	10 g

【出处】《外科正治全书》卷三。

【制法与用法】上为细末。每服 10 g，白滚汤调下。外撒三妙散。

【功用与主治】肠胃积湿，脐中不痛不肿甚痒，时流黄水，或浸淫成片。

【加减】无热，当去黄连，加防风 10～15 g。

【忌宜】忌酒、面、生冷、果菜。

编号：004

方名：化痒汤

方剂组成与剂量

药名	用量	药名	用量	药名	用量
炒栀子	10 g	甘草	6 g	天花粉	10 g
白芍	12 g	柴胡	10 g		

【出处】《石室秘录》卷四。

【制法与用法】水煎服。

【功用与主治】内火郁结而不散，致胃肠中作痒，而无法搔扒者。

第十四章　腰（背）瘑痒

编号：001　　　　　　　　　　　　　　方名：变阳汤

方剂组成与剂量

药名	用量	药名	用量	药名	用量
人参	60 g	黄芪	60 g	金银花	250 g
附子	3 g	荆芥	10 g	柴胡	6 g
白芍	30 g	天花粉	15 g	生甘草	15 g

【出处】《辨证录》卷十三。

【制法与用法】井花水煎汁二碗服，滓再煎。服后阴必变阳作痛。再一剂，而痛亦消；再一剂，痊愈。

【功用与主治】背痈。背心发瘭，痒甚，已而背如山重，悠悠发红晕，如盘之大。

编号：002　　　　　　　　　　　　　　方名：六生散

方剂组成与剂量

药名	用量	药名	用量	药名	用量
生地黄根	1 000 g	生姜	500 g	生菖蒲根	500 g
生枸杞根	500 g	生乌头	500 g	生章陆根	500 g

【出处】《医心方》卷十三引《范汪方》。

【制法与用法】药合七斤，煮洗之，停令燥，粗切之。美酒二斗，都合渍三四日，出晒之，暮则还着酒中，趣令汁尽止，为末。每服 1 g，酒下，一日三次。十日之后增至 3 g。

【功用与主治】补诸不足，令人肥白。主治阴虚血麻，周痹身体拘痛，腰膝痒。

【忌宜】忌猪羊肉、冷水、芜荑、饧。

编号：003

方名：神妙生肌散

方剂组成与剂量

药名	用量	药名	用量	药名	用量
乳香	3 g	没药	6 g	孩儿茶	3 g
血竭	3 g	赤石脂	3 g	海螵蛸	3 g
轻粉	1 g	龟甲	3 g	鳖甲	3 g
硼砂	6 g	水银	3 g	黑铅	3 g

【出处】《古今医鉴》卷十五。

【制法与用法】将银、铅同煎化，将前药各为末，入银、铅于内，研极细。撒疮上。

【功用与主治】痈疽发背，诸般疮毒，溃烂疼痛。

编号：004

方名：消阴助阳汤

方剂组成与剂量

药名	用量	药名	用量	药名	用量
党参	15 g	生甘草	10 g	花粉	10 g
焦白术	30 g	生黄芪	30 g	银花	60 g
肉桂	3 g	乳香	3 g	当归	15 g

【出处】《梅氏验方新编》卷七。

【制法与用法】水煎服。

【功用与主治】大补气血。主治两背忽生疮成痈，痒甚未溃，属阴症者。

第十五章　四肢（手、脚）瘙痒

编号：001　　　　　　　　　　　　　　　　　　　　**方名：小麦汤**

方剂组成与剂量

药名	用量	药名	用量
小麦	半升	穣草	三握

【出处】方出《太平圣惠方》卷九十一，名见《圣济总录》卷一八二。

【制法与用法】上药用醋一升，水二升，同煮至一升，去滓，温如人体，洗两脚，夜间频洗。

【功用与主治】小儿冻脚成疮，或痒或痛。

编号：002　　　　　　　　　　　　　　　　　　　　**方名：壬癸散**

方剂组成与剂量

药名	用量
水龙骨	适量

【出处】《青囊秘传》。

【制法与用法】上为末。掺之。

【功用与主治】脚丫湿痒。

编号：003　　　　　　　　　　　　　　　　　　　　**方名：乌金膏（二）**

方剂组成与剂量

药名	用量	药名	用量
桐油	500 g	黄蜡	45 g

【出处】《青囊秘传》。

【制法与用法】入研细大黄末 500 g，搅匀，再入冰片 0.6 g。摊贴。

【功用与主治】足三阴湿热，腿脚红肿皮破，脂脓浸淫不止，痛痒非常者。

编号：004　　　　　　　　　　　　　　　**方名：马齿苋膏（二）**

方剂组成与剂量

药名	用量	药名	用量	药名	用量
马齿苋	15 g	黄丹	10 g	黄柏	10 g
枯白矾	10 g	孩儿茶	10 g	轻粉	3 g

【出处】《丹溪心法附余》。

【制法与用法】上为细末,和匀后入轻粉,用生桐油调摊于厚桐油纸上。用葱椒汤洗净患处,贴之。

【功用与主治】两足血风疮,并两脚背风湿疮,疼痒至骨。

编号：005　　　　　　　　　　　　　　　**方名：大黄左经汤**

方剂组成与剂量

药名	用量	药名	用量	药名	用量
大黄	等份	细辛	等份	茯苓	等份
防己	等份	羌活	等份	黄芩	等份
前胡	等份	枳壳	等份	厚朴	等份
甘草	等份	杏仁	等份	升麻	等份

【出处】《三因极一病症方论》卷三。

【制法与用法】上锉散。每服四大钱,水一盏半,加生姜三片,大枣一个,煎七分,去滓,空腹热服。

【功用与主治】风寒暑湿,四肢疮痒浸淫。

编号：006　　　　　　　　　　　　　　　**方名：当归拈痛散**

方剂组成与剂量

药名	用量	药名	用量	药名	用量
当归	3 g	防风	3 g	黄芪	3 g
甘草	1.5 g	黄柏	2.4 g	玄参	2.4 g
人参	2.4 g	茯苓	2.4 g	白术	2.4 g
苍术	2.4 g	干葛	1.8 g	升麻	1.8 g
知母	2.4 g	茵陈	1.8 g	羌活	1.8 g

【出处】《玉案》卷二。

【制法与用法】水两盅,煎八分服。

【功用与主治】湿热为病,肢节烦疼,肩背沉重,流注足胫,痛不可忍,口干壮热,两足湿毒湿疮痛痒。

编号：007

方名：朱砂丸（三）

方剂组成与剂量

药名	用量	药名	用量	药名	用量
天灵盖	一个	柴胡	3 g	白术	3 g
麝香	3 g	槟榔	1 个		

【出处】《幼幼新书》卷二十四引洪州张道人方。

【制法与用法】上为末,蒸枣肉为丸,如麻子大。每服 3 丸,米饮枣汤送服。

【功用与主治】脊疳,十指甲痒痛,头发焦干,腹肚虚鸣,脊骨如银,时时下利,状如青淀或脓或血。

编号：008

方名：异方黄芪丸

方剂组成与剂量

药名	用量	药名	用量	药名	用量
黄芪	等份	茴香	等份	川乌头	等份
川苦楝	等份	乌药	等份	沙苑	等份
白蒺藜	等份	赤小豆	等份	防风	等份
川椒	等份	地龙	等份	川狼毒	等份
海桐皮	等份	威灵仙	等份	陈皮	等份

【出处】《魏氏家藏方》卷八。

【制法与用法】上为细末,酒煮面糊为丸,如梧桐子大。每服五七十丸,茶、酒任下,早、晚食前各一服。

【功用与主治】肾脏风上攻头目,如风雨流注,脚膝痒痛。

编号：009

方名：五味子汤

方剂组成与剂量

药名	用量	药名	用量	药名	用量
川牛膝	等份	防己	等份	槟榔	等份
赤芍药	等份	五味子	等份	牛蒡子	等份

【出处】《外科活人定本》卷一。

【制法与用法】水煎,空腹服。

【功用与主治】足跟痈疽,初起发痒。

编号：010

方名：五味败毒散

方剂组成与剂量

药名	用量	药名	用量	药名	用量
羌活	等份	独活	等份	前胡	等份
柴胡	等份	枳壳	等份	桔梗	等份
甘草	等份	人参	等份	茯苓	等份
川芎	等份	大黄	等份	苍术	等份
蝉蜕	等份				

【出处】《赤水玄珠》卷十一。

【制法与用法】每服 12 g，加生姜三片，薄荷头一个，水一盅半，煎一盅，热服。

【功用与主治】脚踝上热肿痒。

编号：011

方名：升葛散

方剂组成与剂量

药名	用量	药名	用量	药名	用量
升麻	3 g	葛根	3 g	独活	3 g
雄黄	3 g	樟脑	3 g	硼砂	3 g
冰片	1.5 g				

【出处】《卫生鸿宝》卷二引《卢氏信验方》。

【制法与用法】上为细末，瓷瓶贮。适量搽。

【功用与主治】脚气痒痛，并治下疳。

编号：012

方名：抉壅汤

方剂组成与剂量

药名	用量	药名	用量	药名	用量
苍术	适量	薏仁	适量	木瓜	适量
牛膝	适量	川芎	适量	羌活	适量
独活	适量	木通	适量	防风	适量
肉桂	适量				

【出处】《外科证治全书》卷三。

【制法与用法】水煎，温服。愈后接服六斤丸调补。

【功用与主治】湿伤脾胃，外复感风寒暑湿，内外相搏，气血不行，致生脚气，两脚酸软，痒痛。

编号：013

方名：青黛散（五）

方剂组成与剂量

药名	用量	药名	用量	药名	用量
青黛	60 g	麝香	30 g	雄黄	30 g
朱砂	30 g	石盐	30 g	蚺蛇胆	30 g
盐绿	30 g	细辛	30 g	黄矾	30 g
熏陆香	30 g	黄连	30 g	黄柏	30 g
苦参	30 g	杏仁	30 g	桂心	30 g
干姜	30 g	藜芦	15 g	莨菪子	15 g
附子	15 g				

【出处】《幼幼新书》卷二十四引《婴孺》。

【制法与用法】上为散，坩盒收之。量病传药，若疳在内，以井花水调下，三服止，且将息，不减，再服一杏仁许。三岁 1.5 g。

【功用与主治】小儿脊疳，疳蚀脊膂，十指皆痒，自咬甲，头发焦干，两臂虚空，脊梁如锯，有时腹胀，有时下痢。

【禁忌】忌浆水、热面、猪、鱼、鸡、蒜、蒜等一切动风物。

编号：014

方名：虎骨散（二）

方剂组成与剂量

药名	用量	药名	用量	药名	用量
虎胫骨	60 g	天麻	30 g	木香	30 g
附子	45 g	肉苁蓉	45 g	甘草	15 g
白鲜皮	30 g	败龟板	30 g	五味子	30 g
海桐皮	30 g	葛根	30 g	山芋	30 g
桃仁	30 g	白茯苓	30 g	沉香	30 g
槟榔	30 g	桂心	30 g	大腹皮	30 g
青皮	30 g	白蒺藜	30 g	黄芪	30 g
川芎	30 g	羌活	30 g		

【出处】《奇效良方》卷二。

【制法与用法】上为细末。每服 4 g，空腹、临卧温酒或盐汤调下。

【功用与主治】风腰脚疼痛，下注脚膝，行步不得，或肿痒，或在两膝肿疼痛，久疗不愈，渐致足胫细小少力。

编号：015

方名：矾石四物汤

方剂组成与剂量

药名	用量
四物汤加矾石	少许

【出处】《普济方》卷二九九引《海上方》。

【制法与用法】煎四物汤，研矾石末少许，搀入同服，再煎滓洗之，甚妙。

【功用与主治】手缝痒。

编号：016

方名：砒油方

方剂组成与剂量

药名	用量
红砒	3 g

【出处】《外科证治全书》卷三。

【制法与用法】上药用麻油 30 g，煎至砒枯烟尽为度，去砒留油听用。凡患风之处，先以火烘皮热，以油搽之。一日三次，至愈乃止。

【功用与主治】鹅掌风，手足掌心，燥痒起皮，坚厚枯裂。

编号：017

方名：牵牛子丸

方剂组成与剂量

药名	用量	药名	用量	药名	用量
牵牛子	不拘多少	青橘皮	30 g	木通	30 g
陈橘皮	30 g	桑根白皮	30 g	芍药	30 g
瓜蒌根	60 g				

【出处】《外台秘要》卷十五引《延年秘录》。

【制法与用法】上六味为末，每牵牛子 500 g，入余药末 120 g，拌和令匀，炼蜜为丸，如梧桐子大。每服 20 丸，随其汤使，血风瘙痒，枳壳酒送下。

【功用与主治】脚气，血风瘙痒。

编号：018

方名：宽筋丸

方剂组成与剂量

药名	用量	药名	用量	药名	用量
防风	30 g	荆芥	30 g	麻黄	30 g
干木瓜	30 g	独活	30 g	牛膝	15 g
草乌头	60 g	黑豆	30 g		

【出处】《普济方》卷二四〇。

【制法与用法】上末和匀，醋糊为丸，如梧桐子大。每服十丸，渐加至 20～30 丸，食后温茶或酒送服。

【功用与主治】治脚气疼痒。

编号：019

方名：桑根白皮汤

方剂组成与剂量

药名	用量	药名	用量	药名	用量
桑根白皮	1 g	羚羊角	15 g	漏芦	1 g
茯神	1 g	败酱	1 g	木通	1 g
川芎	1 g				

【出处】《圣济总录》卷十。

【制法与用法】上为粗末。每服 10 g，水一盏半，煎至一盏，去滓，入生地黄汁半盏，更煎令沸。空腹、日午、临卧温服。

【功用与主治】风腰脚不遂，或痛或痒，肿硬如石，胫中少力。

编号：020

方名：捷应散

方剂组成与剂量

药名	用量
羯羊粪	适量

【出处】《医学纲目》卷二十。

【制法与用法】上为末，安于瓦上，手把竹柴火烧作灰，又研细。先用葱、椒汤洗之，次用香油调厚敷上，以山茶花叶掩之，帛缚四五日即可。

【功用与主治】脚湿气成疮，痒不可当，爬之流黄水。

编号：021

方名：黄柏散（三）

方剂组成与剂量

药名	用量	药名	用量	药名	用量
胡椒	15 g	黄柏	10 g	黄连	10 g
防风	10 g	大枫肉	6 g	枯矾	6 g
大茴香	10 g	花椒	10 g	雄黄	1.5 g
硫黄	1.5 g	槟榔	二枚	斑蝥	十个
潮脑	4.5 g				

【出处】《疡医大全》卷二十八。

【制法与用法】上为末。腊猪油调搽。如麻木者,亦可擦其痒;搔破擦之则皮自然如旧矣。

【功用与主治】手足皮枯,痒如疥癣。

编号：022

方名：银松散

方剂组成与剂量

药名	用量	药名	用量	药名	用量
银朱	3 g	松香	9 g	冰片	6 g

【出处】《中西医结合皮肤病学》。

【制法与用法】上为细末,加花生油调敷。

【功用与主治】解毒杀菌,消炎止痒。

【功用与主治】皮炎,掌跖脓疱病,脓疱性或水疱性湿疹等。

编号：023

方名：脚气粉

方剂组成与剂量

药名	用量	药名	用量
六一散	9 g	枯矾	3 g

【出处】《朱仁康临床经验集》。

【制法与用法】上为细末。掺脚缝内。

【功用与主治】收湿止痒。主治脚气渗水,糜烂发痒。

编号：024

方名：**脚癣粉**

方剂组成与剂量

药名	用量	药名	用量	药名	用量
轻粉	120 g	硫黄	120 g	滑石	90 g
熟硼砂	24 g	枯矾	24 g	樟脑	24 g
冰片	6 g				

【出处】《外伤科学》。

【制法与用法】上为细末。直接干撒患处，每日多次。

【功用与主治】解毒杀虫，干燥止痒。主治足癣、股癣。

编号：025

方名：**密陀僧散**

方剂组成与剂量

药名	用量	药名	用量	药名	用量
密陀僧	30 g	石膏	6 g	枯矾	6 g
白矾	6 g	轻粉	3 g		

【出处】《疡医大全》卷二十七。

【制法与用法】上研细末。桐油调搽，湿则干掺。

【功用与主治】脚丫痒烂。

编号：026

方名：**海桐皮散（一）**

方剂组成与剂量

药名	用量	药名	用量
海桐皮	30 g	草乌头	30 g
地龙	30 g	蒺藜子	30 g

【出处】《圣济总录》卷八十三。

【制法与用法】上为散，每服 4 g，空腹、夜卧冷酒调下。

【功用与主治】湿脚气，及肾脏风下注，满脚生疮痒痛，脓水出。

编号：027　　　　　　　　　　　　　　　**方名：犀角丸**

方剂组成与剂量

药名	用量	药名	用量	药名	用量
犀角	15 g	防风	30 g	白花蛇	30 g
丁香	30 g	木香	30 g	桂	15 g
独活	30 g	丹砂	60 g	麝香	0.3 g
龙脑	0.3 g	天麻	30 g	人参	30 g
天南星	60 g				

【出处】《圣济总录》卷十二。

【制法与用法】上为细末，入研药和匀，炼蜜为丸，如鸡头实大。每服一丸，细嚼，以荆芥或温酒送下，不拘时候。

【功用与主治】肌肉颤动，头目昏眩，肢节麻痹，瘙痒疼痛。

编号：028　　　　　　　　　　　　　　　**方名：天南星丸**

方剂组成与剂量

药名	用量	药名	用量	药名	用量
天南星	1 g	白芷	45 g	麻黄	30 g
防风	45 g	羌活	15 g	独活	15 g
川芎	15 g	天麻	15 g	白芍药	15 g
桔梗	15 g	细辛	15 g	白僵蚕	15 g
甘草	0.45 g	干姜	0.3 g	龙脑	3 g
麝香	0.3 g				

【出处】《圣济总录》卷七。

【制法与用法】上药除研外，为细末，和令匀，炼蜜为丸，如杏核大，丹砂为衣。每服一丸，细嚼，以薄荷温酒送下，不拘时候。

【功用与主治】手足肿痒疼痛。

第十六章 两阴及周边部位瘙痒

编号：001

方名：十全阴疳散

方剂组成与剂量

药名	用量	药名	用量	药名	用量
川芎	等份	当归	等份	白芍	等份
地榆	等份	甘草	等份		

【出处】《傅青主女科》。

【制法与用法】水五碗,煎二碗,去滓熏,日三夜四,先熏后洗。

【功用与主治】阴蠚疮,或痛或痒,如虫行状,脓汁淋漓,阴蚀几尽,因心肾烦郁,胃气虚弱,气血流滞者。

编号：002

方名：安肾丸

方剂组成与剂量

药名	用量	药名	用量	药名	用量
川乌	90 g	川草薢	90 g	茴香	90 g
杜仲	90 g	蜀椒	90 g	当归	90 g
木瓜	90 g	柏子仁	90 g	菟丝子	90 g
熟地黄	90 g	川楝子	105 g	泽泻	60 g
远志	60 g	川巴戟	60 g	牛膝	60 g
肉苁蓉	60 g	胡芦巴	60 g	山茱萸	60 g
白茯苓	60 g	蛇床子	60 g	破故纸	120 g
苍术	150 g				

【出处】《普济方》卷二二七。

【制法与用法】上为细末,酒糊为丸,如梧桐子大。

【功用与主治】阴囊湿痒。

编号：003

方名：三黄散

方剂组成与剂量

药名	用量	药名	用量	药名	用量
大黄	15 g	黄芩	15 g	黄芪	15 g
芍药	8 g	玄参	19 g	丹参	19 g
吴茱萸	31 g				

【出处】《备急千金要方》卷三。

【制法与用法】上药治下筛。酒服 3 g，一日三次。

【功用与主治】主治阴中痒入骨肉。

编号：004

方名：干荷叶散

方剂组成与剂量

药名	用量	药名	用量
干荷叶	等份	牡蛎粉	等份
蛇床子	等份	浮萍草	等份

【出处】《普济方》卷三〇一。

【制法与用法】上为细末，用罗筛。每次用两匙，水一碗，同煎三五沸，滤去滓，淋汁洗。避风冷。

【功用与主治】主治阴囊肿痛，湿润瘙痒，及阴萎弱。

编号：005

方名：下瘤丸

方剂组成与剂量

药名	用量	药名	用量	药名	用量
枯矾	180 g	铜绿	15 g	桃仁	30 g
雄黄	30 g	五味子	15 g		

【出处】《集成良方三百种》上册。

【制法与用法】上为细末，炼蜜为丸，每丸重一钱，雄黄为衣。用时纳阴中。

【功用与主治】除小肠湿热。治妇人阴中生物，如蛇如茄，痛痒难忍。

编号：006

方名：下瘤锭

方剂组成与剂量

药名	用量	药名	用量	药名	用量
蛇床子	15 g	枯矾	30 g	川椒	10 g
樟脑	10 g	雄黄	12 g	芥穗	10 g
五倍子	10 g	硇砂	10 g		

【出处】《北京市中药成方选集》。

【制法与用法】上为细末，过罗，炼老蜜为锭，重 12 g。用丝棉包裹，长绳捆好。每次一锭，坐入阴门内，将绳留在外边。

【功用与主治】清热，去湿，止痒。主治阴门刺痒，湿热下注，溃流黄水。

编号：007

方名：大黄散

方剂组成与剂量

药名	用量	药名	用量	药名	用量
川大黄	30 g	黄芩	30 g	赤芍药	15 g
玄参	15 g	黄芪	30 g	丹参	15 g
山茱萸	15 g	蛇床子	15 g		

【出处】《太平圣惠方》卷七十三。

【制法与用法】上为细散。每服 6 g，食前以温酒调下。

【功用与主治】主治妇人阴痒。

编号：008

方名：阳起石丸

方剂组成与剂量

药名	用量	药名	用量	药名	用量
远志	15 g	阳起石	30 g	沉香	30 g
北五味	30 g	鹿茸	30 g	酸枣仁	30 g
桑螵蛸	30 g	白龙骨	30 g	白茯苓	30 g
钟乳粉	30 g	天雄	30 g	菟丝子	60 g

【出处】《普济方》卷二二四。

【制法与用法】上为末，炼蜜为丸，如梧桐子大，每服 40～50 丸，炒茴香、白茯苓煎汤吞下。

【功用与主治】助阴壮阳。治疗阴部冷痛瘙痒生疮。

编号：009

方名：大豆甘草汤

方剂组成与剂量

药名	用量	药名	用量
甘草	90 g	丹参	90 g
黄芩	90 g	白蔹	90 g

【出处】《杏苑生春》卷八。

【制法与用法】上切片，每用 15 g，水一升，煎沸 10 次，帛蘸药敷于患处。

【功用与主治】茎上湿痒作疮。

编号：010

方名：大贯众平胃散

方剂组成与剂量

药名	用量	药名	用量	药名	用量
贯众	等份	苍术	等份	厚朴	等份
陈皮	等份	甘草	等份		

【出处】《古今医统大全》卷八十三。

【制法与用法】上为细末。每服 6 g，熟煮猪肝拌药末，入阴户内。

【功用与主治】主治妇人阴中生虫，痛痒不定。

编号：011

方名：小浴方

方剂组成与剂量

药名	用量	药名	用量	药名	用量
川椒	45 g	苦参	45 g	蛇床子	45 g
香附子	30 g	白矾	30 g	白芷	30 g
狗脊	30 g	细辛	30 g	桂心	1 g

【出处】《奇效良方》卷五十四。

【制法与用法】上切片。每用药一两，以水三升，煎至二升，去滓，倾入盆子内，但趁热气坐盆子上熏之，良久通身，便洗患处，甚者不过三两度。

【功用与主治】虚劳，阴湿痒生疮。

编号：012

方名：当归汤

方剂组成与剂量

药名	用量	药名	用量	药名	用量
当归	60 g	甘草	30 g	川芎	30 g
芍药	30 g	地榆	90 g		

【出处】《刘涓子鬼遗方》。

【制法与用法】以水五升，煮取三升。洗之，日三夜一。

【功用与主治】妇人阴蚀生疮，或痛或痒，如虫行，淋露脓汁。

【加减】《备急千金要方》里有蛇床子一两，无川芎。

编号：013

方名：小菟丝子丸

方剂组成与剂量

药名	用量	药名	用量
石莲肉	60 g	菟丝子	150 g
白茯苓	30 g	山药	60 g

【出处】《太平惠民和剂局方》卷五。

【制法与用法】上为细末，用山药糊搜和为丸，如梧桐子大。每服59丸，空腹温酒或者盐汤送服。

【功用与主治】肾气虚损，五劳七伤，少腹拘急，四肢酸疼，面色黧黑，唇口干燥，目暗耳鸣，心忪气短，夜梦惊恐，精神困倦，喜怒无常，悲忧不乐，饮食无味，举动乏力，心腹胀满，脚膝痿缓，小便滑数，房室不举，股内湿痒，水道涩痛，小便出血，时有遗沥。

编号：014

方名：芎归汤

方剂组成与剂量

药名	用量	药名	用量	药名	用量
川芎	等份	当归	等份	白芷	等份
甘草	等份	龙胆草	等份		

【出处】《外科正宗》卷四。

【制法与用法】每用15克，煎汤洗患处。

【功用与主治】治阴痒。

编号：015

方名：小腊茶煎

方剂组成与剂量

药名	用量	药名	用量
铜钱	一百个	乌头	七个

【出处】《鸡峰普济方》卷二十二。

【制法与用法】以水一碗半，煎至一碗，趁热洗。

【功用与主治】阴疮，痒痛出水，久不愈。

编号：016

方名：扫瘙丸

方剂组成与剂量

药名	用量	药名	用量	药名	用量
当归	15 g	川芎	15 g	白芍	15 g
生地	15 g	栀子	15 g	连翘	15 g
滑石	15 g	黄连	6 g	柴胡	10 g
木通	10 g	芦荟	10 g	银花	10 g
甘草	10 g	泽泻	12 g	防风	12 g
黄芩	12 g	麦冬	12 g		

【出处】《北京市中药成方选集》。

【制法与用法】上为细末，过罗，每205 g细粉，兑薄荷冰6 g，混合均匀，炼蜜为丸，重10 g，蜡皮封固。每服一丸，温开水送下，一日两次。

【功用与主治】和肝调血，清热利湿。主治妇人肝郁气滞，湿热下注，阴门刺痒，各种瘙证。

编号：017

方名：川椒白芷散

方剂组成与剂量

药名	用量	药名	用量
川椒	30 g	白芷	45 g

【出处】《女科秘要》。

【制法与用法】水煎，服头煎；以二煎日洗患处数次。

【功用与主治】有孕房事不节，阳精留蓄，阴门作痒。

编号：018

方名：肉苁蓉丸（一）

方剂组成与剂量

药名	用量	药名	用量	药名	用量
肉苁蓉	1.2 g	菟丝子	1.2 g	蛇床子	1.2 g
五味子	1.2 g	远志	1.2 g	续断	1.2 g
杜仲	1.2 g				

【出处】《医心方》卷二十八。

【制法与用法】上药治下筛，炼蜜为丸，如梧桐子大。平旦服五丸，一日两次。

【功用与主治】补精，益气力，令人好颜色。男子五劳七伤，阳痿不起，积有十年痒湿，小便滴沥，溺时赤时黄。

编号：019

方名：肉苁蓉丸（二）

方剂组成与剂量

药名	用量	药名	用量	药名	用量
肉苁蓉	90 g	赤石脂	1 g	石韦	1 g
天雄	30 g	远志	1 g	石菖蒲	1 g
薯蓣	60 g	杜仲	30 g	山茱萸	30 g
白马茎	30 g	石斛	30 g	柏子仁	1 g
续断	30 g	牛膝	30 g	蛇床子	1 g
石南	30 g	细辛	1 g	防风	1 g
菟丝子	45 g	熟干地黄	45 g		

【出处】《太平圣惠方》卷二十六。

【制法与用法】上为末，炼蜜为丸，如梧桐子大，每服 30 丸，空腹及晚食前以温酒送下。

【功用与主治】五劳六极七伤，阴萎内虚，阴下湿痒。

编号：020

方名：大蒜丸

方剂组成与剂量

药名	用量
大蒜	不拘多少

【出处】《世医得效方》卷九。

【制法与用法】上药同淡豆豉末搜丸，如梧桐子大，朱砂为衣，每服 30 丸，大枣、灯芯煎汤送下。

【功用与主治】主治阴汗湿痒。

编号：021

方名：**八仙饮**

方剂组成与剂量

药名	用量	药名	用量	药名	用量
土茯苓	等份	陈皮	等份	茯苓	等份
木通	等份	当归	等份	金银花	等份
大黄	等份	川芎	等份		

【**出处**】《产科发蒙》。

【**制法与用法**】上药每服四钱,水二盏,煎一盏,温服。

【**功用与主治**】主治赤白带下不止,阴门瘙痒。

编号：022

方名：**艾叶汤**

方剂组成与剂量

药名	用量	药名	用量	药名	用量
防风	45 g	大戟	30 g	艾	75 g

【**出处**】《外台秘要》卷三十四。

【**制法与用法**】上切。以水一斗,煮取五升,温洗阴中,一日三次。

【**功用与主治**】主治阴疼阴痒。

编号：023

方名：**平补汤**

方剂组成与剂量

药名	用量	药名	用量	药名	用量
黄芪	60 g	芍药	60 g	甘草	30 g
人参	30 g	桂心	60 g	当归	60 g

【**出处**】《圣济总录》卷九十二。

【**制法与用法**】上为粗末,每服 6 g,水一盏,加生姜半分(劈碎),大枣二枚(去核),煎至七分,去渣,空腹温服,日午、夜卧再服。

【**功用与主治**】虚劳。胸中客热,恍惚发热。卧不得安,少腹拘急,小便余沥,临事阳弱,阴下湿痒,小便白浊。

【**加减**】如寒,加厚朴二两(去粗皮,生姜汁炙)。

【**忌宜**】孕妇忌用,胃弱者慎用。

编号：024

方名：石南散

方剂组成与剂量

药名	用量	药名	用量	药名	用量
石南叶	15 g	仙灵脾	15 g	蛇床子	15 g

【出处】《妇产科学》。

【制法与用法】上为细末。每服 15 g，一日三次，亦可改为汤剂煎服，如量作一剂。

【功用与主治】温肾助阳，祛风止痒。肾虚阳衰之外阴白斑。

编号：025

方名：石斛散

方剂组成与剂量

药名	用量	药名	用量	药名	用量
石斛	45 g	巴戟	30 g	桑螵蛸	1 g
菟丝子	30 g	杜仲	1 g		

【出处】《太平圣惠方》卷十四。

【制法与用法】上为细散，入菟丝子和匀。每服 6 g，食前温酒调下。

【功用与主治】肾气虚损，小便余沥，梦遗白浊，阴下湿痒。

编号：026

方名：龙胆泻肝汤（三）

方剂组成与剂量

药名	用量	药名	用量	药名	用量
柴胡梢	3 g	泽泻	3 g	车前子	1.5 g
木通	1.5 g	生地黄	1 g	当归梢	1 g
草龙胆	1 g				

【出处】《兰室秘藏》卷下。

【制法与用法】上锉，如麻豆大，都作一服。用水三盏，煎至一盏，去滓，空腹稍热服，便以美膳压之。

【功用与主治】肝经湿热，阴痒肿痛，小便赤涩，遗精白浊。

编号：027

方名：白术散

方剂组成与剂量

药名	用量	药名	用量	药名	用量
白术	14 枚	附子	1 g	秦艽	1 g
人参	1 g	牡蛎	1 g	蜀椒	1 g
细辛	1 g	黄芩	1 g	川芎	1 g
牛膝	1 g	干姜	1.5 g	桂心	1.5 g
防风	1.5 g	茯苓	1.2 g	桔梗	1.2 g
当归	1.2 g	独活	1.2 g	柴胡	1.2 g
乌头	0.6 g	甘草	0.6 g	麻黄	0.6 g
石南	0.6 g	莽草	0.6 g	栝楼根	0.6 g
天雄	0.6 g	杜仲	0.6 g		

【出处】《备急千金要方》卷十七。

【制法与用法】上药治下筛。每服 1 g，平旦酒下。讫，如人行七里久，势欲解，更饮酒五合为佳。

【功用与主治】风入脏腑闷绝，常自躁痛，阴下湿痒，或大便有血，小便赤黄，房中劳极。

编号：028

方名：更生丸

方剂组成与剂量

药名	用量	药名	用量	药名	用量
茯苓	1.2 g	菖蒲	1.2 g	山茱萸	1.2 g
栝楼根	1.2 g	菟丝子	1.2 g	牛膝	1.2 g
赤石脂	1.2 g	干地黄	2.1 g	细辛	1.2 g
防风	1.2 g	薯蓣	1.2 g	续断	1.2 g
蛇床子	1.2 g	柏实	1.2 g	巴戟天	1.2 g
天雄	1.2 g	远志皮	1.2 g	石斛	1.2 g
杜仲	1.2 g	苁蓉	1.2 g		

【出处】《外台秘要》卷十七引《素女经》。

【制法与用法】上为末，炼蜜为丸，如桐子大。每服 3 丸，食前，一日三次。不知渐增，以知为度。亦可散服，以清粥饮服 3 g，七日知，十日愈，三十日余气平，长服老而更少。

【功用与主治】男子五劳七伤，阴衰消小，囊上小疮，腰背疼痛，不得仰卧，两膝膑冷，时时热痒，或时浮肿，难以行步，目风泪出，远视茫茫，咳逆上气，身体萎黄，绕脐弦急，痛及膀胱，小便尿血，茎痛损伤，时有余沥，汗衣赤黄，或梦惊恐，口干舌强，渴欲饮水，得食不常，或气力不足，时时气逆，坐犯七忌，以成劳伤。

编号：029

方名：加味逍遥散（二）

方剂组成与剂量

药名	用量	药名	用量	药名	用量
柴胡	18 g	白芍	60 g	白术	45 g
当归	90 g	茯苓	30 g	炙草	12 g
山栀	60 g	丹皮	45 g	蛤壳	90 g

【出处】《医略六书》卷二十六。

【制法与用法】上述药物研为粉末。白雷丸 10 g，煎汤调下 10 g。

【功用与主治】阴痒。

编号：030

方名：加减补益汤

方剂组成与剂量

药名	用量	药名	用量	药名	用量
黄芪	4.5 g	人参	4.5 g	当归	3 g
炙甘草	1.5 g	焦术	4.5 g	陈皮	1.5 g
升麻	1 g	川椒	20 粒	乌梅	2 个
吴茱萸	1 g	川连	1 g		

【出处】《胎产秘书》。

【制法与用法】生姜、大枣为引，水煎服。

【功用与主治】产后阴门发痒。

编号：031

方名：五石丸

方剂组成与剂量

药名	用量	药名	用量	药名	用量
钟乳石	15 g	紫石英	15 g	石膏脂	15 g
白矾	15 g	白石英	15 g	肉苁蓉	30 g
甘草	30 g	天雄	30 g	熟干地黄	30 g
龙骨	1 g				

【出处】《圣济总录》卷五十一。

【制法与用法】上为末，炼蜜为丸，如梧桐子大，每服 10 丸，空腹酒送下，一日两次。

【功用与主治】肾虚小便无度，阴囊痒湿。

编号：032

方名：**五加酒**

方剂组成与剂量

药名	用量
五加	一升

【出处】《医心方》卷十三。

【制法与用法】以酒一斗渍，春、秋七日，夏五日，冬十日。去滓温服，任意勿醉。

【功用与主治】补中益精，坚筋骨，强志意。久服轻身耐老，耳目聪明，落齿更生，白发更黑，颜色悦泽。主治男子阴痿不起，囊下恒湿，小便余沥而阴痒。

编号：033

方名：**五枝汤**

方剂组成与剂量

药名	用量	药名	用量	药名	用量
桑枝	一握	槐枝	一握	桃枝	一握
柳枝	一握	麻叶	250 g		

【出处】《遵生八笺》卷四。

【制法与用法】煎汤一桶，去滓温洗。浴讫，以香粉敷身，一日一次。

【功用与主治】祛瘴毒，疏风气，滋血脉，免汗湿阴处，使皮肤燥泽。

【临床报道】杨延双用五枝汤治疗皮肤皲裂脱屑效果良好（中国农村医学，1990，11：51）。

编号：034

方名：**五倍子膏**

方剂组成与剂量

药名	用量	药名	用量	药名	用量
五倍子末	310 g	黄柏末	90 g	轻粉	60 g

【出处】《朱仁康临床经验集》。

【制法与用法】先将轻粉研成细末，然后与五倍子末、黄柏末共研调匀。再用凡士林约280 g、麻油180 ml调成稠度适中的膏状。在患处涂薄薄的一层，每日一两次。

【功用与主治】治疗慢性阴囊湿疹、神经性皮炎引起的瘙痒。

编号：035

方名：水疝汤

方剂组成与剂量

药名	用量	药名	用量	药名	用量
白茯苓	60 g	萆薢	60 g	泽泻	60 g
石斛	60 g	车前草	60 g		

【出处】《医碥》卷六。

【制法与用法】临卧及五更各一。外用带须葱一大把，煎汤洗睾丸，频添热汤，以手挪之。若囊破水流，用灶心土掺之。

【功用与主治】水疝。阴囊肿痛，阴汗时出，或囊肿如水晶，或囊痒搔出黄水；或小腹按之作水声；或丸渐大，或一丸渐小，竟消尽成独丸，牵引小腹作痛者。

编号：036

方名：止带汤

方剂组成与剂量

药名	用量	药名	用量	药名	用量
龙胆草	适量	黄柏	适量	生地	适量
当归	适量	赤芍	适量	椒目	适量
甘草	适量				

【出处】《中医症状鉴别诊断学》。

【制法与用法】水煎服。

【功用与主治】湿热白带。气味腥秽，外阴异常瘙痒。

编号：037

方名：化瘤锭

方剂组成与剂量

药名	用量	药名	用量	药名	用量
雄黄	90 g	枯矾	90 g	川椒	60 g
桃仁	60 g	蛇床子	60 g	五倍子	45 g
乌梅	45 g				

【出处】《全国中药成药处方集》。

【制法与用法】上为细末，炼老蜜加猪胆汁一两为锭，三钱重，用棉纸裹，丝绳拴，蜡纸包严装盒。每次一锭，放入阴道内。

【功用与主治】除湿杀菌，消肿止痒。用于湿毒阴痒、阴肿、阴疼，白带不止，淋滴不尽。

编号：038

方名：乌梅散

方剂组成与剂量

药名	用量	药名	用量
乌梅	14 枚	铜钱	40 文
盐	三指撮	苦酒	1 升

【出处】《肘后备急方》卷五。

【制法与用法】于铜器内总渍九日，日洗之。又煮槐皮若黄柏汁及香叶汁并良。

【功用与主治】《肘后方》：阴囊下湿痒皮剥；《太平圣惠方》：虚劳，阴湿痒生疮。

编号：039

方名：乌蛇散（八）

方剂组成与剂量

药名	用量	药名	用量	药名	用量
乌蛇肉	60 g	白蒺藜	1 g	蛇床子	1 g
桂心	1 g	防风	1 g	独活	1 g
当归	1 g	藁本	1 g	细辛	1 g
枫香	1 g	凌霄花	1 g	牛蒡子	1 g
枳壳	1 g	莽草	1 g	干蝎	15 g

【出处】《太平圣惠方》卷六十九。

【制法与用法】上为细散。每服 3 g，以温酒调下，不拘时候。

【功用与主治】妇人血风瘙痒。

编号：040

方名：六味地黄丸加黄柏知母方

方剂组成与剂量

药名	用量	药名	用量	药名	用量
熟地黄	240 g	山茱萸	120 g	山药	120 g
泽泻	90 g	牡丹皮	90 g	白茯苓	90 g
黄柏	90 g	知母	60 g		

【出处】《医方考》卷五。

【制法与用法】上共为末，炼蜜为丸，如梧桐子大。

【功用与主治】滋阴降火。主治肝肾阴虚，阴虚火盛，下焦湿热，虚火上炎，肾虚滴沥，茎中涩痛，或时作痒。

编号：041

<h2>方名：巴戟丸</h2>

<h3>方剂组成与剂量</h3>

药名	用量	药名	用量	药名	用量
巴戟天	45 g	肉苁蓉	60 g	牛膝	30 g
山芋	30 g	杜仲	45 g	续断	30 g
蛇床子	30 g	菟丝子	30.3 g	白茯苓	30 g
山茱萸	30.3 g	五味子	30.3 g	远志	30 g

【出处】《圣济总录》卷九十二。

【制法与用法】上为末，炼蜜为丸，如梧桐子大。每服三十丸，空腹温酒送下，日晚再服。

【功用与主治】虚劳，肾气衰弱，小便白浊，阴囊湿痒，羸瘦多忘，面无颜色。

【加减】如精涩，更加柏子仁 1 g；如梢虚，加五味子 45 g；阳弱，加续断 45 g。

编号：042

<h2>方名：水杨汤</h2>

<h3>方剂组成与剂量</h3>

药名	用量	药名	用量	药名	用量
金毛狗脊	30 g	五倍子	30 g	枯矾	30 g
鱼腥草	30 g	水杨根	30 g	川黄连	30 g

【出处】《古今医统大全》卷八十三。

【制法与用法】上为末，分四剂，用有嘴瓦罐煎熟。预以竹筒，两头去节，接罐嘴，引热气熏入阴中；或透挺上。汤温不热，仍用洗沃。

【功用与主治】妇人房事太过，或因淫欲不遂，或因非理所伤，阴中生物，痒痛，牵引腰腹者。

编号：043

<h2>方名：五加皮汤（二）</h2>

<h3>方剂组成与剂量</h3>

药名	用量
五加皮	若干

【出处】《普济方》卷三〇一。

【制法与用法】煎汤外洗。

【功用与主治】阴痒有汗。

编号：044

方名：水疮汤

方剂组成与剂量

药名	用量
槐树白皮	一大握

【出处】《证类本草》卷十二。

【制法与用法】水二升,煮取一升,洗之三五遍,冷复暖。若涉远,恐中风,即以米粉粉之。

【功用与主治】阴疮及湿痒,阴边如粟粒生疮。

编号：045

方名：远志散

方剂组成与剂量

药名	用量	药名	用量	药名	用量
远志	0.6 g	干姜	1 g	莲花	1 g
蛇床子	1.2 g	五味子	1.2 g		

【出处】《妇人良方》卷八。

【制法与用法】上为细末。先以兔尿涂阴中,次以绵裹 3 g 纳阴中。热即为效。

【功用与主治】妇人阴冷痒。

编号：046

方名：苁蓉补虚益气方

方剂组成与剂量

药名	用量	药名	用量	药名	用量
苁蓉	0.8 g	薯蓣	0.8 g	远志	0.6 g
蛇床子	0.9 g	菟丝子	0.9 g	五味子	1 g
山茱萸	1 g	天雄	1.2 g	巴戟天	1.5 g

【出处】《备急千金要方》卷十九。

【制法与用法】上为末,炼蜜为丸,如桐子大。每服 20 丸,加至 25 丸,酒送下,一日两次。

【功用与主治】五脏虚劳损伤,阴痿,阴下湿痒,或生疮,茎中痛,小便余沥,四肢虚极,阳气绝,阳脉伤。

编号：047

方名：苁蓉补虚益阳方

方剂组成与剂量

药名	用量	药名	用量	药名	用量
苁蓉	1.2 g	续断	1.2 g	蛇床子	1.4 g
天雄	1 g	五味子	1 g	薯蓣	1 g
远志	0.9 g	干地黄	0.8 g	巴戟天	0.8 g

【出处】《备急千金要方》卷二十。

【制法与用法】上药治下筛。每服 3 g，酒下，一日三次。

【功用与主治】阳气不足，阴囊湿痒，尿有余沥，漏泄虚损。

编号：048

方名：芦荟丸（三）

方剂组成与剂量

药名	用量	药名	用量	药名	用量
当归	30 g	黄连	30 g	川芎	30 g
芜荑	30 g	白芍	30 g	龙胆草	21 g
芦荟	15 g	木香	10 g	甘草	10 g

【出处】《外科集腋》卷四。

【制法与用法】上为末，粥饮为丸。每服 3 g，白汤送下，虚者归脾汤送下。与黄连解毒汤合用。

【功用与主治】主治下疳，由涂抹春药，精阻火郁，致痒痛坚硬，紫胀腐烂，不时举发者。

编号：049

方名：芦荟丸（四）

方剂组成与剂量

药名	用量	药名	用量	药名	用量
芦荟	30 g	当归	30 g	白芍	30 g
川芎	30 g	胡连	30 g	芜荑	30 g
木香	10 g	甘草	10 g		

【出处】《医学集成》卷三。

【制法与用法】上为末，糊为丸。每服 4.5 g，开水送下。外用桃叶、白果捣烂，绵裹，纳阴中，一日三换。

【功用与主治】主治阴痒生虫。

编号：050

方名：芦柏地黄丸

方剂组成与剂量

药名	用量	药名	用量	药名	用量
熟地黄	240 g	丹皮	240 g	白茯苓	10 g
山萸肉	120 g	怀山药	120 g	泽泻	90 g
黄柏	30 g	芦荟	10 g		

【出处】《疡医大全》卷三十八。

【制法与用法】炼蜜为丸。每服 10 g，白汤送下。

【功用与主治】滋肾补肝，化湿杀虫。主治八角虱，又名阴虱疮，瘙痒难忍，抓破色红，中含紫点。

编号：051

方名：杏仁膏

方剂组成与剂量

药名	用量	药名	用量
杏仁	适量	麝香	少许

【出处】《古今医统大全》卷八十三。

【制法与用法】上为末，用旧帛裹之，缚定，火上炙热，纳阴中。

【功用与主治】主治妇人阴痒不可忍。

编号：052

方名：宁坤锭

方剂组成与剂量

药名	用量	药名	用量
雄黄	150 g	冰片	150 g
青盐	150 g	五倍子	150 g

【出处】《吉林省中药成药集》。

【制法与用法】冰片、雄黄单包，先将雄黄、冰片各为细末，青盐、五倍子共轧为细末，另取大枣十两，煮烂，去核取肉，与上药末搓揉为丸。用白绸一寸五分方块，做成袋，将药装袋内，以白线扎紧。每次一丸，同时将药袋纳入阴道内，留线在外，三日一换。

【功用与主治】去湿止痒。主要用于湿热下注引起的妇人阴痒、带下。

【忌宜】外用药品，切勿内服。

编号：053　　　　　　　　　　　　　　　　　**方名：吴秦艽散**

方剂组成与剂量

药名	用量	药名	用量	药名	用量
秦艽	18 g	蜀椒	18 g	人参	18 g
茯苓	18 g	牡蛎	18 g	细辛	18 g
麻黄	18 g	栝楼根	18 g	干姜	15 g
附子	15 g	白术	15 g	桔梗	15 g
桂心	15 g	当归	15 g	独活	15 g
黄芩	8 g	柴胡	8 g	牛膝	8 g
川芎	8 g	防风	23 g	石南	8 g
杜仲	8 g	莽草	8 g	天雄	8 g
乌头	8 g	甘草	23 g		

【**出处**】《备急千金要方》卷八。

【**制法与用法**】上为末。盛以韦袋。每服 3 g，食前以温酒一升送下；急行七百步，更饮酒一升，一日三次。

【**功用与主治**】体虚受风，角弓反张，手足酸疼，皮肤习习，身体都痛，眉毛堕落，风注入肢体百脉，身肿耳聋，惊悸心满，短气魂志不定，阴下湿痒，大便有血，小便赤黄，五劳七伤。

编号：054　　　　　　　　　　　　　　　　**方名：补肾茯苓丸（一）**

方剂组成与剂量

药名	用量	药名	用量	药名	用量
茯苓	30 g	防风	18 g	白术	30 g
细辛	10 g	山药	30 g	泽泻	12 g
附子	15 g	紫菀	15 g	独活	15 g
芍药	30 g	丹参	15 g	肉桂	15 g
干姜	10 g	牛膝	15 g	山茱萸	15 g
黄芪	30 g	苦参	10 g		

【**出处**】《遵生八笺》卷五。

【**制法与用法**】上为末，炼蜜为丸，如梧桐子大。每服七丸，一日两次。

【**功用与主治**】肾虚冷，五脏内伤，头重足浮，皮肤燥痒，腰脊疼痛，心胃咳逆，口干舌燥，痰涎流溢，噩梦遗精，尿血滴沥，小便偏急，阴囊湿痒，喘逆上壅，转侧不得，心常惊悸，目视茫茫，饮食无味，日渐羸瘦。

【**临床报道**】李丰云用补肾茯苓丸治疗老年皮肤瘙痒症，疗效尚可（四川中医，2013，08：126-127）。

编号：055

方名：杏矾汤

方剂组成与剂量

药名	用量	药名	用量	药名	用量
杏仁	15 g	白矾	15 g	蛇床子	10 g
五倍子	10 g	黄连	10 g		

【出处】《中国皮肤病学总编》。

【制法与用法】水煎，熏洗。

【功用与主治】主治阴部瘙痒。

编号：056

方名：牡蛎散（一）

方剂组成与剂量

药名	用量	药名	用量
牡蛎	1 g	干姜	1 g

【出处】《医心方》卷七引《效验方》。

【制法与用法】上为末。以粉敷之，一日两次。

【功用与主治】男子阴下湿痒。

编号：057

方名：牡蛎散（二）

方剂组成与剂量

药名	用量	药名	用量
枯矾	120 g	白矾	120 g
黄丹	60 g	牡蛎粉	60 g

【出处】《普济方》卷三〇一。

【制法与用法】上为细末。欲夜睡，手捏药于痒处痛擦之，不一时又擦之，三四次后顿减，次夜再擦，虽大减又擦，后日自然平复。如液汗亦有顿擦方可。叫喊先擦大减，又擦后装药于靴，或靴底上脚板上涂药，缠脚裹之亦可。

【功用与主治】阴囊两旁生疮，或阴湿水出，甚痒甚苦，夜则抓之无足，后必自痛，或两腋及脚心常汗湿者。

编号：058

方名：牡蒙散

方剂组成与剂量

药名	用量	药名	用量
牡蒙	30 g	菟丝子	60 g
柏子仁	30 g	肉苁蓉	60 g

【出处】《太平圣惠方》卷三十。

【制法与用法】上为细散。每服 3 g，食前以温酒调下。

【功用与主治】虚劳，阴下湿痒，生疮及萎弱。

编号：059

方名：坐药

方剂组成与剂量

药名	用量	药名	用量
吴茱萸	0.6 g	葶苈子	0.6 g
蛇床子	1 g	无食子	1 个

【出处】《外台秘要》卷三十四引《近效方》。

【制法与用法】上为散，以绵裹如枣许，纳子宫中。令热为度。

【功用与主治】下冷，子门痒闭。

编号：060

方名：沉香饮

方剂组成与剂量

药名	用量	药名	用量	药名	用量
沉香	15 g	大腹	1 g	木香	15 g
羌活	15 g	草薢	1 g	牛膝	1 g
黄芪	15 g	泽泻	15 g	熟干地黄	15 g
桑螵蛸	15 g	当归	0.3 g	芍药	0.3 g
磁石	30 g	天雄	30 g	续断	30 g

【出处】《圣济总录》卷五十一。

【制法与用法】上切片，如麻豆大。每服 10 g，水一盏半，加生姜 0.15 g（切），煎至八分，去滓，食前温服，每日两次。

【功用与主治】肾虚，小腹急满，骨肉干枯，阴囊湿痒。

编号：061

方名：牡蛎散（三）

方剂组成与剂量

药名	用量	药名	用量	药名	用量
牡蛎	15 g	蛇床子	15 g	川乌	15 g
良姜	15 g	菟丝子	15 g		

【出处】《医方类聚》卷一九二引《施园端效方》。

【制法与用法】上为细末。用药10 g，白面3 g，酒、醋热调匀，溻洗浴之，或涂外肾，帛包尤妙。

【功用与主治】男女阴汗，湿冷痒疾。

编号：062

方名：牡蛎散（四）

方剂组成与剂量

药名	用量	药名	用量	药名	用量
醋牡蛎	30 g	枯矾	6 g	硫黄	6 g
雄黄	3 g	苦参	6 g	蛇床子	6 g

【出处】《古今医统大全》卷六十。

【制法与用法】上为细末，先用苍术、椒盐水煎汤洗过后，用此药掺上。

【功用与主治】阴囊湿痒，搔之则汁水流珠。

编号：063

方名：谷仙散

方剂组成与剂量

药名	用量	药名	用量	药名	用量
石斛	等份	肉苁蓉	等份	杜仲	等份
菟丝子	等份	远志	等份	菖蒲	等份
麦门冬	等份	白马茎	等份	防风	等份
萆薢	等份	柏实	等份	续断	等份
山芋	等份	蛇床子	等份	泽泻	等份
细辛	等份	天雄	等份		

【出处】《圣济总录》卷八十九。

【制法与用法】上为散每服6 g，温酒调下。

【功用与主治】主治虚劳羸弱，目风泪出，耳作蝉鸣，口中干燥，饮食多呕，时或下痢，腹中雷鸣，阴下湿痒，不能久立，四肢烦痛。

编号：064

方名：补心汤

方剂组成与剂量

药名	用量	药名	用量	药名	用量
白茯苓	1 g	人参	1 g	前胡	1 g
半夏	1 g	川芎	1 g	橘皮	15 g
枳壳	15 g	紫苏	15 g	桔梗	15 g
甘草	15 g	干姜	15 g	当归	31 g
白芍药	60 g	熟地黄	45 g		

【出处】《世医得效方》卷十五。

【制法与用法】上锉散。每服 12 g，水一盏半，加生姜五片、大枣一枚，同煎，食前服。

【功用与主治】补心养胃。妇人阴中生疮，或痛或痒，如虫行状，滴沥脓汁，阴蚀几尽。

编号：065

方名：沉香保生丸

方剂组成与剂量

药名	用量	药名	用量	药名	用量
沉香	30 g	母丁香	30 g	巴戟	30 g
莲蕊	30 g	木香	30 g	莲心	30 g
菟丝子	30 g	葫芦巴	30 g	八角茴香	30 g
肉苁蓉	30 g	韭子	30 g	红花	30 g
雄蚕蛾	36 g	川椒	30 g	仙灵脾	30 g
穿山甲	68 g	水蛭	15 g	青盐	15 g
细墨	15 g	益智仁	23 g	牛膝	30 g
麝香	5 g	蛤蚧	一对	川楝子	30 g
知母	36 g	破故纸	36 g	甘草	60 g
五味子	6 g				

【出处】《普济方》卷二一七引《德生堂方》。

【制法与用法】后五味为末，用水一斗熬成浓膏，和前药末面糊为丸，如梧桐子大。每服五十丸，空腹以酒或盐汤送下，干物压之。

【功用与主治】固精气，益精髓，驻颜色，安魂定魄，延年不老，长壮阳事，暖子宫下元。主治男子精气不固，余涩常流，小便血浊，梦中频数泄出，口干耳鸣，腰膝痛，阴囊湿痒，阳事不举，小便如泔，及妇人血海久冷，胎气不盛，赤白带，漏下。

编号：066

方名：沐浴长春散

方剂组成与剂量

药名	用量	药名	用量	药名	用量
牡蛎	等份	蛇床子	等份	破故纸	等份
紫梢花	等份	官桂	等份	干荷叶	等份

【出处】《奇效良方》卷五十四。

【制法与用法】上切片。每用45 g，水一小锅，加葱白数茎，煎至八分，去滓，先熏后洗，却用后药：枯矾30 g，黄丹、蛤粉各15 g为细末。熏洗后以手捏药末搽湿痒处。

【功用与主治】男子下元阴湿久冷，阴囊左右夜痒，抓之则喜，住之则痛，成疮流水，为害甚苦；及妇人下部阴湿，胎元久冷。

编号：067

方名：补脾汤

方剂组成与剂量

药名	用量	药名	用量	药名	用量
条参	5 g	白术	5 g	当归	5 g
扁豆	5 g	陈皮	5 g	泽泻	5 g
六曲	5 g	诃子	5 g	青盐	5 g
云苓	6 g	甘葛	6 g	甘草	1 g

【出处】《点点经》卷一。

【制法与用法】黑枣三枚为引。

【功用与主治】酒后伤脾，小便浊红浊白，阴囊作痒作痛，面黄气短。

编号：068

方名：鸡肝散

方剂组成与剂量

药名	用量	药名	用量	药名	用量
芜荑	等份	蛇床子	等份	硫黄	等份
川椒	等份	樟脑	等份	枯矾	等份
雄黄	等份	海螵蛸	等份	黄连	等份
麝香	少许				

【出处】《疡医大全》卷二十四。

【制法与用法】上为细末。取旋宰鸡肝一具，将药末涂肝上，趁痒时插入阴户内。

【功用与主治】阴内生虫。

编号：069

方名：补肾茯苓丸（二）

方剂组成与剂量

药名	用量	药名	用量	药名	用量
茯苓	90 g	防风	60 g	桂心	60 g
白术	60 g	细辛	60 g	山茱萸	60 g
薯蓣	60 g	泽泻	60 g	附子	60 g
干地黄	60 g	紫菀	60 g	牛膝	60 g
芍药	60 g	丹参	60 g	黄芪	60 g
沙参	60 g	苁蓉	60 g	干姜	60 g
玄参	60 g	人参	60 g	苦参	60 g
独活	60 g				

【出处】《外台秘要》卷十七引《素女经》。

【制法与用法】上为末，炼蜜为丸，如梧桐子大。每服五丸，食前临时以酒饮送下。

【功用与主治】男子肾虚冷，五脏内伤，风冷所苦，令人身体湿痒，足行失顾，不自觉省；或食饮失味，目视茫茫，身偏拘急，腰脊痛强，不能食饮，日渐羸瘦，胸心懊闷，咳逆上气，转侧须人，起则扶升，针灸服药，疗之小折；或乘马触风，或因房室不自将护，饮食不量，用力过度，或口干舌燥，或流涎出口，或梦寐精便自出，或尿血、尿有滴沥，阴下痒湿，心惊动悸，少腹偏急，四肢疼痛，气息嘘吸，身体浮肿，气逆胸胁。

【忌宜】忌酢物、生葱、桃李、雀肉、生菜、猪肉、芜荑等。

编号：070

方名：狐阴丸

方剂组成与剂量

药名	用量	药名	用量	药名	用量
狐阴	一枚	木香	0.9 g	蒺藜子	0.9 g
腽肭脐	0.9 g	昆布	0.9 g	牛膝	1.2 g
菟丝子	1.2 g	桃仁	1.5 g	石斛	1.5 g
槟榔仁	10 枚				

【出处】《外台秘要》卷二十六引《广济方》。

【制法与用法】上药治下筛，炼蜜为丸，如梧桐子大，每服 20 ～ 30 丸，空腹以酒送下，一日两次。

【功用与主治】肾虚疝气，腰膝冷疼，阴囊肿痒。

【忌宜】忌热面、荞麦、猪、鱼、黏食等物。

编号：071

方名：青黛散（六）

方剂组成与剂量

药名	用量	药名	用量	药名	用量
青黛	0.3 g	蟾灰	0.3 g	赤石脂	15 g
诃黎勒皮	30 g	胡粉	0.3 g	黄连	0.3 g
麝香	0.3 g				

【出处】《太平圣惠方》卷九十三。

【制法与用法】上为散。每服1.5 g，以乳汁调下，一日三四次。

【功用与主治】小儿疳痢不止，下部痒。

编号：072

方名：青黛散（七）

方剂组成与剂量

药名	用量	药名	用量
马齿苋	120 g	青黛	30 g

【出处】《世医得效方》卷十九。

【制法与用法】上为末。外涂，仍服八正散，每日三次。

【功用与主治】多食鱼虾，发风热，以致下部生湿疮，热痒而痛，寒热，大小便涩，食亦减，身而微肿。

编号：073

方名：青城山葛真人秋乳丹

方剂组成与剂量

药名	用量	药名	用量	药名	用量
秋石	120 g	钟乳粉	60 g	云母粉	60 g
牡蛎	120 g	寒水石	250 g		

【出处】《普济方》卷一二〇引《卫生家宝方》。

【制法与用法】上为极细末，用园正半夏十两为末，水熟煮为稀糊为丸，如梧桐子大。候极干，空腹服一丸，盐汤送下，妇人醋汤送下。一法用冷水滴为丸，只要研极细，阴干，复以坩埚盛，瓦片子盖头，大火一煅，功力虽少，久服见效。

【功用与主治】男子脾肾久弱，下部一切痼冷之疾，遗泄不禁，小便滑数，囊外湿痒。

编号：074

方名：苦参汤（五）

方剂组成与剂量

药名	用量
苦参	若干

【出处】《金匮要略》卷上。

【功用与主治】阴肿、阴痒、疥癞。

编号：075

方名：肾气丸

方剂组成与剂量

药名	用量	药名	用量	药名	用量
薯蓣	0.5 g	石斛	0.5 g	菟丝子	30 g
杜仲	30 g	棘刺	30 g	桂心	30 g
独活	30 g	干地黄	30 g	天雄	30 g
干姜	30 g	附子	30 g	防风	30 g
巴戟天	30 g	人参	30 g	泽泻	30 g
当归	30 g	远志	30 g	五味子	30 g
茯苓	30 g	羊肾	1 具	黄芪	45 g
苁蓉	45 g				

【出处】《千金翼方》卷十五。

【制法与用法】上为末，炼蜜为丸，如梧桐子大。每服 10 丸，稍加至 20 丸，空腹酒送下，每日三次。

【功用与主治】五劳七伤，脏中虚竭，肾气不足，阴下痒，小便余沥，忽忽喜忘，悲愁不乐，不嗜食饮。

编号：076

方名：金沙散

方剂组成与剂量

药名	用量	药名	用量	药名	用量
当归	30 g	大黄	30 g	牛膝	30 g
木香	30 g	雄黄	30 g	海金沙	60 g

【出处】《北京市中药成方选集》。

【制法与用法】上为细末。每服 6 g，温开水送下，一日两次。

【功用与主治】通利膀胱，清热止淋。热结膀胱，尿道刺痒，小便混浊，滴沥不止。

编号：077

方名：苦楝丸

方剂组成与剂量

药名	用量	药名	用量	药名	用量
川楝	11 个	茴香	30 g	破故纸	30 g
葫芦巴	30 g	木香	30 g	乌药	30 g

【出处】《三因极一病症方》卷七。

【制法与用法】上为末，酒糊为丸，如梧桐子大。每服三五丸，汤、酒任下。

【功用与主治】养肾活血，驻颜轻身耐老，进美饮食。治肝肾气虚，风冷相搏，心腹绞痛。攻刺腰背，不能经受，下注阴器，肿痒疼痛。

编号：078

方名：茄症丸

方剂组成与剂量

药名	用量	药名	用量	药名	用量
枯矾	180 g	桃仁	30 g	铜绿	15 g
雄黄	15 g	五味	15 g	梅片	3 g

【出处】《全国中药成药处方集》。

【制法与用法】上为极细末，炼蜜为一钱四分重之橄榄形丸，雄黄为衣，瓷坛存贮。将橄榄形丸，轻轻纳入阴道深处，约二日间，药丸渐次烊化，用净水洗净，再纳入一丸，以愈为度。

【功用与主治】阴挺：房事违理，意淫不遂，阴户之中，有物挺出，形如茄状，障碍交合。阴菌：阴中挺出，形如菌状，四围肿痛，痛痒无定，其色红紫，流下黄水，小便重坠，溲数晡热。

编号：079

方名：苦参汤（六）

方剂组成与剂量

药名	用量	药名	用量
槐皮	适量	苦参	适量
黄柏	适量	香薷	适量

【出处】《普济方》卷三〇一。

【制法与用法】煮汁洗之。

【功用与主治】阴囊下湿痒疮。

编号：080　　　　　　　　　　　　　　　**方名：卷柏散**

方剂组成与剂量

药名	用量	药名	用量	药名	用量
卷柏	30 g	荆芥穗	30 g	川乌	30 g
大艾叶	30 g	升麻	30 g	露蜂房	30 g
晚蚕沙	30 g	藁本头	30 g		

【制法与用法】《普济方》卷三〇一引孟洗方。

【制法与用法】上为散。每服 60 g，水三大碗，煮取一半，滤去滓，先熏后洗，疮安即止。

【功用与主治】阴湿生疮，出汗痒甚。

编号：081　　　　　　　　　　　　　　　**方名：细辛散**

方剂组成与剂量

药名	用量	药名	用量	药名	用量
附子	0.3 g	秦艽	0.5 g	人参	0.5 g
牡蛎	0.5 g	蜀椒	0.5 g	干姜	0.8 g
桂心	0.8 g	茯苓	0.5 g	甘草	0.5 g
麻黄	0.5 g	川芎	0.5 g	石南	8 g
乌头	8 g	莽草	8 g	天雄	8 g
牛膝	8 g	栝楼	8 g	杜仲	8 g
细辛	0.3 g				

【出处】《千金翼方》卷二十。

【制法与用法】上为散，仍别称之合和也。且以清酒服 1 g，讫，如行十里势欲歇，更饮酒五合佳。

【功用与主治】风入五脏闷绝，常自燥痛，或风注入身，冷惊悸，腹胀气满，叉心头痛，或恍惚悲惧，不能饮食，或进或退，阴下湿痒，或大便有血，小便赤黄，房中劳极。

编号：082　　　　　　　　　　　　　　　**方名：保命丹**

方剂组成与剂量

药名	用量	药名	用量
吴茱萸	500 g	泽泻	60 g

【出处】《简明医彀》卷三。

【制法与用法】上为末，酒煮薄面糊为丸，如梧桐子大。每服五十丸，空腹盐汤送下。

【功用与主治】阴间痒疮。

编号：083

方名：草圣丸

方剂组成与剂量

药名	用量	药名	用量
干木瓜	等份	白僵蚕	等份
荆芥穗	等份	草乌头	等份

【出处】《杨氏家藏方》卷四。

【制法与用法】上为细末,面糊为丸,如梧桐子大。每服十丸,加至十五丸,空腹温酒、盐汤任下。

【功用与主治】下部一切疮痒。

编号：084

方名：茱萸内消丸（一）

方剂组成与剂量

药名	用量	药名	用量	药名	用量
吴茱萸	60 g	陈皮	60 g	山药	60 g
川楝	60 g	山茱萸	60 g	青皮	60 g
茴香	60 g	马蔺花	60 g	肉桂	60 g
木香	60 g				

【出处】《太平惠民和剂局方》卷五。

【制法与用法】上为细末,酒糊为丸,如梧桐子大。每服 30 丸至 50 丸,空腹温酒、盐汤任下。

【功用与主治】补虚消疝,温养肾经。肾与膀胱经虚,为邪气所搏,结成寒疝,伏留不去,阴核偏大,肤囊痈肿,结硬牵急,重大滋长,瘙痒疼痛,时出黄水,疮疡,腿沉重,足胫肿满,行步艰难。

编号：085

方名：茱萸内消丸（二）

方剂组成与剂量

药名	用量	药名	用量	药名	用量
山茱萸	30 g	食茱萸	30 g	吴茱萸	30 g
橘红	30 g	马蔺花	30 g	山药	30 g
肉桂	30 g	川楝肉	30 g	青皮	30 g
木香	15 g	茴香	30 g	橘核	30 g

【出处】《杏苑生春》卷六。

【制法与用法】上为末,酒煮面糊为丸,如梧桐子大。每服五十丸,用温酒或盐汤送下。

【功用与主治】阴囊冷湿或痒。

编号：086

方名：胃苓汤

方剂组成与剂量

药名	用量	药名	用量	药名	用量
苍术	24 g	陈皮	15 g	厚朴	15 g
甘草	10 g	泽泻	8 g	猪苓	5 g
赤茯苓	5 g	白术	5 g	肉桂	3 g

【出处】《增补内经拾遗》卷三引《太平惠民和剂局方》。

【制法与用法】上为粗末,每服一两,以水二钟,加生姜三片,大枣二枚,炒盐一捻,煎八分,食前温服。

【功用与主治】阴囊肿,状如水晶,时痛时痒,出水。

编号：087

方名：洗阴煎

方剂组成与剂量

药名	用量	药名	用量	药名	用量
蛇床子	15 g	五倍子	15 g	明矾	15 g
花椒	15 g	葱白	15 g		

【出处】《仙拈集》卷三。

【制法与用法】煎汤洗之。

【功用与主治】妇人阴痒生疮。

编号：088

方名：洗掭散

方剂组成与剂量

药名	用量	药名	用量	药名	用量
五倍子	等份	花椒	等份	蛇床子	等份
苦参	等份	白矾	等份	葱	等份

【出处】《寿世保元》卷五。

【制法与用法】水煎,熏洗。

【功用与主治】妇人阴蚀疮,其痒不可当。

编号：089

方名：将军散

方剂组成与剂量

药名	用量	药名	用量	药名	用量
大黄	30 g	黄芩	30 g	炙黄芪	30 g
赤芍	15 g	玄参	15 g	丹参	15 g
山茱萸	15 g	蛇床子	15 g		

【出处】《寿世保元》卷七。

【制法与用法】上为末。每服 6 g，食前温酒调下。

【功用与主治】妇人阴痒。

编号：090

方名：宣毒散

方剂组成与剂量

药名	用量	药名	用量
全蝎	15 g	白僵蚕	15 g
蝉蜕	15 g	石燕	90 g

【出处】《普济方》卷三〇一引《孟氏诜诜方》。

【制法与用法】上为末。每服 6 g，用盐、酒煮猪腰子一对，蘸药嚼之，以原煮酒送下，用蒸饼干吃压之，频服见效。

【功用与主治】丈夫阴气盛，阳气弱，风寒之气乘虚客于肾经，阴囊湿痒。

编号：091

方名：祛风燥湿汤

方剂组成与剂量

药名	用量	药名	用量	药名	用量
乌蛇	9 g	独活	9 g	白芷	6 g
藁本	9 g	黄柏	9 g	白鲜皮	9 g
银花	9 g	甘草	6 g		

【出处】《朱仁康临床经验集》。

【制法与用法】水煎服。

【功用与主治】阴囊湿疹，阴囊神经性皮炎。

【临床报道】简卫东运用祛风燥湿汤中西医结合治疗慢性阴囊湿疹 46 例，总有效率 87%（中外医疗，2008，14：78）。

编号：092

方名：神化丸

方剂组成与剂量

药名	用量	药名	用量	药名	用量
苁蓉	0.9 g	牛膝	0.9 g	薯蓣	0.9 g
山茱萸	0.8 g	续断	0.8 g	大黄	0.8 g
远志	15 g	泽泻	15 g	天雄	15 g
人参	15 g	柏子仁	15 g	防风	15 g
石斛	15 g	杜仲	15 g	黄连	15 g
菟丝子	15 g	栝楼根	15 g	白术	15 g
甘草	15 g	礜石	15 g	当归	15 g
桂心	0.3 g	石南	0.3 g	干姜	0.3 g
萆薢	0.3 g	茯苓	0.3 g	蛇床子	0.3 g
细辛	0.3 g	赤石脂	0.3 g	菖蒲	0.3 g
川芎	0.3 g				

【出处】《备急千金要方》卷十九。

【制法与用法】上为末,炼蜜为丸,如梧桐子大。每服五丸,渐加至 20 丸,酒送下,一日三次。

【功用与主治】分利阴阳,涩精滋血。主治阴下湿痒或生疮。

编号：093

方名：神仙五子丸

方剂组成与剂量

药名	用量	药名	用量	药名	用量
覆盆子	30 g	五味子	30 g	枸杞子	30 g
蛇床子	30 g	菟丝子	30 g	干山药	30 g
熟地黄	30 g	巴戟	30 g	白茯苓	30 g
续断	30 g	苁蓉	30 g	牛膝	30 g
肉桂	30 g	槟榔	30 g	附子	30 g
木香	15 g	沉香	15 g	乳香	15 g
没药	15 g	破故纸	15 g	木鳖子	15 g
萆薢	15 g	茴香	30 g	枳实	60 g

【出处】《医方类聚》卷一五三引《经验秘方》。

【制法与用法】上为细末,酒糊为丸,如梧桐子大,每服 30 丸,空腹温酒送下。服至一月,气力俱壮,皮肤滑润,冬不至冷,夏不至热。

【功用与主治】令白发返黑,活血驻颜。常服强阴气,补元肾,益子息。主治男子失精,夜梦泄精,阴囊肿痛,湿润瘙痒。

编号：094

方名：神授散

方剂组成与剂量

药名	用量
川椒	1 000 g

【出处】《三因极一病症方论》卷十。

【制法与用法】上为末。每服6 g，空腹米汤调下。须痹晕闷少顷。如不能禁，即以酒糊为丸，如梧桐子大。每服三五十丸，空腹服。

【功用与主治】杀虫，主治外肾湿痒。

编号：095

方名：孩儿茶散

方剂组成与剂量

药名	用量	药名	用量	药名	用量
黄连	3 g	孩儿茶	3 g	炉甘石	15 g
轻粉	15 g	龙脑	1.5 g		

【出处】《杏苑生春》卷八。

【制法与用法】各研细和匀。时常用甘草汤温洗净，干敷。

【功用与主治】茎上湿痒作疮，及注干疮。

编号：096

方名：珠母散

方剂组成与剂量

药名	用量	药名	用量	药名	用量
陈蚌壳	6 g	儿茶	6 g	轻粉	6 g
飞滑石	6 g	人中白	6 g	煅龙骨	6 g
枯矾	1 g	冰片			

【出处】《外科方外奇方》卷四。

【制法与用法】上为末。先以鸡肝或猪肝切做长条，蒸熟，插入阴户，过一夜，次早取出，如此两三次，痒减虫净，然后用麻油调盆。

【功用与主治】妇人阴痒，甚至令人发热如劳。

编号：097

方名：真丹散

方剂组成与剂量

药名	用量	药名	用量	药名	用量
真丹	0.15 g	矾石	0.3 g	川芎	0.6 g

【出处】《外台秘要》卷三十四《崔氏方》。

【制法与用法】上为散,以縠囊盛著阴中,虫当死尽。

【功用与主治】阴痒似有虫状,烦闷。

编号：098

方名：真蛤散

方剂组成与剂量

药名	用量	药名	用量
炉甘石	0.3 g	真蚌粉	0.15 g
黄连	0.15 g	五倍子	0.15 g

【出处】《仁斋直指方论》卷十九,名见《普济方》卷十三。

【制法与用法】上为细末。以蜂房、大腹皮煎汤温洗,敷之。

【功用与主治】阴汗湿痒。

编号：099

方名：狼毒膏

方剂组成与剂量

药名	用量	药名	用量	药名	用量
狼毒	10 g	槟榔	10 g	硫黄	10 g
五倍子	10 g	川椒	10 g	枫子肉	10 g
蛇床子	10 g				

【出处】《外科正宗》卷四。

【制法与用法】上为末,用香油一大杯煎滚,入皮消三钱,再煎滚,次下公猪胆一个,和匀,调前药搽患上。

【功用与主治】囊风,湿热为患,疙瘩作痒,搔之作疼。

【临床报道】毛振荣用狼毒膏治疗阴囊湿疹57例,瘙痒程度减轻,有效率96.46%(皮肤病防治,1986,21:94)。

编号：100

方名：**柴胡石膏汤**

方剂组成与剂量

药名	用量	药名	用量	药名	用量
柴胡	适量	石膏	适量	黄芩	适量
荆芥	适量	前胡	适量	茯苓	适量
升麻	适量	桑皮	适量	甘草	适量

【出处】《郑氏家传女科万金方》卷五。

【功用与主治】妇人湿热阴痛、阴痒。

编号：101

方名：**柴胡当归汤**

方剂组成与剂量

药名	用量	药名	用量	药名	用量
柴胡	8 g	黄芩	5 g	半夏	5 g
人参	5 g	甘草	1.5 g	生姜	5 片
枣子	2 枚	生地黄	3 g		

【出处】《杏苑生春》卷八。

【制法与用法】上切片。用水煎八分，食前热服。

【功用与主治】茎上湿痒作疮，及注干疮。

编号：102

方名：**狼脂膏**

方剂组成与剂量

药名	用量	药名	用量	药名	用量
大枫子	等份	番木鳖	等份	蜀椒	等份
枯矾	等份	轻粉	等份	白附子	等份
雄黄	等份	麝香	等份		

【出处】《霉疮证治》卷下。

【制法与用法】上为细末，以狼脂为膏。

【功用与主治】顽癣如牛皮，多生内股阴囊，瘙痒最甚。

编号：103

方名：**盐梅汤**

方剂组成与剂量

药名	用量	药名	用量
乌梅	14 枚	铜钱	40 文
盐	3 撮	苦酒	1 升

【出处】《普济方》卷三〇一。

【制法与用法】于铜器内总渍九日,洗之。

【功用与主治】阴囊下湿痒皮剥。

编号：104

方名：**海蛸散**

方剂组成与剂量

药名	用量
乌贼骨	若干

【出处】《中医皮肤病学简编》。

【制法与用法】上为细末。外用。

【功用与主治】阴囊湿痒,阴蚀肿痛。

编号：105

方名：**海桐皮散（二）**

方剂组成与剂量

药名	用量	药名	用量	药名	用量
黄连	适量	全蝎	适量	硫黄	适量
花椒	适量	大腹皮	适量	樟脑	适量
海桐皮	适量	白芷	适量	轻粉	适量
黄皮	适量	蛇床子	适量	枯矾	适量
榆树皮	适量	斑蝥	适量	径松皮	适量
剪草	适量				

【出处】《普济方》卷三〇一。

【制法与用法】上为细末。蜡油调敷。

【功用与主治】阴囊湿痒。

编号：106

方名：浴风汤

方剂组成与剂量

药名	用量	药名	用量	药名	用量
蛇床子	等份	吴茱萸	等份	草乌	等份

【出处】《普济方》卷三二六。

【制法与用法】上为细末。煎汤洗之，一日三五次。

【功用与主治】阴中痒痛。

编号：107

方名：浴毒汤

方剂组成与剂量

药名	用量	药名	用量	药名	用量
木通	等份	藁本	等份	管仲	等份
白芷	等份	荆芥	等份	甘松	等份
薄荷	等份				

【出处】《外科精义》卷下引《拾遗卫生方》。

【制法与用法】上切片。用药 60 g，水五升，入芒硝 15 g，煎至 3 L，热洗浴疮。

【功用与主治】小肠风，阴疮痒痛。

编号：108

方名：益气培元饮

方剂组成与剂量

药名	用量	药名	用量	药名	用量
大熟地	10 g	制杜仲	10 g	丹皮	2.4 g
茯苓	3.6 g	淮山药	6 g	泽泻	1.5 g
柴胡	1.6 g	当归	4.5 g	山萸肉	4.5 g
枸杞子	4.5 g	炒白芍	4.5 g	甘草梢	3 g

【出处】《古方汇精》卷一。

【制法与用法】加姜皮 1.5 g，南枣 3 个，水煎服。

【功用与主治】遗精白浊，溺下砂淋，茎中痒痛，腰膝酸痛诸证。

编号：109

方名：粉散

方剂组成与剂量

药名	用量	药名	用量	药名	用量
白粉	0.5 g	干姜	0.5 g	牡蛎	0.5 g

【出处】《外台秘要》卷十七引《张文中方》。

【制法与用法】上为散。欲卧时粉阴下,至起亦粉。疏布袋中扑之佳。

【功用与主治】阴下湿痒,痿弱。

编号：110

方名：烫洗囊湿止痒药方

方剂组成与剂量

药名	用量	药名	用量	药名	用量
白鲜皮	15 g	地肤子	15 g	蛇床子	15 g
独活	12 g	川楝子	12 g	吴茱萸	12 g
小茴香	15 g	川椒	10 g	枯白矾	6 g
明雄黄	6 g	生甘草	10 g		

【出处】《慈禧光绪医方选议》。

【制法与用法】上为粗末,装布袋内水熬熨洗。

【功用与主治】清热渗湿,祛风止痒。主治阴囊湿疹,瘙痒者。

编号：111

方名：萆薢散

方剂组成与剂量

药名	用量	药名	用量	药名	用量
萆薢	30 g	枣肉	30 g	生地黄	30 g
桂心	30 g	杜仲	30 g	麦门冬	30 g

【出处】《普济方》卷二二七。

【制法与用法】上切片。以酒十五升,浸三日。出晒干复浸,如此候酒浸干。治下筛。每服 3 g,食后酒下,一日三次。

【功用与主治】虚劳,阴阳失度,伤筋损脉,嘘吸短气,溢漏泄下,小便赤黄,阴下湿痒,腰脊如折,颜色堕落。

编号：112

方名：黄丹散

方剂组成与剂量

药名	用量	药名	用量	药名	用量
黄丹	30 g	白矾	1 g	川芎	30 g

【出处】《太平圣惠方》卷七十三。

【制法与用法】上为末。以谷囊盛，纳阴中。虫当自出。

【功用与主治】妇人阴痒，似有虫状，烦闷。

编号：113

方名：黄芪汤（二）

方剂组成与剂量

药名	用量	药名	用量	药名	用量
黄芪	15 g	人参	15 g	赤芍药	15 g
桂心	15 g	地骨皮	15 g	五味子	15 g
白茯苓	15 g	防风	15 g	陈橘皮	15 g
甘草	0.3 g	磁石	0.3 g	牡蛎粉	0.3 g

【出处】《圣济总录》卷九十二。

【制法与用法】上为粗末。每服 6 g，水一盏，加生姜半枣大（拍碎）、大枣二枚（擘破），煎至七分，去滓，空腹食前温服，一日三次。

【功用与主治】精极，肾气内伤。梦泄盗汗，小便余沥，阴痿湿痒，少腹强急。

编号：114

方名：黄芪散（三）

方剂组成与剂量

药名	用量	药名	用量	药名	用量
黄芪	30 g	人参	1 g	牡蛎粉	1 g
肉苁蓉	30 g	熟干地黄	30 g	附子	30 g
石南	1 g	防风	15 g	五味子	15 g
白茯苓	30 g	芍药	15 g	桂心	15 g
石斛	30 g	甘草	15 g	磁石	30 g

【出处】《太平圣惠方》卷二十九。

【制法与用法】上为散。每服 12 g，以水一中盏，加生姜 1.5 g，大枣三枚，煎至六分，去滓，食前温服。

【功用与主治】虚劳损，小便余沥，阴痿湿痒。

编号：115

方名：硇砂丸

方剂组成与剂量

药名	用量	药名	用量	药名	用量
硇砂	30 g	附子	150 g	生姜	750 g
肉苁蓉	60 g	远志	30 g	沉香	30 g
山茱萸	30 g	巴戟天	30 g	鹿茸	30 g
石斛	30 g	茴香子	15 g	石亭脂	15 g

【出处】《圣济总录》卷九十一。

【制法与用法】前两味加生姜治煎，除煎外，上为末，用前煎为丸，如梧桐子大。每服30丸，温酒送下，加至四十丸。

【功用与主治】肾脏虚惫，小便遗溺，阴痿湿痒，茎中痛。

编号：116

方名：掺药

方剂组成与剂量

药名	用量	药名	用量	药名	用量
轻粉	6 g	孩儿茶	6 g	红绒灰	4.5 g
飞丹	3 g	冰片	1 g	珍珠	1.5 g
鸡内金	3 g	麝香	0.6 g	炉甘石	1 g

【出处】《疮疡经验全书》卷五。

【制法与用法】外掺患处。

【功用与主治】阴蚀疮。时痛时痒，脓水涌流，阴汗臊臭。

编号：117

方名：蛇床子丸

方剂组成与剂量

药名	用量	药名	用量	药名	用量
蛇床子	1 g	续断	15 g	薯蓣	15 g
桑寄生	15 g	肉苁蓉	30 g	附子	15 g
菟丝子	30 g	远志	15 g	茛菪子	15 g

【出处】《太平圣惠方》卷三十。

【制法与用法】上为末。炼蜜为丸，如梧桐子大。每服二十丸，食前温酒送下。

【功用与主治】虚劳，阳气衰绝，阴痿，湿痒生疮。

编号：118

方名：蛇床子散（六）

方剂组成与剂量

药名	用量	药名	用量	药名	用量
蛇床子	10 ～ 15 g	川椒	10 ～ 15 g	明矾	10 ～ 15 g
苦参	10 ～ 15 g	百部	10 ～ 15 g		

【出处】《中医妇科学》。

【制法与用法】煎汤。趁热先熏后坐浴，一日一次，十次为一疗程。

【功用与主治】阴痒。

【加减】阴痒破溃者，去川椒。

【临床报道】宋颖用蛇床子散治疗阴道炎有效率97.1%，瘙痒症状消除。（中医学报，2014，10：1528-1530）

编号：119

方名：蛇床仁汤

方剂组成与剂量

药名	用量	药名	用量
蛇床仁	30 g	柳钟屑	30 g

【出处】《太平圣惠方》卷九十二。

【制法与用法】以水一大碗，煎六七沸洗之，取其滓。以帛裹，熨儿肿处。

【功用与主治】小儿卒阴囊肿痒。

编号：120

方名：银杏散（一）

方剂组成与剂量

药名	用量	药名	用量
杏仁	3 g	轻粉	3 g
水银	3 g	雄黄	3 g

【出处】《外科正宗》卷四。

【制法与用法】上各为细末。每用 1.5 g，枣肉一枚为丸。用丝绵包裹，留绵条撚线在外，用塌痒汤煎洗，药裹安入阴内，留线在外，如小便，取出再入，一日一换。

【功用与主治】妇人湿热下注，阴中作痒，及内外生疮。

编号：121

方名：银杏散（二）

方剂组成与剂量

药名	用量	药名	用量
雄黄	等份	干白果	等份
樟脑	等份	生矿子灰	等份

【出处】《外科大成》卷二。

【制法与用法】上为末。用干烧酒调敷。

【功用与主治】阴湿疮,瘙痒彻骨不可忍者。

编号：122

方名：银青散

方剂组成与剂量

药名	用量	药名	用量	药名	用量
白螺壳	30 g	寒水石	6 g	梅花冰片	药每6 g配0.3 g冰片

【出处】《古方汇精》卷二。

【制法与用法】上为末,以瓷瓶盛贮,勿使出气。临用时以麻油调搽;其湿处,干掺之。

【功用与主治】男子下疳,疼极潮痒。

编号：123

方名：清魂汤

方剂组成与剂量

药名	用量	药名	用量	药名	用量
柴胡	6 g	生甘草	6 g	酒黄柏	6 g
升麻	5 g	泽泻	5 g	当归	3 g
羌活	3 g	麻黄根	3 g	汉防己	3 g
龙胆	3 g	茯苓	3 g	红花	少许
五味子	20个				

【出处】《兰室秘藏》卷下。

【制法与用法】上锉如麻豆大,分作两服。以水二盏,煎至一盏,去滓,食前稍热服。

【功用与主治】两外肾冷,两髀阴汗,前阴痿,阴湿痒臊。

【宜忌】忌酒、湿面、房事。

编号：124

方名：猪蹄汤

方剂组成与剂量

药名	用量	药名	用量
猪蹄	2 枚	槐树寄生	1 升

【出处】方出《太平圣惠方》卷三十。

【制法与用法】以水五升，煮取三升，去滓，看冷热，洗疮三五度。

【功用与主治】虚劳，阴湿痒，生疮。

编号：125

方名：减黄丹

方剂组成与剂量

药名	用量	药名	用量	药名	用量
白茯苓	15 g	山药	15 g	人参	1 g
白术	3 g	芡实	15 g	薏仁	15 g
菟丝子	10 g	车前子	3 g	生枣仁	3 g

【出处】《辨证录》卷七。

【制法与用法】水煎服。

【功用与主治】补肾中之气，利膀胱之水。主治劳疸。房事不举，股内湿痒，水道涩痛，时有余沥。

编号：126

方名：清和膏

方剂组成与剂量

药名	用量	药名	用量	药名	用量
石灰	15 g	巴豆	15 g	大曲酒	50 ml
黄丹	15 g	冰片	1.2 g	麝香	1.2 g
贝母	0.6 g				

【出处】《医学集成》卷三。

【制法与用法】以大曲酒下锅炒石灰、巴豆，取起加后药。用少许点上，皮纸贴，剪小孔盖护，令出气。五六日自愈。

【功用与主治】睾丸作痒。

编号：127

方名：银粉散

方剂组成与剂量

药名	用量	药名	用量	药名	用量
煅水银	30 g	轻粉	10 g	梅花冰片	3 g

【出处】《全国中药成药处方集》。

【制法与用法】上为极细末，将患处洗净，干掺。

【功用与主治】杀菌防腐，止瘙痒。主治疳疮溃烂，下部湿疮，浸淫溃腐，并上阴部瘙痒。

编号：128

方名：清震汤

方剂组成与剂量

药名	用量	药名	用量	药名	用量
柴胡	3 g	泽泻	3 g	车前子	1.5 g
木通	1.5 g	生地黄	1 g	草龙胆	1 g
当归	1 g				

【出处】《普济方》卷三〇一。

【制法与用法】上锉如麻豆大，都作一服。水三盏，煎至一盏，去滓，稍热服。空腹腹中宿食消尽服之，使美膳压之。

【功用与主治】阴部时痒，而有臊臭之状。

编号：129

方名：淮南王枕中丸

方剂组成与剂量

药名	用量	药名	用量
石斛	等份	巴戟天	等份
桑螵蛸	等份	杜仲	等份

【出处】《医心方》卷十三引《录验方》。

【制法与用法】上为末，炼蜜为丸，如梧桐子大。酒服十丸，每日两次。

【功用与主治】强阴气，补诸虚。主治阴气衰，腰背痛，囊下湿痒。

编号：130

方名：**琥珀药**

方剂组成与剂量

药名	用量	药名	用量	药名	用量
西琥珀	18 g	枯白矾	3 g	黄丹	21 g
麝香	12 g	龙泉粉	60 g		

【出处】《御药院方》卷八。

【制法与用法】上为细末。每用半钱，掺在手心，于患处搽。

【功用与主治】阴囊瘙痒。

编号：131

方名：**椒艾汤**

方剂组成与剂量

药名	用量	药名	用量
石菖蒲	30 g	川椒	8 g
艾叶	8 g	葱白	7 握

【出处】《杨氏家藏方》卷十二。

【制法与用法】上用水三升，煎数沸，淋渫。

【功用与主治】祛风湿，主治下部湿痒。

编号：132

方名：**椒粉散**

方剂组成与剂量

药名	用量	药名	用量	药名	用量
肉桂	0.6 g	川椒	0.6 g	当归	1 g
猪苓	1 g	蛇床子	1.5 g	黑狗脊	1.5 g
麻黄根	3 g	轻粉	少许	红花	少许
斑蝥	2 枚				

【出处】《兰室秘藏》卷下。

【制法与用法】上为末，干掺上。

【功用与主治】前阴两丸湿痒痛，秋冬甚，夏月减。

【宜忌】避风寒冷湿处坐卧。

编号：133

方名：椒茱汤

方剂组成与剂量

药名	用量	药名	用量	药名	用量
花椒	30 g	吴茱萸	30 g	蛇床子	一撮
藜芦	一撮	陈茶叶	一撮	煨盐	60 g

【出处】《古今医统大全》卷八十三。

【制法与用法】上以水五七升煎,趁热熏洗。

【功用与主治】妇人阴户痒不可忍。

【临床报道】赵赛仙利用加减椒茱汤治疗106例阴痒效果佳(湖北中医杂志,2000, 11:26)。

编号：134

方名：椒芷汤

方剂组成与剂量

药名	用量	药名	用量
川椒	30 g	白芷	45 g

【出处】《叶氏女科》卷二。

【制法与用法】水煎,服头煎;以二煎洗患处。

【功用与主治】妊娠阴痒。妇人受妊后,不节房劳,阳精留蓄,因而作痒。

编号：135

方名：散湿汤

方剂组成与剂量

药名	用量	药名	用量	药名	用量
川乌	3 g	吴茱萸	1 g	苍术	4.5 g
木香	1 g	山栀仁	3 g	青皮	3 g
香附子	3 g	茯苓	3 g	茴香	1.5 g
泽泻	1.5 g	黄柏	1.5 g	肉桂	1.5 g
葫芦巴	1.5 g	桃仁	1.8 g	缩砂仁	七个

【出处】《杏苑生春》卷六。

【制法与用法】上切片。水煎熟,空腹服。

【功用与主治】阴囊痒。

编号：136

方名：**硫槟散**

方剂组成与剂量

药名	用量	药名	用量	药名	用量
槟榔	2个	蛇床子	12 g	硫黄	12 g
全蝎	6个	轻粉	1.5 g	青黛	1.5 g
麝香	少许				

【出处】《医学入门》卷八。

【制法与用法】上各为末，和匀。每用少许，以清油调抹两掌，擦热抱囊一倾，次擦两腿上。

【功用与主治】阴囊及两腿风湿疮痒。

编号：137

方名：**黑香散**

方剂组成与剂量

药名	用量
橄榄核（烧灰存性）	若干

【出处】《疡医大全》卷二十四。

【制法与用法】上为极细末，每3 g加冰片0.6 g密贮，或干掺，或麻油、猪胆汁调搽俱可。

【功用与主治】男女下疳，痒不可当者，并一切极痒诸疮。

编号：138

方名：**黑矾洗剂**

方剂组成与剂量

药名	用量	药名	用量	药名	用量
蛇床子	30 g	苦参	30 g	黑矾	30 g

【出处】《中医皮肤病学简编》。

【制法与用法】煎后熏洗阴部。

【功用与主治】阴部瘙痒。

编号：139

方名：腊茶煎

方剂组成与剂量

药名	用量	药名	用量	药名	用量
腊茶	等份	五倍子	等份	腻粉	少许

【出处】《鸡峰普济方》卷二十二。

【制法与用法】上为末，香油调敷。

【功用与主治】阴疮痒痛，出水久不愈。

编号：140

方名：滋阴八味煎

方剂组成与剂量

药名	用量	药名	用量	药名	用量
山药	120 g	丹皮	90 g	白茯苓	90 g
山茱萸	120 g	泽泻	90 g	黄柏	90 g
熟地黄	240 g	知母	90 g		

【出处】《景岳全书》卷五十一。

【制法与用法】水煎服。

【功用与主治】肝肾阴虚，虚火上炎，阴痒。

编号：141

方名：滋阴除湿丸

方剂组成与剂量

药名	用量	药名	用量	药名	用量
熟地	240 g	丹皮	90 g	白茯苓	90 g
泽泻	90 g	山萸肉	120 g	怀山药	120 g
黄柏	30 g	芦荟	15 g		

【出处】《外科集腋》卷四。

【制法与用法】上为细末，炼蜜为丸。每服 10 g，白汤送。

【功用与主治】有玉茎之根痒甚。

编号：142

方名：疏风五苓散

方剂组成与剂量

药名	用量	药名	用量	药名	用量
防风	适量	苍术	适量	肉桂	适量
羌活	适量	猪苓	适量	泽泻	适量
赤茯苓	适量	白术	适量		

【出处】《医宗金鉴》卷五十四。

【制法与用法】引用生姜，水煎服。

【功用与主治】阴囊肿大，痒痛坠下。

编号：143

方名：塌肿汤

方剂组成与剂量

药名	用量	药名	用量	药名	用量
甘草	10 g	干漆	10 g	生地黄	6 g
黄芩	6 g	当归	6 g	川芎	6 g
鳖甲	15 g				

【出处】《外科发挥》卷八。

【制法与用法】上作一剂。用水数碗，煎数沸，去滓，常洗患处。

【功用与主治】妇人阴户生疮，或痒痛，或脓水淋漓。

编号：144

方名：塌痒汤

方剂组成与剂量

药名	用量	药名	用量	药名	用量
苦参	15 g	威灵仙	15 g	蛇床子	15 g
当归尾	15 g	狼毒	15 g	鹤虱草	30 g

【出处】《外科正宗》卷四。

【制法与用法】上用河水十碗，煎数滚，滤清，贮盆内，趁热先熏，待温后洗。

【功用与主治】妇人湿热下注，阴中作痒及内外生疮。

编号：145

方名：椿根皮汤

方剂组成与剂量

药名	用量	药名	用量	药名	用量
臭椿皮	等份	荆芥穗	等份	藿香	等份

【出处】《古今医统大全》卷八十三。

【制法与用法】上锉。煎汤熏洗,既入即止。

【功用与主治】妇人阴痒突出。

编号：146

方名：槐子丸（一）

方剂组成与剂量

药名	用量	药名	用量	药名	用量
槐子仁	30 g	苦参	30 g	熊胆	15 g
干漆	1 g	木香	30 g	槟榔	30 g
桃仁	60 g				

【出处】《太平圣惠方》卷十三。

【制法与用法】上为末,炼蜜为丸,如梧桐子大。每服 20 丸,食前以荆芥汤送下。

【功用与主治】伤寒下部䘌疮,痛痒不止。

编号：147

方名：卫真汤

方剂组成与剂量

药名	用量	药名	用量	药名	用量
人参	45 g	当归	30 g	青皮	30 g
丁香	30 g	川牛膝	60 g	生地黄	60 g
白茯苓	90 g	木香	90 g	肉豆蔻	90 g
熟地黄	90 g	山药	90 g	金钗石斛	150 g

【出处】《普济本事方》卷二。

【制法与用法】上为细末。每服 90 g,空腹、食前酒调下,盐汤亦得。

【功用与主治】补气固摄,实丹田,填五脏。丈夫、妇人元气衰惫,外肾湿痒,夜多小便,腰重冷痛,牵引小腹,足膝缓弱,行步艰难。

编号：148

方名：**蒜豉丸**

方剂组成与剂量

药名	用量	药名	用量
淡豆豉	适量	大蒜	适量

【出处】《外科大成》卷二。

【制法与用法】上捣和为丸，如梧桐子大，朱砂为衣，每服 30 丸，空腹用红枣、灯芯汤送下。

【功用与主治】阴汗湿痒。

编号：149

方名：**蒺藜散**

方剂组成与剂量

药名	用量	药名	用量	药名	用量
蒺藜	15 g	草乌头	15 g	白芷	8 g
白附	8 g	苍术	8 g	荆芥穗	8 g

【出处】《仁斋直指方论》卷十九。

【制法与用法】药材研为末，米糊为丸，如梧桐子大。每服 30 丸，用盐酒送服。

【功用与主治】治颓风湿邪下注，阴疮瘙痒。

编号：150

方名：**川楝散**

方剂组成与剂量

药名	用量	药名	用量	药名	用量
川楝子	120 g	破故纸	120 g	茴香	120 g
干姜	30 g	葫芦巴	90 g	附子	45 g

【出处】《太平惠民和剂局方》。

【制法与用法】上为细末。每服 6 g，空腹、食前热酒调下。

【功用与主治】膀胱小肠气痛，脐下撮疼，上冲心腹，面色萎黄，不思饮食，夜多旋溺，外肾瘙痒。

编号：151

方名：槐白皮汤

方剂组成与剂量

药名	用量	药名	用量	药名	用量
槐白皮	60 g	黄柏	45 g	香茅叶	45 g

【出处】方出《太平圣惠方》卷三十。

【制法与用法】上细锉。以水三升，煎至二升，去滓，看冷暖洗之。

【功用与主治】虚劳，阴湿痒生疮。

编号：152

方名：乳香龙骨散

方剂组成与剂量

药名	用量	药名	用量	药名	用量
龙骨	0.3 g	石膏	0.3 g	五倍子	0.3 g
白及	1.5 g	乳香	1.5 g	黄丹	1.5 g
麝香	少许				

【出处】《仁斋直指方论》卷十九。

【制法与用法】上为细末。先以苦参、大腹皮、紫苏茎叶煎汤温洗，后敷。

【功用与主治】外肾湿痒淫烂。

编号：153

方名：龙胆泻肝汤（四）

方剂组成与剂量

药名	用量	药名	用量	药名	用量
龙胆草	3 g	柴胡	3 g	泽泻	3 g
木通	1.5 g	车前子	1.5 g	赤茯苓	1.5 g
生地黄	1.5 g	当归	1.5 g	酒拌山栀仁	1.5 g
黄芩	1.5 g	甘草	1.5 g		

【出处】《东医宝鉴》卷四引《入门》。

【制法与用法】上锉，作一贴。水煎，空腹服。

【功用与主治】肝脏湿热，男子阴挺肿胀，妇人阴挺疮疡，或者阴茎湿痒，出脓水。

编号：154

方名：天雄丸

方剂组成与剂量

药名	用量	药名	用量	药名	用量
天雄	30 g	蛇床子	1 g	细辛	15 g
川大黄	15 g	杜仲	1 g	柏子仁	1 g
白茯苓	1 g	防风	15 g	萆薢	1 g
菖蒲	1 g	泽泻	1 g	栝楼	1 g
桂心	1 g	薯蓣	1 g	远志	15 g
川椒	15 g	牛膝	1 g	石韦	15 g
山茱萸	1 g	白术	1 g		

【出处】《太平圣惠方》卷三十。

【制法与用法】上为末，炼蜜为丸，如梧桐子大。每服 30 丸，食前以温酒送下。

【功用与主治】益肾补精止痒。主治虚劳，阴痿湿痒。

编号：155

方名：五味子丸

方剂组成与剂量

药名	用量	药名	用量	药名	用量
五味子	30 g	石龙芮	30 g	乌头	30 g
石斛	30 g	萆薢	30 g	菟丝子	30 g
防风	30 g	棘刺小草	30 g	山芋	30 g
牛膝	30 g	枸杞根	30 g	细辛	30 g
肉桂	15 g	葳蕤	15 g	麦门冬	15 g
干姜	15 g	厚朴	15 g		

【出处】《圣济总录》卷九十二。

【制法与用法】上为末，炼蜜为丸，如梧桐子大。每服 30 丸，空腹温酒送下。夜卧再服。加至五十丸。

【功用与主治】补肾，止痒。主治虚劳，阴下湿痒。

编号：156

方名：活血祛风散

方剂组成与剂量

药名	用量	药名	用量	药名	用量
当归	10 g	川芎	10 g	白芷	10 g
细辛	10 g	白蒺藜	10 g	桃仁	10 g
白芍药	10 g	半夏	10 g	五灵脂	10 g
甘草	10 g	苍术	10 g	杜仲	10 g
肉桂	10 g	天麻	10 g	薏苡仁	10 g
橘红	10 g	槟榔	10 g	厚朴	10 g
枳壳	10 g				

【出处】《仁斋直指方论》卷十九。

【制法与用法】上锉细。每服 10 g，水一盏半，加生姜 4.5 g，大枣两枚，煎七分，滤清，暖热，入乳香末少许，食前服。

【功用与主治】肾囊湿痒，脚下疮癣。

第十七章　肛周瘙痒

编号：001

方名：大圣散

方剂组成与剂量

药名	用量	药名	用量	药名	用量
枳壳丁	四枚	胡桃	10 枚	荆芥穗	30 g
木贼	30 g	延胡索	15 g		

【出处】《圣济总录》卷一四二。

【制法与用法】上五味，将枳壳、胡桃同入藏瓶内，用泥固济，烧存性，捣后三味为细末，再同研匀。每服 4 g，米饮调下。

【功用与主治】脉痔下血，大肠肿痒。

编号：002

方名：回脓散

方剂组成与剂量

药名	用量	药名	用量	药名	用量
归尾	4.5 g	大黄	3 g	炙山甲	五片
黑丑（生熟各半）	10 g	角针	3 g	蜈蚣	一条
炒僵蚕	6 g	乳香	1.5 g	没药	1.5 g

【出处】《青囊秘传》。

【制法与用法】水、酒各半煎服。

【功用与主治】便毒初起作痒。

编号：003　　　　　　　　　　　　　　　　方名：**地榆汤**

方剂组成与剂量

药名	用量	药名	用量
苍术	120 g	地榆	60 g

【**出处**】《保命集》卷中。

【**制法与用法**】上切片，每服 30 g，水一盏，煎至七分，食前多服除根。

【**功用与主治**】久病肠风，痛痒不任，大便下血。

编号：004　　　　　　　　　　　　　　　　方名：**杀虫散**

方剂组成与剂量

药名	用量
獭皮	若干

【**出处**】《圣济总录》卷一四二。

【**制法与用法**】烧灰细研。每服 4 g，空腹米饮调下，日晚再服。

【**功用与主治**】脉痔，肛边生疮痒痛。

编号：005　　　　　　　　　　　　　　　　方名：**如圣丸**

方剂组成与剂量

药名	用量	药名	用量
猪悬蹄	90 g	穿山甲	90 g
猬皮	90 g	红样儿	90 g

【**出处**】《鸡峰普济方》卷十七。

【**制法与用法**】每服 5 ～ 7 丸，甘草末 3 g，同温酒调下。

【**功用与主治**】年深痔疾，恶疮肿痒。

编号：006

方名：皮枯膏

方剂组成与剂量

药名	用量	药名	用量	药名	用量
青黛	6 g	黄柏	6 g	煅石膏	60 g
烟膏	60 g	枯矾粉	110 g		

【出处】《中医外科学》。

【制法与用法】上为细末，和匀，以药末 60 g，加凡士林 240 g，调匀成膏。涂搽患处。

【功用与主治】清热杀虫止痒。主治湿疹、肛门瘙痒。

编号：007

方名：化蜃丸（一）

方剂组成与剂量

药名	用量	药名	用量	药名	用量
鹤虱	适量	使君子	适量	槟榔	适量
芜荑	适量	苦楝	适量	白矾	适量

【出处】《外科集腋》卷二。

【制法与用法】上为末，打糊为丸服。

【功用与主治】肛门瘙痒。

编号：008

方名：皂荚刺丸

方剂组成与剂量

药名	用量	药名	用量	药名	用量
皂荚刺	60 g	臭樗皮	30 g	防风	30 g
赤芍药	30 g	枳壳	30 g		

【出处】《太平圣惠方》卷六十。

【制法与用法】上为末，用酽醋 1 L，熬一半成膏，次下余药为丸，如小豆大。每服 20 丸，食前煎防风汤送下。

【功用与主治】痔疾，肛边痒痛不止。

编号：009

方名：止痒汤（二）

方剂组成与剂量

药名	用量	药名	用量
大粉	适量	甘草	适量

【出处】《外科十三方考》。

【制法与用法】煎浓汤,洗之。

【功用与主治】痔疮痔核落后肉痒者。

编号：010

方名：化蜃丸（二）

方剂组成与剂量

药名	用量	药名	用量	药名	用量
桃仁	10 g	槐子	10 g	陈艾	10 g

【出处】《类证治裁》卷七。

【制法与用法】红枣肉为丸服。

【功用与主治】虫蚀其肛,上唇有疮;谷道微痒,粪后蛆虫。

编号：011

方名：乌蛇膏（二）

方剂组成与剂量

药名	用量	药名	用量	药名	用量
乌蛇	30 g	马齿	30 g	猬皮	45 g
乱发	1 g	黄矾	1 g	斑蝥	1 g
杏仁	49 枚	麝香	0.3 g	猪脂	600 g
猪牙皂荚	0.3 g	水银	1 g		

【出处】《太平圣惠方》卷六十。

【制法与用法】上为极细末。先煎猪脂候溶,滤去滓,入诸药煎三二十沸,欲成膏入麝香搅令匀,更煎三两沸,入黄蜡 90 g,候冷,置于瓷盒内。每以少许,贴于痔上,一日两三次。

【功用与主治】痔疾,年月深远,旁生孔窍,有头, 脓血出,疮痒痛难忍。

编号：012

方名：皂刺丸

方剂组成与剂量

药名	用量	药名	用量	药名	用量
皂角刺	60 g	防风	1 g	槐花	1 g
蛇床子	15 g	白矾	15 g	白蒺藜	15 g
枳壳	15 g	羌活	15 g	蜂房	0.3 g
五倍子	0.3 g				

【出处】《仁斋直指方论》卷二十三。

【制法与用法】上为末,醋调绿豆粉为丸,如小豆大,每服 50 丸,以苦楝根煎汤送下,仍用童子热尿入白矾末,浇洗肛门。

【功用与主治】主治痔痛而复痒。

编号：013

方名：皂角刺丸

方剂组成与剂量

药名	用量	药名	用量	药名	用量
皂角刺	60 g	防风	22.5 g	槐花	22.5 g
蛇床子	10 g	白矾	10 g	白蒺藜	10 g
槐角子	10 g	羌活	15 g	蜂房	1.5 g
五倍子	1.5 g	枳壳	1.5 g		

【出处】《古今医统大全》卷七十四。

【制法与用法】上为末,醋调绿豆粉煮糊为丸,如梧桐子大。每服五十丸,空腹以苦楝根煎汤送下。仍用热童便入白矾末浇洗肛门。

【功用与主治】痔痛而复痒。

编号：014

方名：止痒丹

方剂组成与剂量

药名	用量	药名	用量	药名	用量
蛇床子	10 g	楝树根	10 g	甘草	3 g

【出处】《卫生鸿宝》卷二。

【制法与用法】加蜜煎煮,捻成栓,纳入肛门,任其自化。

【功用与主治】脏头风。

编号：015

方名：肠风槐角丸

方剂组成与剂量

药名	用量	药名	用量	药名	用量
槐角	240 g	地榆	240 g	黄芪	240 g
当归	240 g	川芎	120 g	阿胶	60 g
升麻	240 g	生地	240 g	条芩	240 g
连翘	240 g	秦艽	240 g	防风	120 g
白芷	120 g	川连	120 g		

【出处】《鳞爪集》卷二。

【制法与用法】上为细末,炼蜜为丸,如梧桐子大。

【功用与主治】祛风消毒,解热润脏;宽肠利气,和血定痛。主治肠风痔漏,痛痒火盛。

编号：016

方名：羌活秦艽汤

方剂组成与剂量

药名	用量	药名	用量	药名	用量
羌活	2.4 g	秦艽	2.4 g	黄芪	2.4 g
防风	2.4 g	升麻	1.5 g	炙甘草	1.5 g
麻黄	1.5 g	柴胡	1.5 g	藁本	1 g
细辛	0.6 g	红花	0.6 g		

【出处】《简明医彀》卷三。

【制法与用法】水煎服。

【功用与主治】痔漏下垂,不胜其痒。

编号：017

方名：阿胶汤

方剂组成与剂量

药名	用量	药名	用量
阿胶	30 g	当归	30 g
青葙子	30 g	艾叶	一把

【出处】《备急千金要方》卷十八,名见《圣济总录》卷九十九。

【制法与用法】上切片。以水八升,煮取二升半,去滓,分三次服。

【功用与主治】虫蚀下部痒,谷道中生疮;脉痔,下部痒痛,生疮出血。

编号：018

方名：妙应散

方剂组成与剂量

药名	用量	药名	用量	药名	用量
胡荽子	等份	芸苔子	等份	破故纸	等份

【出处】《普济方》卷二九六引《卫生家宝方》。

【制法与用法】上为末，每服 10 g，煨核桃一个，嚼烂，空腹米饮调下。此药服一月，永绝根本。次用洗药。

【功用与主治】五痔结核痒痛，时有脓血，远年不愈。

【忌宜】忌酒、面、毒物一月。

编号：019

方名：青金膏

方剂组成与剂量

药名	用量	药名	用量	药名	用量
信砒	30 g	乳香	30 g	轻粉	30 g
粉霜	30 g	巴豆	30 g	龙脑	1 g
麝香	1 g	青黛	6 g	黄蜡	10 g

【出处】《宣明论方》卷七引《信香十方》。

【制法与用法】上为细末，熔蜡入蜜 1.5 g 为丸，如绿豆至小豆大。先服小丸一丸，净器盛水送下。病在下，食前服。

【功用与主治】肠风下血，痔瘘痒痛。

编号：020

方名：拘肠丸

方剂组成与剂量

药名	用量	药名	用量	药名	用量
白矾	15 g	绿矾	15 g	诃子	1 枚
枳壳	15 g	白附子	10 个	天南星	15 g
半夏	10 g	栝楼	10 g	猬皮	10 个
胡桃仁	10 个	鸡冠花	10 g		

【出处】《普济方》卷三二一。

【制法与用法】上为末，醋煮面糊为丸。每服 20～30 丸，空腹用酒送下。

【功用与主治】诸般痔疾，肛边肿痒，或生痛脓血，或下肠血出不入。

编号：021

方名：**钓肠丹**

方剂组成与剂量

药名	用量	药名	用量	药名	用量
瓜蒌	2 枚	猬皮	2 个	鸡冠花	150 g
胡桃仁	15 个	天南星	60 g	枳壳	60 g
附子	60 g	诃子	60 g	半夏	60 g

【**出处**】《太平惠民和剂局方》卷八。

【**制法与用法**】上为细末，以醋煮面糊为丸，如梧桐子大。每服二十丸，空腹、临卧温酒送下。远年不愈者，服十日见效，久服永除根本；肠风等疾，一两年内者，十服可愈。

【**功用与主治**】新久诸痔，肛边肿痛，或生疮痒，时有脓血；以及肠风下血，脱肛。

编号：022

方名：**治痔脏连丸**

方剂组成与剂量

药名	用量	药名	用量
川黄连	240 g	公猪大肠	2 尺

【**出处**】《全国中药成药处方集》。

【**制法与用法**】将黄连研细，装入肠内，两头用线扎紧，加酒，以猛火煮烂为丸。每服 6 ～ 13 g，温酒或米饮汤或开水送下，久服根除。

【**功用与主治**】大肠湿热，大便下血，日久不止，多食易饥，新久诸痔，痛痒皆作，肛门坠肿，以及脏毒。

编号：023

方名：**枯矾散**

方剂组成与剂量

药名	用量	药名	用量
白矾	1.5 g	龙脑	1 g

【**出处**】《济生方》卷八。

【**制法与用法**】上为末。先用鱼腥草煎汤，放温洗痔，次用药少许掺患处。

【**主治**】五痔，痒多痛少，或脓或胀，或漏血不止。

编号：024

方名：枳壳散（三）

方剂组成与剂量

药名	用量	药名	用量	药名	用量
枳壳	60 g	槐子	60 g	防风	60 g
羌活	30 g	黄芪	30 g	白蒺藜	30 g
甘草	15 g				

【出处】《太平圣惠方》卷六十。

【制法与用法】上为细散。每服 6 g，食前以粥饮调下。

【功用与主治】痔疾，下部肿结，痒痛不止。

编号：025

方名：胡粉散

方剂组成与剂量

药名	用量	药名	用量
胡粉	等分	雄黄	等分

【出处】《医心方》卷二十五引《子母秘录》。

【制法与用法】上为细末，敷于患处。

【功用与主治】肛周瘙痒。

编号：026

方名：脏连丸（一）

方剂组成与剂量

药名	用量	药名	用量	药名	用量
胡黄连	240 g	通血香	4.5 g	雄猪大肠	一尺二寸

【出处】《本草纲目拾遗》卷五。

【制法与用法】雄猪大肠温汤洗净，将连末及通血香灌入肠内，两头以白丝线扎紧，煮酒 1 000 g 半，新砂锅内煮酒将干为度，取起肠药，各捣如泥，倘药烂，晒一时复为丸，如梧桐子大。每服七十丸，空腹以温酒送下，久服除根。

【功用与主治】败火毒，祛湿热，消肿痈，敛脓血。主治湿热内蕴，肠胃气滞，浊气瘀血流注肛门，痛痒皆作。

编号：027

方名：**除痔丸**

方剂组成与剂量

药名	用量	药名	用量	药名	用量
夏枯草	120 g	槐花	120 g	连翘粉	120 g
甘草	120 g	西红花	30 g	金银花	500 g

【出处】《全国中药成药处方集》。

【制法与用法】前五味共碾极细面，再加金银花煎浓汁蜂蜜膏，和炼蜜为丸，每丸 6 g 重。每服一丸，白开水送下。

【功用与主治】清热利湿，止血生肌。主治痔疮，痔漏，痔出血，肛痛，肛痒，脱肛，肛门湿疹，肛门破裂。

编号：028

方名：**独叶丹**

方剂组成与剂量

药名	用量
桃叶	20 片

【出处】《杂病源流犀烛》卷二十八。

【制法与用法】上杵烂，塞粪门内。

【功用与主治】痔中生虫，蚀啮痛痒。

编号：029

方名：**姜附汤**

方剂组成与剂量

药名	用量	药名	用量	药名	用量
生姜	15 g	艾叶	15 g	附子	1 g
枳壳	1 g	生地黄	45 g		

【出处】《圣济总录》卷一四二。

【制法与用法】上锉，如麻豆大。每服 10 g，水一盏半，煎至一盏，去滓，早、晚食前温服。

【功用与主治】脉痔有虫，时或痒痛，血不止。

编号：030

方名：禹余粮丸

方剂组成与剂量

药名	用量
禹余粮	不拘多少

【出处】《普济方》卷三二一。

【制法与用法】上为末,以面糊为丸,如梧桐子大。每服五十丸,木通汤送下。

【功用与主治】便血及痒痛。

编号：031

方名：脏连丸（二）

方剂组成与剂量

药名	用量	药名	用量	药名	用量
黄连	250 g	槐花米	60 g	枳壳	30 g
防风	15 g	粉草	15 g	槐角	15 g
香附子	15 g	猪牙皂角	15 g	木香	15 g

【出处】《古今医统大全》卷四十二。

【制法与用法】上为细末,用猪大肠约二尺,松水洗净,陈熟仓米三合同香附一处为末装入,缚定口,量用水两大碗,砂锅炭火煮干,即添水,慢慢煮烂猪脏如泥,取起和药捣如糊,再入黄连等末为丸,如梧桐子大。每服八十丸,空腹米饮送下。

【功用与主治】散火毒,祛湿热,止血消肿,生肌定痛。主治诸痔肿痛,肠风下血,脱肛痛痒,肠痈、脏毒成漏。

【忌宜】忌房欲、恼怒、面、蒜、生冷、酸辣动火、煎炙之物。

编号：032

方名：枳壳散（四）

方剂组成与剂量

药名	用量	药名	用量	药名	用量
枳壳	60 g	木香	15 g	鬼箭羽	30 g
鬼白	30 g	槐子仁	60 g		

【出处】《太平圣惠方》卷七十二。

【制法与用法】上为粗散。以慢火炒令热,用青绢包裹,视冷暖熨之。

【功用与主治】妇人痔疾,痒痛不可忍。

编号：033

方名：胶艾葙归汤

方剂组成与剂量

药名	用量	药名	用量
阿胶	30 g	当归	30 g
青葙子	30 g	艾叶	一把

【出处】方出《备急千金要方》卷十八。

【制法与用法】上切片。以水八升，煮取二升半，去滓，分三服。

【功用与主治】虫蚀下部痒，谷道中生疮。

编号：034

方名：消毒丸

方剂组成与剂量

药名	用量	药名	用量	药名	用量
黄芪	45 g	荆芥穗	30 g	枳壳	90 g
薄荷叶	15 g	皂角子仁	30 g	槐花	30 g
蜗牛去壳	14 枚				

【出处】《杨氏家藏方》卷十三。

【制法与用法】上为细末，炼蜜为丸，如梧桐子大。每服 30 丸至 50、70 丸，食后茶清送下。

【功用与主治】消毒定痛。主治肠风外痔，结核，或痒或痛。

编号：035

方名：诸痔脱管丸

方剂组成与剂量

药名	用量	药名	用量	药名	用量
蜂房	24 g	猬皮	75 g	血竭花	30 g
制象牙	75 g	僵蚕	4.5 g	木香	4.5 g
蝉蜕	4.5 g	火硝	3 g	乳香	4.5 g
没药	4.5 g				

【出处】《全国中药成药处方集》。

【制法与用法】共研极细末，炼蜜和黄蜡 60 g 熔化为小丸，每服 3 g，空腹白开水送下。

【功用与主治】化瘀解毒止痛。主治大肠热毒，内外诸痔，脱肛便血，肛门痛痒，痔漏生管，脓血淋漓。

【忌宜】忌发物，孕妇忌服。

编号：036

方名：涤痔散

方剂组成与剂量

药名	用量
白矾末	15 g

【出处】《圣济总录》卷一四二。

【制法与用法】上一味，取小便三升，如矾末，趁热洗之。

【功用与主治】脉痔，下部如虫啮，痒痛出血。

编号：037

方名：桑木耳散

方剂组成与剂量

药名	用量	药名	用量	药名	用量
桑木耳	30 g	槐木耳	30 g	猬皮	30 g
枳壳	90 g	当归	90 g	羌活	30 g

【出处】《太平圣惠方》卷六十。

【制法与用法】上为细散。每服6 g，食前以粥饮调下。

【功用与主治】痔疾，肛边痒痛。

编号：038

方名：黄白散

方剂组成与剂量

药名	用量	药名	用量
黄柏皮	等份	黄连	等份
白矾	等份	蛇皮	等份

【出处】《普济方》卷三〇一。

【制法与用法】上为细末，入麝香、腊茶末各少许和匀。津唾调涂；过疰抓破，水出即涂；如水多，即干搽。

【功用与主治】去风干水。主治风毒流行，近谷道四畔时生泡，痒而生痛。

编号：039

方名：**菟丝子水**

方剂组成与剂量

药名	用量	药名	用量	药名	用量
干菟丝子	31 g	鹤虱	31 g	蛇床子	31 g

【出处】《中医皮肤病学简编》。

【制法与用法】水煎,熏洗。

【功用与主治】杀虫止痒。

【功用与主治】肛门瘙痒症。

编号：040

方名：**黄柏散（四）**

方剂组成与剂量

药名	用量	药名	用量
黄柏皮	等份	黄连	等份
白矾	等份	白蛇皮	等份

【出处】《朱氏集验方》卷十五。

【制法与用法】上为细末,入麝香、腊茶少许,和匀津唾调抹;抓破水出则干掺。

【功用与主治】风毒流行,谷道生泡,痒而复痛。

编号：041

方名：**唾调散**

方剂组成与剂量

药名	用量
五味子末	适量

【出处】《朱氏集验方》卷十五。

【制法与用法】唾调敷。

【功用与主治】谷道生泡,痒而复痛,此风毒流行证。

编号：042

方名：蛇床散

方剂组成与剂量

药名	用量	药名	用量	药名	用量
蛇床子	30 g	扁蓄	30 g	黄芪	30 g
苦参	30 g	白桐叶	30 g	附子	30 g

【出处】《太平圣惠方》卷六十。

【制法与用法】上为细散。每服 6 g，食前粥饮调下。

【功用与主治】痔疮，痒痛不止。

编号：043

方名：猪蹄灰丸

方剂组成与剂量

药名	用量	药名	用量
猪悬蹄壳	30 g	水银	三颗大豆大小

【出处】《圣济总录》卷一四一。

【制法与用法】先取水银，用蒸枣肉一枚研匀，次入蹄壳灰为丸，如鸡头子大。先以盐汤洗下部，纳一丸，夜卧时再用。以愈为度。

【功用与主治】牡痔生鼠乳，肛门痒痛，触着有脓血出不绝。

编号：044

方名：痔漏无双丸

方剂组成与剂量

药名	用量	药名	用量	药名	用量
白矾	2 400 g	黄蜡	2 400 g	朱砂	500 g

【出处】《北京市中药成方选集》。

【制法与用法】将白矾、朱砂为极细末，混合均匀，黄蜡熔化为小丸。每服 6 g，温开水送下。

【功用与主治】消肿止痛。

【功用与主治】痔疮漏疮，肛门肿痛，坚硬不消，痛痒难忍。

编号：045

方名：淋渫药地榆散

方剂组成与剂量

药名	用量	药名	用量	药名	用量
地榆	等份	蒴藋	等份	荆芥穗	等份
苦参	等份	蛇床子	等份		

【出处】《御药院方》卷八。

【制法与用法】上为粗末。每用药一匙，以水一碗，煎两三沸，去滓，通手于避风处热洗患处。

【功用与主治】肛门痛痒或肿。

编号：046

方名：集效丸

方剂组成与剂量

药名	用量	药名	用量	药名	用量
大黄	450 g	木香	315 g	槟榔	315 g
诃黎勒	315 g	附子	315 g	羌活	315 g
鹤虱	315 g	干姜	315 g		

【出处】《太平惠民和剂局方》卷八。

【制法与用法】上为末，炼蜜为丸，如梧桐子大。每服三十丸，食前橘皮汤送下；妇人醋汤送下。

【功用与主治】下部有虫，生痔痒痛。

编号：047

方名：槐皮膏（一）

方剂组成与剂量

药名	用量	药名	用量	药名	用量
槐皮	75 g	甘草	30 g	当归	30 g
白芷	30 g	陈豉	50 粒	桃仁	50 粒
赤小豆	150 g				

【出处】《外台秘要》卷二十六引《小品方》。

【制法与用法】上锉，以猪脂二升煎，候白芷黄膏成，去滓。以涂之，一日三次。

【功用与主治】解毒和血，兼可化虫。主治谷道中痒痛，痔疮。

编号：048

方名：槐子丸（二）

方剂组成与剂量

药名	用量	药名	用量	药名	用量
槐角	60 g	陈橘皮	30 g	干地黄	30 g
续断	30 g	黄芪	15 g	白矾	15 g
当归	15 g	干姜	15 g	黄连	15 g
附子	15 g				

【出处】《鸡峰普济方》卷十七。

【制法与用法】上为细末，炼蜜为丸，如梧桐子大。每服 20～30 丸，食前热米饮送下。

【功用与主治】肠风下血，五痔成疮。发即焮痛不可忍，大便下血，肛脱不入，肠头生肉如鼠乳，或如樱桃，时下脓血，肿处痒痛，肛边生核，久成瘘疮。

编号：049

方名：槐子丸（三）

方剂组成与剂量

药名	用量	药名	用量	药名	用量
槐子仁	60 g	干漆	30 g	秦艽	15 g
黄芩	15 g	白蔹	15 g	木香	15 g
牡蛎	15 g	龙骨	30 g	附子	30 g
雷丸	15 g	白芷	15 g	桂心	15 g
白蒺藜	15 g	鸡舌香	15 g	楝树根白皮	30 g

【出处】《太平圣惠方》卷六十。

【制法与用法】上为末，炼蜜为丸，如梧桐子大。每服 30 丸，食前以粥饮送下。

【功用与主治】湿痔。肠中痒痛，久不愈者。

编号：050

方名：萹蓄汤

方剂组成与剂量

药名	用量
萹蓄	一握

【出处】《杂病源流犀烛》卷三。

【制法与用法】水一升，煎取五合，去滓，隔夜先不食，明晨空腹饮之。虫即下。小儿同法。

【功用与主治】肛门痒痛，甚或生虫，其痒难当。

编号：051

方名：槐皮膏（二）

方剂组成与剂量

药名	用量	药名	用量	药名	用量
槐皮	90 g	熏陆	15 g	辛荑	15 g
甘草	15 g	白芷	15 g	巴豆	7 枚
漆子	14 枚	桃仁	10 枚		

【出处】《普济方》卷三十七。

【制法与用法】上以猪脂 250 g 煎之,三上三下,去滓。以绵裹膏,塞下部,一日四五次。

【功用与主治】肠风,痛痒血出。

编号：052

方名：槐角丸

方剂组成与剂量

药名	用量	药名	用量	药名	用量
槐角	500 g	地榆	250 g	当归	250 g
防风	250 g	黄芩	250 g	枳壳	250 g

【出处】《太平惠民和剂局方》卷八（宝庆新增方）。

【制法与用法】上为末,酒糊为丸,如梧桐子大。每服 30 丸,米饮送下,不拘时候,久服。

【功用与主治】止痒痛,消肿聚,祛湿毒。主治痔疮痒。

编号：053

方名：槐子仁散

方剂组成与剂量

药名	用量	药名	用量	药名	用量
槐子仁	30 g	营实	30 g	猬皮	30 g
桑耳	30 g	木贼	30 g	黄芪	30 g
当归	30 g	乌贼	30 g	鱼骨	30 g
皂荚子	15 g	麝香	0.3 g	枳壳	15 g

【出处】《太平圣惠方》卷七十二。

【制法与用法】上为细散,入研了药令匀。每服 6 g,食前以荆芥汤调下。

【功用与主治】妇人痔疾,肛门痒痛,下血不止。

编号：054

方名：槐白皮膏

方剂组成与剂量

药名	用量	药名	用量	药名	用量
槐白皮	150 g	赤小豆	5 合	楝实	50 枚
槐实	50 枚	当归	60 g	白芷	60 g
甘草	60 g	猪脂	1 500 g		

【出处】《圣济总录》卷一四二,《太平圣惠方》卷六十,《千金翼方》卷二十四。

【制法与用法】上锉细七味,先煎脂令沸,下诸药同煎,候白芷黄赤色,绵绞去滓。每用涂摩疮上,一日三五次。

【功用与主治】脉痔,下部痒痛成疮。

编号：055

方名：槐荚煎丸

方剂组成与剂量

药名	用量	药名	用量	药名	用量
槐荚	500 g	白蜜	60 g	枳壳	30 g
黄芪	15 g	防风	15 g	杏仁	1 g
皂荚子	1 g				

【出处】《圣济总录》卷一四二。

【制法与用法】除杏仁外其他药材为末,与杏仁和匀,以槐荚膏再和,丸如梧桐子大。每服二十丸,早,晚食前清米饮送下。

【功用与主治】脉痔生疮,下血痒痛。

编号：056

方名：榆槐脏连丸

方剂组成与剂量

药名	用量	药名	用量
川连	60 g	槐米	45 g
地榆炭	45 g	猪大肠	2 尺

【出处】《成方便读》卷三。

【制法与用法】先将地榆、槐米装入猪大肠内,用米泔水煮烂,和入川连,打为丸。

【功用与主治】痔疮脱漏引起的痛痒,肠痈脏毒。

编号：057

方名：槐角地榆丸

方剂组成与剂量

药名	用量	药名	用量	药名	用量
槐角	240 g	防风	120 g	黄柏	180 g
当归	120 g	大芄	120 g	枳壳	120 g
地榆炭	120 g	山栀	120 g	熟军	120 g
黄连	60 g	生地	120 g	黄芩	120 g

【出处】《全国中药成药处方集》。

【制法与用法】上共为细末,蜜丸6g重。每服6g,米汤或白开水送下。

【功用与主治】清热凉血。主治肠风便血,大肠积热,络脉受伤,先血后便,痔疮下血,痔疮破裂,淋漓下血,瘙痒难堪,疼痛异常。

【宜忌】忌食辛辣。

附录（按拼音）